JN167876

なぜ**パターン認識**だけで**腎病理**は読めないのか？

長田道夫　筑波大学医学医療系　教授
門川俊明　慶應義塾大学医学部医学教育統轄センター　教授

Pathologist
Clinician

医学書院

なぜパターン認識だけで腎病理は読めないのか？
発　行　2017年5月15日　第1版第1刷©
　　　　2017年7月15日　第1版第2刷
著　者　長田道夫（ながたみちお）・門川俊明（もんかわとしあき）
発行者　株式会社　医学書院
　　　　代表取締役　金原　優
　　　　〒113-8719　東京都文京区本郷1-28-23
　　　　電話　03-3817-5600（社内案内）
印刷・製本　リーブルテック

本書の複製権・翻訳権・上映権・譲渡権・貸与権・公衆送信権（送信可能化権を含む）は株式会社医学書院が保有します．

ISBN978-4-260-03169-1

本書を無断で複製する行為（複写，スキャン，デジタルデータ化など）は，「私的使用のための複製」など著作権法上の限られた例外を除き禁じられています．大学，病院，診療所，企業などにおいて，業務上使用する目的（診療，研究活動を含む）で上記の行為を行うことは，その使用範囲が内部的であっても，私的使用には該当せず，違法です．また私的使用に該当する場合であっても，代行業者等の第三者に依頼して上記の行為を行うことは違法となります．

JCOPY 〈出版者著作権管理機構 委託出版物〉
本書の無断複製は著作権法上での例外を除き禁じられています．複製される場合は，そのつど事前に，出版者著作権管理機構（電話 03-3513-6969，FAX 03-3513-6979，info@jcopy.or.jp）の許諾を得てください．

まえがき

この病理の本は，文字がとても多いです。きれいな写真が並んだアトラスや，本来複雑な病理形態をわかりやすく表現した絵本にあるような明快さはありません。でも，それには理由があります。

少しの知識があれば，腎生検に病理診断名はなんとかつけられるものです。「なんだ，メサンギウム増殖性腎炎じゃないか」とか，「やっぱりループス腎炎ね」などよく耳にします。でも，それで病態を説明して治療できますか？　それに，標本を見ても何だか全くわからないことはありませんか？　標本をチラッとみて「自分の知らない病変パターンだ」となった場合にどうしますか？　目の前にある30個の糸球体のバラバラなパターンから，診断名を決めて患者の病態を解釈するにはどんな教科書のどのページを開いたらいいのでしょう？　残念ながら，そういう本はこれまでありませんでした。だから，本当は病理からもっと情報を引き出して，患者の病態を理解する力をつけたいと思っている臨床医も，普段は形態を読むのが得意だけれど腎臓病はよく知らない一般病理医も，だいたいここでgive upします。

そうならないためにはどうすればいいのか。

実は病理診断には，一定の思考過程があります。腎生検標本から，患者の病態を解釈する作業には，決まったルールがありますが，普段は，診断する者の頭の中で何となく処理されています。本書では，この頭の中の作業をできるだけ明確に文字として表すことで，**腎生検病理診断が，どんな思考過程のうえに成り立っているのか，病理医が何を考えながら標本から情報を抽出しているのかを解説します**。だから，たくさんの文字を読まなくてはならないのです。

病理の説明って，聞いている人が理解しているかどうかを確認せずに，一方向に進みますね。だからわかりにくい。そこで，本書では**対話形式にして，わからない側の素朴な疑問というハードルを，1つひとつ説明しながら越えていく**という，いわば“ドリル”のように進めています。対話の相手は，水・電解質と医学教育が専門の門川俊明先生にお願いし，対話のなかで湧いてくる遠慮のない疑問について議論することで，腎生検病理診断の手順を理解できるようにしました。門川先生の疑問は，この本を手に取る方が共有できる実践的で重要なポイントをたくさん含んでいます。本書は，**アトラスや絵本の“次の手”**として，病理の壁を越えて病態を理解する腎病理の習得を目指しました。

腎病理には，まだわかっていないことや俗説などがたくさんありますが，本書には，敢えてそれらも含めました。ですから，個人的な見解や偏った経験論もたくさん含まれ，腎病理診断体系としてはまだまだ途上であることをご理解ください。そのうえで，本書が**病態の説明という腎生検病理診断の本来のゴール**に向けて，少しでもお役に立てれば幸いです。

2017年4月Mexico Cityにて

長田道夫

目次

第3章 病型診断ができるようになるためのスキル

第4章 病因診断のための蛍光抗体法と電顕

第5章 代表的疾患の病態を理解する病理の読み方 99

本書で用いる略語一覧

ANCA	anti-neutrophil cytoplasmic antibody；抗好中球細胞質抗体
DDD	dense deposit disease
DMH	diffuse mesangial hypercellularity；びまん性メサンギウム細胞増多
EGPA	eosinophilic granulomatosis with polyangiitis；好酸球性多発血管炎性肉芽腫症
FSGS	focal segmental glomerulosclerosis；巣状分節性糸球体硬化症
GPA	granulomatosis with polyangiitis；多発血管炎性肉芽腫症
HUS	hemolytic uremic syndrome；溶血性尿毒症症候群
MCNS	minimal change nephrotic syndrome；微小変化型ネフローゼ症候群
MGRS	monoclonal gammopathy of renal significance
MGUS	monoclonal gammopathy of undetermined significance
MIDD	monoclonal immunoglobulin deposition disease；単クローン免疫グロブリン沈着症
MPA	microscopic polyangiitis；顕微鏡的多発血管炎
MPGN	membranous proliferative glomerulonephritis；膜性増殖性糸球体腎炎
PGNMID	proliferative glomerulonephritis with monoclonal IgG deposit；単クローン IgG 沈着性増殖性糸球体腎炎
PLA2R	phospholipase A2 receptor
PTC	peritubular capillary；傍尿細管毛細血管
SLE	systemic lupus erythematosus；全身性エリテマトーデス
THSD7A	thrombospondin type-1 domain-containing 7A
TMA	thrombotic microangiopathy；血栓性微小血管症
TMD	thin basement membrane disease；菲薄基底膜病
TTP	thrombotic thrombocytopenic purpura；血栓性血小板減少性紫斑病

HE 染色	hematoxylin eosin stain
PAM 染色	periodic acid-methenamine-silver stain
PAS 染色	periodic acid-Schiff stain

第 1 章

アトラスだけでは病理診断はできない

第 1 章では，腎病理診断の大まかな行程を理解する。門川先生は，水と電解質が専門の腎臓内科医だが，学生には腎病理も教えている。だから，大体の病気の病理所見はご存じで，アトラスの病気の項目をみれば組織写真はイメージできるという。しかし，病理診断ができるかというとそうでもないとおっしゃる。

腎病理診断は，臨床病態を病理所見から推定する作業であるが，あるべき思考の手続きのうえに成り立っているはずである。しかし，病理医は感覚的，あるいは自動的にその作業をやっているから，腎病理を勉強したいと思っていても，どうやったら技術が身に着くのかわからない。当然である。今回，腎病理診断を論理的に考えていくという作業を通して，ともするとわかりにくい腎病理診断の実践方法をできるだけ明確にし，誰にでもその仕組みがわかるように，どこをどのように勉強すれば診断技術が向上するのか，そのポイントがわかるように議論していく。まずは，皆のバイブルである腎病理アトラスだけでは病理診断はできない理由から理解しよう。

はじめに

門川 こんにちは。僕は腎臓内科医で，生理学，水・電解質が専門で，病理はミニマムな知識しかありません。代表的な糸球体病変のパターン認識はできているとは思いますが，自分で腎生検の病理レポートを書けるレベルではありません。また，返ってきた腎生検の病理レポートを十分に治療に活かせているか，心許ない部分があります。**自分で病理標本を見て，診断をつけて，病態を把握して治療ができるようなレベルになりたい**と思います。

長田 腎臓の領域でも「腎生理派」と「腎病理派」とに分かれていますね。本来この2つの領域は，腎機能という腎臓病の命題からすると関連が強いはずですが，見ているポイントが違うためか，なかなか融合する点が見出せません。それぞれの人種もちょっと違う感じがしますね。腎病理派は割り切れないことにあまり違和感を持たない人種で，腎生理派はクリアカットでないと我慢できないというところでしょうか。

門川 今回は，僕が長田先生に腎病理を教えていただき，自分の中で，腎生理と腎病理を融合させられる絶好の機会と思い，とても楽しみにしています。初歩的な質問を連発すると思いますが，どうか，あきれずに教えて下さい。

長田 こちらこそ。私も，自分の頭の中がどんな手続きで日々の腎病理診断を行っているのか，クリアにしたいと思っています。門川先生に，私の割り切れない頭の中を整理していただいて，初学者が敬遠しがちな**腎病理診断のプロセスをもっとわかりやすくして，腎病理診断がより身近なものになれば**と思っています。それに初学者の基本的な疑問の中には，私たち腎病理医がわかった気になっているだけで，本当はわかっていない点も多くありますから，今回の対話を通して，一緒に腎病理診断の本質を考えていきたいと思います。でも病理の世界には，答えがない疑問も多いですし，エビデンスのない経験談もたくさんありますから，あくまで私個人の“考え方”として，ご容赦ください。

腎病理診断の特殊性

門川 長田先生は，腎病理がご専門ですが一般病理検査はされないのですか？

長田 今は腎病理を主な仕事にしていますが，大学院生の頃，そして小児科医から病理医に転向した最初の10年くらいは，頭の天辺から足の爪先まで，身体のどんな場所から採取された標本にも病理診断をしていました。脳腫瘍とか皮膚炎とか。病理専門医や細胞診の専門医資格も持っていますから，少ないですが今も一般の病理診断をしています。これは生体の反応を捉える練習になっていますし，剖検や学生の講義のために真面目に勉強した病理学総論も，腎病理の診断や研究に大変役に立っています。

門川 腎病理診断って特殊な領域だといわれて，一般の病理医はみるのを嫌がるって聞くのですが，その特殊性って，具体的にはどのようなことですか？

長田 まず，ここを認識することは重要です。腎病理診断のバイブルの1つであるFred

Silvaの『Renal Biopsy Interpretation』には，次のように書いてあります。"**腎病理診断が難しい理由は，1つの疾患にはいろいろな病変がみられる一方で，1つの病変はさまざまな疾患にみられる可能性があるから。つまり，疾患特異的な病変はほとんどないので，病理だけでは本来の意味での診断（interpretation）はできない。腎病理診断には，病理に加えて臨床も含めた腎臓病の広い知識が必要である**"。

門川 「interpretation」ってピンとこないのですが。

長田 外国では"clinicopathological correlations"（臨床と病理の関連）といいますが，腎病理診断は，腎臓に関する基礎的な知識や臨床病態の知識を駆使して形態から病態を解釈することです。臨床だけでも，形態だけでも病態はわからないから，いくつかの異なる要素を統合して病態を理解するということ，つまりこれが「interpretation」です。

門川 なるほど。**みえている病変に腎臓病の知識をあてはめてその患者の病態を解釈するのが腎病理診断**なんですね。

長田 腎臓病にはたくさんの種類がありますが，腎生検をしないと病名がつけられないものが多いです。門川先生が得意な水・電解質の病気は，形態には異常がないことが多いから病理はいりませんが，腎臓病の多くを占める糸球体疾患では，病理所見から病気が分類されるので，その疾患に合致する病変を確認して，はじめて最終的な診断ができます。たとえば，血尿が強い糖尿病の人の場合，糖尿病性腎症のみで血尿は説明できないので，腎生検しますね。その結果，糖尿病性腎症にIgA腎症が併発していることが病理で確認されると，血尿の原因がIgA腎症から説明できます。同時に糖尿病性腎症がどの程度なのかも病理でわかります。つまり，現在の病態を，臨床情報と病理形態から説明していくこと，これが病態の解釈であり，腎病理診断の根幹です。

門川 なるほど。では，癌の診断では臨床情報からの病変の解釈はいらないんですか？

長田 癌の病理診断は最終診断，つまり"悪性か否か"ですから，いろいろな解釈はなるべくないほうがいいです。形態にグレーゾーンはつきものですが，臨床は癌か，そうでないか，はっきりしろっていつも言いますからね。

門川 ということは，癌の病理組織診断は，臨床情報がなくてもいいんですね。

長田 極論を言えば，そうです。前立腺癌が専門の病理医が，こんなことを言ってました。「腎病理診断には，たくさんの臨床情報が必要なんですね。前立腺癌の生検診断で気になるのは，血中のPSA（prostate specific antigen；前立腺特異抗原）のレベルくらいですよ。いや，これもいらないかな」。極端かもしれませんが，細胞診では細胞1個でも臨床情報なしで癌の診断は可能です。癌は悪性新生物といわれるように，もともとなかったものが新しく体の中にできるわけです。核異型や奇怪な形の細胞の出現などから，体の部位はどこであっても，そして臨床情報がなくても，ある程度「悪性」と診断ができます。だから腫瘍病理では形態によるパターンの判断が基本で，臨床所見で病態を解釈することは原則的にはありません。もちろん，組織像だけではどちらか迷う場合もあります。その場合は臨床情報を参考にしながら，誤診を避けるために"癌の可能性が高い"など一歩引いた診断名にすることはあります。

門川 腎病理はどうなんでしょうか。

長田 **腎臓病は，正常な構造が壊れて機能低下がおきます。組織が壊れていく過程を形とし**

てみるので，**組織障害に方向性と連続性があるのです**。これを理解することが，腎病理診断の基本です。

門川 その，方向性というのをもう少し詳しく教えてください。

長田 組織が壊れていく過程にはルールがあります。病理像って静止画像ですね。そのワンポイントの病理像が，どこからやってきてどこに向かっていくのか，というのが方向性です。**腎病理診断は，静止画像に病理学総論を持ち込んで壊れる過程を推定し，臨床所見とつき合わせながら病態を解釈（interpretation）すること**です。

門川 わかりました。組織障害の方向性と連続性を意識しながら，勉強していこうと思います。

ここまでの「まとめ」

- **腎病理診断は臨床病態を解釈するための検査であるため，臨床情報と病理所見のつきあわせが必要である。**
- **腎臓病は腎生検病理所見によって分類されることも多く，病理診断が最終診断になる。**
- **1 つの腎臓病でも，多彩な病変がみられる一方で，1 つの病理像はいろいろな疾患でみられるため，腎臓病と病理像が必ずしも 1 対 1 に対応しているわけではない。**
- **腎病理診断は，病理像に対して臨床所見を参考にし，病理総論を考えながら，正常組織が壊れる過程を推定して病態を解釈（interpretation）することである。**

臨床情報と腎病理診断のバランス

長田 腎臓内科医は，なぜ腎生検をしますか？　臨床医として，どういうことがわかればいいのでしょうか？

門川 治療法を決めるために腎生検をして，診断を知るということに尽きると思います。その中には，治療しないという選択肢もあります。

長田 その診断って，病気の名前のことですか？

門川 まずは病気の名前ですね。病名がわかれば，教科書やガイドラインに治療方針が書いてありますからね。

長田 病名がわかったら，それだけで治療法を選択できますか？　であれば，同じ病気では同じ治療をすることになりますが，実際にはそうではありませんね。たとえば，IgA 腎症は蛍光抗体法による IgA 沈着の証明だけで診断できます。光顕所見は関係ありません。では，IgA 腎症にステロイドが必要か，扁桃摘出＋ステロイドパルスが必要か，または治療しないで様子をみるべきか，どうやって決めますか？

門川 腎臓学会の IgA 腎症の診療指針をみると“病理所見を参考にする”と書いてありますから，病理所見も治療選択には大事です。

長田 この病理所見というのは具体的には何のことですか？

門川 炎症が強いとか硬化病変が多いとか，組織の活動性のことだと思います。

長田 つまり光顕所見ということですね。**治療方針を決める礎の1つが病理診断で，病名だけではなく，組織活動性を含めた病型診断（光顕による組織学的診断）が意味を持ちます。**でも，診療指針には治療選択に必要な病変について，詳しくは書かれていませんね。

門川 僕は，腎病理医が腎病理診断をどのような手順で進めているのかを知りたいです。まず，臨床情報をどのように病理の判断材料として使うのでしょうか？ うちの病理の先生は，「臨床経過をできるだけしっかり教えてくれ」と言います。

長田 臨床情報はもちろん必要です。特に診断のアルゴリズムに沿って必要な項目が端的に書かれている申込書を見ると臨床医の実力を感じます。

門川 臨床情報を読んでから標本をみるのですか？ それとも，標本をみてから臨床情報を読むのでしょうか？ 標本をみる前に，あまり余計な情報がないほうがいいという病理医もいますね。

長田 これはさまざまです。形態学者なら何も情報はいらないという病理医もいますが，私は，年齢と性別，発症の様子，尿所見と腎機能の推移，腎生検の意図など必要最低限の臨床情報を頭に入れてから，病態をイメージしながら標本をみます。そして，病変を見ながら病理学的な判断が必要になるたびに，臨床情報を参考に病変の意味を解釈していきます。

門川 なるほど。少なくとも臨床情報を全部頭に入れてから標本をみるのではないのですね。

長田 ただし，臨床情報がバイアスになると問題です。私も腎病理初心者の頃は，病変の解釈を臨床情報に合わせてしまうことがありました。疾患分類の概要がわかっていなかったことと，臨床のバイアスがかかって，ちゃんと組織を読めていなかったからです。

門川 臨床の現場でも，糖尿病がある人で腎機能が悪い場合は，それだけで“糖尿病性腎症”と診断してしまいがちです。でも実際には，糖尿病より腎硬化症が腎機能低下の原因という人はかなりいます。腎生検で典型的な糖尿病結節がない場合でも，本当に糖尿病性腎症でいいのかなと思いながらも，「エイ！」って病理診断しそうになります。

長田 組織を読むことが苦手な場合，あるいは腎臓の臨床をあまり理解していない場合にはそうなりがちだから注意が必要です。それに臨床診断というバイアスをもって病変をみる癖をつけると，診断できる病気が限られてきて，診断が上手になりません。

門川 臨床医と病理医が良い関係なら，お互いのバイアスを相殺できますね。そういう意味でも腎病理医は臨床腎臓病学に詳しくあってほしいと思います。

長田 **病理診断は，まず純形態学的診断，つまり組織所見が含む無限の情報をできるだけ多く抽出することが基本**です。先に説明したように，1つの病変はどんな腎臓病にもみられる可能性があり，1つの腎臓病でもいろんな病理像がありうるので，臨床バイアスで標本をみると，そのバイアスに合わせた所見しか拾わなくなってしまいます。一方で，臨床情報なんていらないって頑張って，いろんな病変を抽出してしまってから，臨床情報に即して整理するのは難しいし，その解釈が臨床的に合わないこともありえます。まず，**基本的な臨床情報を持って，疾患特異性のない病変に病態としての意味づけをするという診断作業を進めます。そして，意味づけが難しい病変に対しては，さらに詳しい臨床情報を得てその病変の持つ意味と病態を解釈していく**，というのが私の腎病理診断の手順です。

門川 わかりやすい例をあげてもらえますか？

長田 IgA腎症がわかりやすいでしょう。IgA腎症の診断と病理はご存じですよね。

門川 IgA腎症は，蛍光抗体法でメサンギウムにIgAが沈着すればそれだけで病名は決まりです。また，IgA腎症の光顕所見はメサンギウム増殖性腎炎です。

長田 では，ネフローゼ症候群で，血尿がみられる患者がいたとします。腎生検の蛍光抗体法で，IgAがメサンギウムに陽性でIgA腎症と診断した。これはいいですね。でも光顕ではメサンギウム増殖がはっきりしない。標本を一生懸命探して，メサンギウムが少しだけ拡大している部位のメサンギウム細胞を数えて，細胞が4個（IgA腎症の場合）以上あるところをみつけてメサンギウム増殖性腎炎とし，「ネフローゼ症候群はIgA腎症による」と結論づけてしてしまう。こういうのを予定調和といいます。本来は軽度のIgA腎症に微小変化型ネフローゼ症候群（MCNS）が併発したと解釈します。

ここまでの「まとめ」

- **腎病理診断は，純形態学的な所見を抽出したうえで，臨床情報や蛍光抗体法などの検査所見から病態を推定する作業である。**
- **臨床情報がバイアスにならないように気をつける一方で，臨床情報を理解しながら標本をみていく必要がある。**

腎病理診断の手順

門川 バイアスに左右されずに診断するにはどうしたらよいのでしょうか。

長田 腎臓病の分類を理解して，腎病理診断の手続きをきちんと踏むことだと思います。

門川 手続きということは，順番があって，スキップしてはいけないということですか？その順序はどうなりますか？

長田 病理診断のステップは，光顕による組織学的診断（病型診断），その後に蛍光抗体法や電顕，臨床所見を合わせた病因診断，そして病態の解釈を含めた最終診断と進みます。

門川 まず光顕所見を総括した病型診断を行い，疾患の原因に関連する情報としての臨床所見，蛍光抗体法，電顕所見から病因診断をして，その2つを総合して病態の解釈を含めて最終病理診断とするわけですね。「病型診断」「病因診断」って聞きなれないし，大事そうですからわかりやすく説明してください。

長田 腎臓病の「疾患分類」と「病型分類」「病因分類」は，腎病理診断の基本ですから，章末のSupplement 1のコーナーで詳しく説明します。わざわざこのようにステップを置いて診断する意味は，これが病理標本を前に，頭の中で病態を考えていくステップだからです。簡単な例をあげましょう。まず，腎臓病の病変には疾患特異性がほとんどない，というのはいいですね。たとえば，メサンギウム増殖性腎炎という病型診断だけではIgA腎症を示すことにはなりません。光顕像ではメサンギウム増殖があっても，臨床所見から増殖性病変の背景となる病因が全身性エリテマトーデス（SLE）で，蛍光抗体法，電顕所見からループス腎炎に矛盾しない所見が得られた場合，病型診断がメサンギウム増殖性腎炎，病因診断がループス腎炎となって，SLEによってメサンギウム増殖性腎炎がおきたことになります。つまり，最終的な病理診断は，メサンギウム増殖性腎炎（病型）を呈するループス腎炎（病因）です。もし，SLEという臨床所見があっても，蛍光抗体法で免疫グロブリンの沈着がない場合には，このメサンギウム増殖性病変がループス腎炎によるとは判断できません。つまり，病名を決めるためには，病因診断が重要ですが，病態の解釈には，病名だけでは不十分で，どんな病変を持っているのか，という光顕所見による組織障害の総括，これが「病型診断」です。

門川 そうか。IgA腎症や病因がわかっているループス腎炎とか糖尿病性腎症，腎アミロイドーシスなどの二次性糸球体疾患でも，病気の名前だけつけても病態はわからない。だから光顕で腎障害の内容が一目でわかる病型診断は必要なわけですね。

長田 そうです。繰り返しますが，**病型診断は光顕所見，病因診断は主に臨床経過と蛍光抗体法，それに電顕所見による**と考えてください。病態は現時点での腎組織障害の状況を病型診断として決定し，病気の原因を示唆する臨床所見や蛍光抗体法，電顕所見を総合的に評価する病因診断によって原疾患の種類や腎障害機序を把握しながら理解していくものです。**病因診断の病因とは，病気の本当の原因という意味ではなく，病気の原因の特定に意味を持つ情報を包括**しているものです。「病型診断」と「病因診断」の違いがわかりやすい例をあげましょう。ちょっと話が長くなりますが，いいですか？

門川 もちろんです。

長田 膜性増殖性糸球体腎炎（MPGN）は，1965年にシンシナティの小児科医Westが，“Hypocomplementemic persistent glomerulonephritis with capillary wall thickening”（膜肥厚を伴う低補体血症性糸球体腎炎）として発表したのが最初です。それ以前にも似たような病変の報告はありましたが，MPGNではなく，lobular glomerulonephritis（葉状糸球体腎炎）など，記述的な病名でした。

門川 MPGNはたった1つの疾患からスタートしたのですか。今の考え方と違いますね。

長田 病気の概念は人がどんどん変えていくんですよ。1970年に英国のGuy's病院の腎臓内科医JS Cameronが“a unique combination of mesangial proliferation and capillary wall thickening frequently accompanied by persistent hypocomplementemia”（しばしば持続する低補体血症を伴う，基底膜肥厚とメサンギウム細胞増殖を認める糸球体腎炎）に対して，MPGNと名前をつけました。その時代では，このような低補体腎症で，典型的な病変を呈するものをMPGNとしたのです。

門川 この時代にはMPGNは，1つの病因による疾患概念であって，それを病理所見が代表していたのですね。

長田 そうです。1つの病変はいろいろな疾患にみられる，ということがゆっくり浸透するのと並行して，低補体がなく臨床像が違っても，メサンギウム増殖と基底膜の二重化さえあればMPGNと診断するようになりました。これが病型MPGNです。この病型

MPGN は，West や Cameron がみた MPGN とは別の病因によるものも含んでいます。dense deposit 病もその 1 つです。つまり，病因（低補体）で括られて典型像としてあげられた病変（MPGN）が，病型として独立した概念をつくったために，多様な病因の疾患を包括するようになったということです。

門川　なるほど。病因診断されていたのが，いつのまにか病型診断になったのですね。ちなみに，その West とか Cameron が指した MPGN ではない MPGN の例にはどんなものがありますか。

長田　代表的なのは，感染関連腎炎，ループス腎炎，クリオグロブリン腎症ですが，このほかにも IgA 腎症を含めてたくさんあります。最近では MPGN の中に補体調節異常のあるものがみつかり，これを C3 腎症いう新しい病因カテゴリをつくって MPGN から独立させました。そして，これを補体の調節異常という病因で括ると，今度は MPGN の病型を呈さないものまで C3 腎症に含まれるようになりました。

門川　なるほど。病因診断と病型診断が歴史的な経緯で交錯しているわけですね。

長田　つまり，病気の原因がわかると，それまであった病型という括りが機能しなくなるということです。1 つの病気にもいろいろな病変があるという，腎病理の特性そのものですね。

門川　病型診断について，わかってきました。**病変のタイプや組織活動性を示す大事な診断**なんですね。**病型診断がないと，病因診断が病態の解釈につながらない**ということもわかりました。

長田　病型診断は，臨床での重症度や経過を説明する重要な情報なのです。

ここまでの「まとめ」

- **病理診断は，光顕所見を総括した「病型診断」→ 蛍光抗体法，電顕と臨床所見を包括した「病因診断」→ その 2 つを総合的した「病理診断」というステップで進める。**
- **病態は，病型診断と病因診断との 2 つを包括して解釈する。**
- **病型診断は，特徴的な組織パターンを主な病変とする光顕による診断であり，臨床での重症度や経過を説明する重要な情報である。**

腎病理アトラスでは病態を考える病理診断は難しい

門川　僕たち，腎臓内科医の多くは腎病理をわかりたいと思うのですが，**どうやったら形態から病態が理解できるのか**，その方法論がわからないんです。カンファレンスに出ても，病理の先生の議論についていけません。

長田　標本を漫然とみても，なかなか診断は上達しないものです。いつでも詳しく説明してくれる病理医が，必ずしもいるわけではないから，まずは本で勉強することになりますね。腎病理にはどんな本を参考にしていますか？

門川　まず，腎臓学会と腎病理協会が編集している『腎生検病理アトラス』（東京医学社）

ですね。4 年くらい前に買いました。時々みるのですが，詳しく書いてあるし，写真もきれいなので，なんとなくわかったような気になります。よく売れているようで，みんな持っていますよ。

長田 そうですね。写真は典型像できれいだし，鑑別疾患も詳しく書いてあります。では，アトラスを持っていたら実際に病理診断はできますか？

門川 それが実は難しいのです。アトラスでわかったように思っても，いざ標本をみると，「あれっ，どうしたらいいんだっけ？」て感じで頭が止まってしまいます。どうしてでしょう？

長田 アトラスは図鑑です。1 つの病名のページに，特徴的な臨床像，代表的な光顕，蛍光抗体法，電顕像などが並べて整理されているから，特定の病気を病理から理解するにはよい本ですね。でも，病名がわからないから腎生検をした標本に対して，診断名と病態を判断する作業に，この図鑑をどう使えばよいのか，難しくないですか？

門川 確かに，疾患名がわからないと，どのページを読めばいいのかわかりません。それに標本は必ずしも典型的でありません。アトラスに載っていない病変はどう考えたらいいのかもわかりません。

長田 大事な点です。それに，2 つの異なる腎臓病が一緒に病変をつくっている場合なども，アトラスだけでは解決できません。病気は一元的に考えるのが基本のように思われますが，腎臓病，特に高齢者の場合はそうでないことのほうが多い。腎疾患に加齢や高血圧などの因子が加わっていることはよくあります。「IgA 腎症と MCNS」「糖尿病性腎症と腎硬化症」「ループス腎炎と血栓性微小血管症（TMA）」「ANCA 関連血管炎と慢性尿細管間質性腎炎」のように，違った病変が一緒にある場合，どれが主に病態に関連しているのか，つまり何が治療の対象か判断しなければならない。アトラスではこれも対応が難しいところです。

門川 これは治療に関連しますから臨床的にはとても重要な点ですね。

長田 **腎病理診断の基本は，病名がわからない標本に対して，診断名をつけて臨床病態を説明すること**です。アトラスの項目は診断名のバスケットですが，そこに放り込めない標本もたくさんあります。**病型，病因診断のステップを経ることで，どんな標本でも，きちんとした光顕的評価，病因に関する情報の集積と総合的評価，それらを包括して病態を解釈することができる**ようになります。アトラスには，この診断過程が説明されていません。もちろん，アトラスはそういう目的ではつくられていないので，本自体に問題があるということではないんですよ。

門川 なるほど，だからアトラスだけでは，病理診断ができないのですね。

長田 誤解のないように言いますが，アトラスが病理診断に有効な場合ももちろんあります。病理診断にアトラスが有用なのは，臨床診断から腎疾患の病名が推定できる場合です。たとえば，糖尿病や SLE は，臨床診断から腎疾患の病名が推定できますね。ほかにも，溶血性尿毒症症候群（HUS），抗好中球細胞質抗体（ANCA）関連血管炎，腎アミロイドーシスは，臨床的に疑う病気があり，その病変確認のために腎生検します。で，その臨床病名のページを開いて，典型的な病理像が標本にみられたら病名は決まります。つまり，**臨床診断名と病理診断名が一緒で，“絵合わせ”ができるという図鑑の特徴**

が利用できる場合には有効だということです。

門川 確かにループス腎炎とか糖尿病性腎症は臨床診断名と病理診断名が一緒になっていますね。そういう場合は，臨床病名を頼りにアトラスを開く，そして病理診断名として同じ病名をつけられる。確かにアトラスが有効なのはわかります。ただ，もしそうだとしても，本当に標本の所見がアトラスどおりとしていいのかどうか？　臨床的にループス腎炎と判断しても，実際に目の前の病変がアトラスの写真に似ているか似ていないか，よくわからない場合でも，あまり考えずにループス腎炎にしてしまうこともあり得ると思います。これはまずいですよね。

長田 そう。目の前の標本をアトラスの写真に合わせてしまうのです。たとえば糖尿病があったら，組織がよくわからなくても「糖尿病性腎症に矛盾しない」という診断書を書いてしまう。実際にそういう診断書をみかけることがあります。

門川 難しいですね。全然違っても糖尿病性腎症としていいのか，糖尿病がどこまでの病変のバリエーションをカバーできるのか，わからないといけないのですね。

長田 そうです。それと同時に，病理所見から糖尿病性腎症以外の疾患をみつけなくてはなりません。「あれっ？　糖尿病とは違うな」って気がついたとしても，その先をどうすればいいのかアトラスは教えてくれません。いずれにしてもアトラスが使えそうな場合での落とし穴は，標本の所見を，アトラスに載っているような1枚の典型画像に似ているようにみてしまうことです。

門川 わかりました。アトラスの意味と問題点をよく理解して，僕も自分で診断ができるようになるためにしっかり勉強します。

ここまでの「まとめ」

- **腎生検病理アトラスは，病名がわかり典型像を確認するなど，図鑑として使うと大変便利である。そのような場合でも所見をアトラスの典型像に合わせてしまうというバイアスに注意する。**
- **腎生検病理アトラスは，腎生検の大半を占める病名がわからない場合や，複合病変の解析には実践的ではない。**
- **病理診断名は，病型診断と病因診断を独立して行いそれを統合して1つの診断名とするが，腎生検病理アトラスではこの過程ができない。**

病型診断ができるようになるためには

門川 病態の把握という腎病理診断のゴールがわかってきました。では，アトラスでは難しい病型診断を，どのように行うのか勉強したいです。一度，整理していただけませんか。

長田 病型診断は，光顕でみえるいろいろな病変を統合して，その患者の病変を代表する組織学的な病名をつけることです。そのためには，まず，標本にみえるパターンを認識します。パターンはまさに模様ですが，それだけでは診断にはならない。その**パターンを後で説明する病理学的な考え方で統合することで「病型診断」をつける**のです。

門川　自分で実際に標本をみると，１つの標本にある糸球体すべてが同じ形をしているわけではなく，糸球体によってパターンが異なることがほとんどですよね。そういう場合，どうやって病型診断するんでしょうか。

長田　確かに，１つの標本の中には，似てないパターンがいくつか混ざっていることが多いですね。門川先生のわからないところは，１人の患者の標本にある多くの糸球体に，異なったパターンの病変がある場合，「どの１つをとって病名，つまり病型診断にするのか？」ということですね。腎生検標本には，必ずしも典型的でない，途中経過の姿や，構造がわからないくらいに荒廃してしまったものが入り混じっていることが多いですから，病型診断は難しいというのはよくわかります。

門川　ではどうやって，典型的ではないいろいろ混ざっているパターンから病型診断ができるんですか？

長田　詳しくは第３章で説明しますが，ここで大事なことは，腎臓病の病理分類の基本と，病変が本来時間的にも空間的にも連続しているという２点を理解することです。もともと病型診断とは，本来は臨床情報のない状態でも，組織学的にどのような病変を持つ患者であるのかを表す診断です。病型診断がどうして重要かというと，これが**病変が腎臓病の活動性，進行度を端的に表すという意味で病態に直結していることと，病因の推定や臨床病名との一致性（妥当性），他の疾患の合併の判断にも大きな意味を持っているから**です。つまり，これまで腎臓におきた出来事の総和を表す，病態に関連する診断名だからです。

門川　確かに病態は病変から解釈するものだから，病型診断ができる必要がありますね。そのやり方がわかるようになりたいです。病型診断をイメージするためにいくつか例を教えてください。

長田　病型診断は病変の主要となるパターンと活動性を含めた診断で，腎臓でおきていることを端的に表すサマリーのようなものです。わかりやすいサンプルをあげてみます。ちなみに GN は glomerulonephritis，カッコ内は with に続く病変の頻度を表します。

1. Mesangial proliferative GN with segmental lesions (12/30)
2. Endocapillary proliferative GN with mesangial nodular lesions
3. Membranous GN with crescentic formation (3/10)
4. Crescentic GN with advanced sclerosis (15/20)

門川　なるほど，こうやってまとめるんですね。１枚の標本を代表する病型診断をするためには，実際にどうしたらいいんでしょうか？　これがわからないから，どの病変に代表させていいかわからないんです。

長田　メサンギウム増殖，管内増殖，管外増殖の３つのパターンが混在していることがよくありますが，このバラバラにみえる病変を１つの病名では表せません。それでも，どの病変パターンが一番優位なのか，あるいは，この患者さんの基本病変なのかを考えて診断していきます。**複合病変の場合には，構成成分をパターンによって分解し，その分解したパターンの相互関係から，主要な病型パターンを決めて病型診断名にします。この相互関係というのが，パターン認識の奥にある大事な読み方**なのです。

門川 詳しくは，後の章でうかがいますが，ちょっとだけ例を教えていただけますか？

長田 メサンギウム増殖と管内増殖の両方があった場合を考えてみます。管内増殖はどちらかというと急性炎症性病変，メサンギウム増殖は亜急性から慢性病変なので，管内増殖の結果としてメサンギウム増殖がおきた可能性が1つ考えられます。もう1つは，慢性のメサンギウム増殖性腎炎に，管内増殖が急性増悪的におきた可能性です。このどちらかは，背景の硬化した糸球体の様子と臨床経過から推察します。慢性腎炎の経過中に，発熱と肉眼的血尿が出た場合なら後者を考えます。一方，感染や発熱を契機に発症して治療に反応した場合には，治癒過程でメサンギウム増殖がおきてきたと考え，前者と判断します。ですから病型診断をするときにも臨床経過が必要な場合があります。

門川 複合する病変に意味を持たせるためにはどうやって分解したらいいんですか？

長田 病変はパターンとして認識できますから，まずパターンをよく頭に入れて，それがどうしてできるのかという，「morphogenesis」，日本語でいえば**「病変形成過程」を理解することで，複合的な病変が分解できる**ようになります。このときに，いくつかの異なった病変のパターンには連続性があることを理解しておくといいです。

門川 なるほど，それぜひ知りたいですね。そのためには，まず，パターンをきちんと復習しておいたほうがいいですね。パターンにはどんなものがあるんですか？

長田 パターンは，特に糸球体病変で，体系化されています。比較的よく出てくるパターンは，メサンギウム増殖，管内増殖，管外増殖，膜性病変，分節性硬化ですが，この本では病態を示唆する別のパターンも取り上げていきます。

門川 では次の章で，このパターンを復習したいと思います。

ここまでの「まとめ」

- **病型診断とは，光顕所見によるその患者の腎病変を総括する組織診断名であり，患者の病態を把握するのに重要である。**
- **病型診断には病変のパターン認識とその病変形成過程の理解が基本である。**

Supplement 1

腎臓病の疾患分類と病型・病因診断のおさらい

腎病理診断には，病名をつけることと，患者の病態を組織学的に解釈することの２つの目的があります。腎生検を施行した臨床医の目的は，病理所見による病態の説明から治療を選択することであり，そのためには病理医は腎臓におきている組織障害，あるいは重複する異なった病態の組織障害への重みづけを明らかにする必要があります。

1. 病名をつける

病名をつけるためには，まずその入れ物の仕組み，つまり分類の仕方を知る必要があります。腎生検をするような腎臓病の病名には，**臨床的な病名と病理組織学的な病名がありますが，この２つが一緒に使われる場合と，分けて理解すべき場合があることを認識して**おきましょう。それが「病型診断」と「病因診断」を理解する基本だからです。

臨床病名と病理組織学的病名が一致しているものとして，糖尿病性腎症，ループス腎炎，腎アミロイドーシスがあります。これらは全身病を示唆する臨床所見からまず臨床病名（原疾患の腎合併症）がつけられますが，組織所見にも比較的特徴があるので，組織所見から臨床病名が妥当かどうか後から判断されます。ただ，そんな病気ばかりではありません。巣状分節性糸球体硬化症（FSGS），MPGN，半月体形成性糸球体腎炎などは，本来病理組織学的病名です。臨床病名にはなりません。これらに原発性あるいは二次性という分類があるのは，病因が多様であることを表しています。**病理組織学的診断名は，pattern of injury といわれ，この本で扱う「病型診断」**のことです。ただ，組織病名としてつくられた疾患概念であっても，分類や定義，そして分類の臨床的意味などが次第にわかってくると，臨床的な意味を持ってきます。膜性腎症や IgA 腎症は，基本的には組織学的に定義された概念ですが，臨床像がある程度明らかになり，現在では臨床病名としても使われています。ですから，腎生検で病名をつける意味をよく理解して，**臨床病名なのか組織病名なのかきちんと認識し，後者であるならその病因についてもできるだけ詰めて考えていく**必要があります。

2. 病型診断名

診断名をつける，つまり組織所見を自由自在に表現して病型診断名とするのは，実際難しいことが少なくありません。標本にタイトルをつけるって，なかなかセンスがいる頭の体操です。手持ちの数少ないパターン病名（メサンギウム増殖性腎炎，管内増殖性腎炎，半月体形成性糸球体腎炎）では表現できない病変はたくさんあります。これができるために２，３章があります。実際には，そう簡単に体得できないので，何度も何度も練習することです。

3. 病態の把握

腎病理診断の最も重要な部分は，病態の把握。わかりにくいですね。簡単に言えば，**臨床医が腎生検を行った目的に応える，つまり**

臨床的問題について病理から説明することです。そのためには，臨床医が生検の目的を明確に持ち，診断医にこれを伝え，診断医は臨床情報から患者の病態を十分に把握する必要があります。この病態の説明は，診断書の最後に病理コメントとして記載します。臨床医は，このコメントを重視しています。**コメント欄に必要なものは，①その病理診断に至った理由，②病変の活動性と進行性（本文ではGrade と Stage），③臨床所見（腎機能低下，蛋白尿など）の説明，④病変の可逆性と不可逆性，⑤治療介入の可能性，⑥病理診断が難しい場合にはその理由と鑑別診断，および確認すべき臨床情報などを適宜選択して記載し**ます。ついでですが，**申込書は達筆である必要はありませんが，読めるようにはっきり書**くことが最低限必要です。糖尿病，高血圧歴や ANCA 値など，病態の推定に大事な情報は，たとえ negative であっても意味があるので，診断医に伝えることが必要です。申込書の記載は，臨床医としての力をつけるよい機会です。

4. 腎生検病理カンファレンス

腎病理診断は，カンファレンスで臨床医と共有することが望まれます。カンファレンスの意味は，**臨床医が患者の治療選択に必要な病態を，病理診断から理解する，あるいは，納得して判断材料とすることです。カンファレンスは，病理診断医としても臨床を学び腎病理診断のスキルを学ぶ絶好の機会**です。それから，カンファレンスで診断書を修正することも必要です。腎生検は検体がわずかなので，サンプルによっては所見が母集団を代表せず病態を十分把握できないこともあります。そういう場合は，特に臨床情報が大事になるので，病理医も臨床に詳しくなくてはなりません。臨床医は，病理所見の読み方を理解し，自分で顕微鏡をのぞいて病態を把握する。そして，病理医の説明と自分の診断を比べて，組織から病態を考えることを学ぶ。つまり，**カンファレンスは，臨床医と病理医がお互いを育てる場**だということです。病理医は，臨床医が納得しないことがあっても，自分のスキルを高めるチャンスと考えて素直に耳を傾ける。臨床医は，病理診断に疑問を持っても，腎臓におきている組織障害から，まず自分の持つ臨床情報によるバイアスを修正する。このようなコミュニケーションが自然にできる環境づくりが，患者のための腎病理診断にまず必要なことです。要は臨床と病理の信頼関係のうえに成り立つ共同作業ということです。

第2章

パターン認識の復習

腎病理診断は，パターン認識と言われる。第1章では，腎病理診断の基本事項を学んだ。特にアトラスが病態診断には不向きであるということもわかった。本章では，アトラスに頼らないで臨床病名がわからない症例の病理診断ができる第一歩として，病変のパターンを復習する。病変のパターンだけでは診断できないことも考えながら，ではどうすればパターン認識から脱却し標本から病態を読み取れるようになるのか議論を始める。

病態診断をするためにパターン認識には足りないものは，そのパターンがどうしてできるのか？というい わゆる病変形成過程（morphogenesis）である。これは第3章で取り扱う「病理標本に時相を挿入する」という，病態把握の基礎となるためしっかり説明しよう。

病型診断にはまずパターン認識が必要

長田　パターン認識は病変を読む基本です。病型診断には，まずパターン認識が必要なのでここで復習しておきましょう。

門川　パターンって僕たちもよく使います。特に学生は，特徴的な組織パターンだけ覚えて，国家試験を乗り切っています。

長田　**腎臓病にみる組織パターンには，糸球体では増殖性炎症（メサンギウム，管内，管外），係蹄壊死，膜性変化，硬化（分節性，球状，結節性）があります。尿細管間質には，尿細管上皮細胞の変性と萎縮，尿細管間質炎，間質線維化があり，血管には動脈硬化と血管炎が基本ですが，尿細管間質と血管は，パターンというほどバリエーションが特徴的ではないので，糸球体のパターンとは別に考える**ほうがいいでしょう。最初に糸球体の病変のパターンについて考えていきましょう。

門川　糸球体のメサンギウム増殖や管内増殖は有名ですが，そもそもパターンってどうやって決まったのですか？

長田　**組織のパターンは，障害に対する組織の反応を病変，つまり“かたち”としてみているわ**けです。だからパターン化して分類できる。パターンは，いろいろな腎疾患に共通な基本病変のアイコンとして決められたわけです。言ってみれば，糸球体を障害する無数の刺激に対して，糸球体の反応はいくつかの限られた表現型（パターン）になるということです。

門川　病態を病理から読んでいくことができたら臨床医にとっては嬉しいですし，絶対面白いなと思うのですが，これにパターン認識はどう関係しているのでしょうか？

長田　**パターンには疾患特異性はありませんが，多くの場合，同様のパターンは類似する病態を表します。**ただ，管内増殖という1つのパターンでも，実際にはバリエーションがあります。それを構成する細胞の種類や，組織構築の乱れ，滲出や壊死，基質障害などの炎症性変化によって多様に修飾されているからです。**病態はこのパターンと，それを修飾する要因の分量や質からある程度推察できる**と考えています。

門川　なるほど，パターンで病変の形成過程が推定でき，それが病態の理解につながるのですね。臨床医としては，腎病理からの情報で病態，つまり病気の進行度，病変に可逆性があるのかなど，治療効果の予測をしたいです。欲を言うと，ステロイドが効くかどうか病理から判定したいです。

長田　ステロイドが効くのは病変にではなく全身病の病態なので，病理のパターンから全身の病態を考える意味は大きいと思います。

門川　パターンは，どのようにして身につければいいですか？

長田　3つのポイントがあります。

①どうしてそのパターンと認識できたのか，その理由を述べられること（つまり，定義の理解）。
②そのパターンがどうやってできたのか病変形成過程（morphogenesis）を理解すること（これはパターンの多様性の理解の基盤となる）。
③そのパターンがどのような臨床病態につながっているかを理解すること。

この３つがわかると，パターン同士のつながりや，どちらが主な病態に関連しているのかが推定でき，これが病型診断になります。**パターンはしばしば複合しているので，それを分解して病変の形成を把握することが病態の理解につながる**のです。

では，いくつかの糸球体病変のパターンの定義や形成機序について考えていきましょう。

ここまでの「まとめ」

- **病変のパターンは，病型の構成要素であり病型診断の基本である。**
- **パターンを身につけるには，①定義の理解，②病変形成過程（morphogenesis）の理解，③臨床病態とのかかわりの理解という３つのポイントがある。**
- **パターンはしばしば複合しているので，それを分解して病変の形成を把握することが病態の理解につながる。この分解に“morphogenesis”の理解が威力を持つ。**

メサンギウム増殖

メサンギウム細胞の特徴とメサンギウム増殖の定義

長田　最初はメサンギウム増殖です。**メサンギウム増殖は，増殖性炎症の典型像です。糸球体に最も高頻度におきる変化で，**アトラスではIgA腎症の典型写真に載っているパターンです（**➡図2-1**）。

門川　糸球体を構成する細胞は，メサンギウム細胞，ポドサイト，内皮細胞の3つですが，メサンギウム細胞の起源は糸球体外にあり，自由に動くというかなり変わった細胞というイメージがありますがどうですか。

長田　**メサンギウム細胞は，糸球体という特殊な機能を担う器官に適応すべく分化した毛細血管壁の細胞**です。メサンギウム細胞はメサンギウム領域にある細胞外基質に囲まれた細胞で，1930年代にZimmermanが糸球体の中にある結合組織のような部位にあって，内皮細胞とは違う細胞があると報告したのが最初です。メサンギウムはギリシア語で中間を意味する“mesos”と血管を意味する“angium”に由来しているといわれていて，起源は腎未分化間葉細胞で，これが血管平滑筋細胞様に分化したものです。普通の毛細血管は平滑筋を持ってはいませんが，糸球体の毛細血管は濾過のために高い圧を必要とするためにメサンギウム細胞を持っています。平滑筋で囲まれていては毛細血管は濾過ができないので，メサンギウム細胞は毛細血管を束ねる役割を持ちながら，毛細血管としての濾過表面は損なわないという合目的的で特殊な細胞です。

門川　メサンギウム増殖の定義はどうなっていますか？

長田　メサンギウム増殖とは，「**1つのメサンギウム領域に，細胞が3個以上（IgA腎症では4個以上），メサンギウム細胞でも炎症細胞（特にマクロファージ）でもよい**」です。でも，正常でも血管極のところは細胞数が多いので注意してください。

図2-1

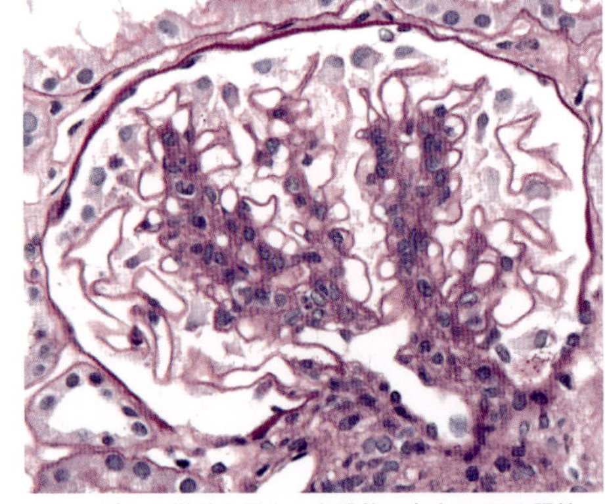

メサンギウム増殖を呈する糸球体。左右にPAS陽性の基質に囲まれた細胞増多を認める。炎症細胞浸潤も伴う。PAS染色。

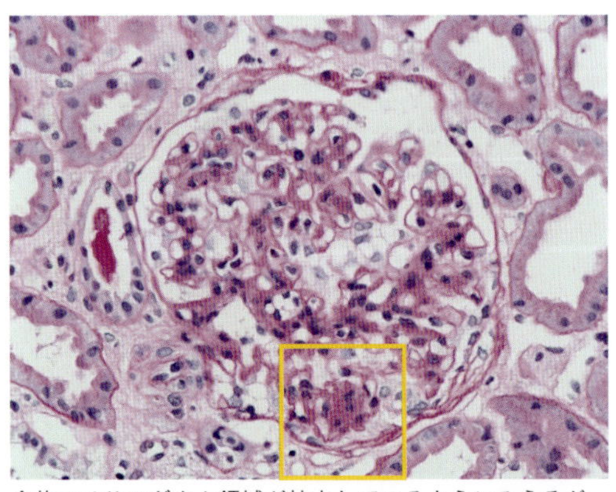

全体にメサンギウム領域が拡大しているようにみえるが，増殖のクライテリア（1つのメサンギウム領域に細胞が3個以上）を満たすのは一部（黄色枠）だけ。PAS染色。

門川 メサンギウム増殖というのは，メサンギウム細胞の増殖と，メサンギウム基質の増加の両方が揃うのですか？　片方だけでもいいのでしょうか。

長田 しばしば，まとめて，メサンギウム増殖といわれますね。でも，**本来はメサンギウム細胞増殖とメサンギウム基質増加に分けて考えるべき**です。特に病態の把握には分けて考えたほうがいいでしょう。メサンギウム細胞増殖と基質の増加はもちろん片方だけでも両方あってもいいです。**このバランスは，病態，つまり増殖性炎症のどの病期をみているかにもよります。**

門川 メサンギウム基質というのは，メサンギウム細胞が産生しているんですよね。そうすると，メサンギウム細胞の増殖があるときには，必ず，メサンギウム基質は増加すると考えていいわけですね。

長田 そうとは限りません。**メサンギウム細胞の増殖だけあって，基質の増加がないことも多い**んです。たとえば，小児 IgA 腎症の発症初期では，細胞増殖が中心で，基質増加はありません。ステロイドで治療すると，増殖は消えます。一方，IgA 腎症でも治療抵抗性で慢性病変に進展すると，細胞は減少して基質が蓄積してきます。基質の産生の前提に増殖が必要かといえば必ずしもそうではないし，そうであっても増殖と基質増加が同時進行ではないこともよくあります **(➡ 図 2-2)**。

門川 やはり増殖と基質って意識して分けたほうがよさそうですね。メサンギウム細胞の増殖が目立たなくて，基質が多い場合は，他にどんな場合がありますか？

長田 メサンギウム細胞の増殖が目立たず，基質が多い場合を，メサンギウム拡大（widening）と呼んでいますが，腎硬化症や糖尿病結節は，その代表例です。でも，この糖尿病結節ができる前にはメサンギウム細胞増殖やメサンギウム融解に伴う組織リモデリングなど，メサンギウム細胞の活動性が亢進していると考えられていますから，生検の時点でメサンギウム基質が増加して細胞が少なくなっているという状況はあり得

図 2-2

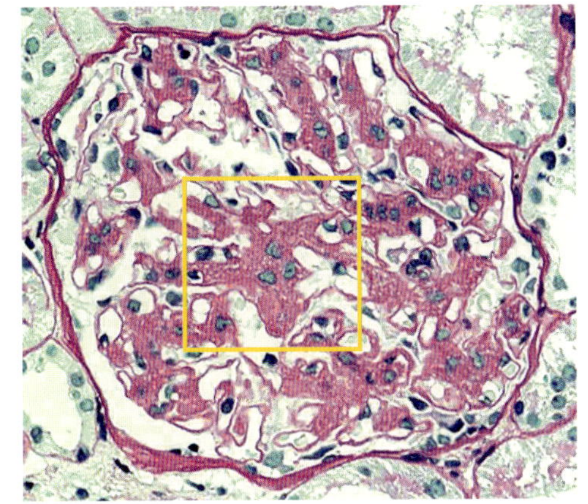

IgA 腎症の糸球体病変。全体に増殖性変化もあるが，一部で細胞が少なく細胞外基質に富む部分があり，メサンギウム基質増加のクライテリアを満たす（黄色い枠）。PAS 染色。

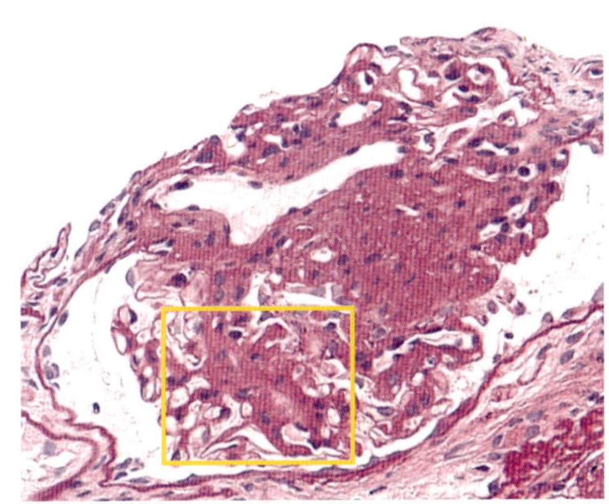

腎硬化症にみられたメサンギウム基質の増加。左下では基質が増加しているが，毛細血管は残っている（黄色い枠）。一方，右半分の病変は毛細血管が消失し，メサンギウム硬化に進んでいる。PAS 染色。

ます。これも，病因や病期が関係すると考えています。

門川 メサンギウム細胞数の増加は，明確な基準がありますが，メサンギウム基質の増加は，客観的にどのように判断するのでしょうか？

長田 一応，**メサンギウム基質の増加は，メサンギウム領域に，メサンギウム細胞が核2個分以上の幅で基質がみられること，そしてそれが2か所以上あること**とされています。便宜的な定義だと思います。

メサンギウム増殖ができるメカニズム

門川 メサンギウム増殖はどのようにしておこるんですか？

長田 **メサンギウム増殖はいろいろな刺激に対するメサンギウム細胞の応答をみていると理解する**のがいいでしょう。糸球体は，血中に含まれる物質や血圧など，いろいろな刺激を受けます。その刺激を感知したメサンギウムは活動的になり，増殖する方向に進む。刺激は何でもいいのです。だから，**メサンギウム増殖があったからといって，そのままメサンギウム増殖性腎炎になるわけではない**です。特異性のない細胞増殖あるいは病態を反映しない増殖もあるのです。

門川 あちゃー。僕はメサンギウム増殖があれば，メサンギウム増殖性腎炎って診断つけていいのかと思っていました。その「メサンギウム増殖性腎炎とはいえないメサンギウム増殖」には，どんな場合がありますか？

長田 たくさんあります。1つは，びまん性メサンギウム細胞増多（DMH）というMCNS（微小変化型ネフローゼ症候群）の患者に時にみられる病変です **(➡図2-3)**。DMHの頻度は多くはありませんが，ステロイドに反応が悪い症例にみられます。また，メサンギウム細胞の増殖があっても，腎硬化症，FSGS，糖尿病は腎炎とはいいませんね。免疫学的刺激ではなくても，高血圧などの力学的ストレスによる内皮細胞の障害や活性化によって内皮細胞から出てきたいろいろなサイトカインが，メサンギウム細胞増殖をおこします。

門川 確かに肥満関連腎症でもメサンギウム細胞は増殖している部分がありますね **(➡図2-4)**。

長田 そういうのは，血行動態などの環境の変化に適応するための現象かもしれません。

門川 メサンギウム増殖があるときに，メサンギウム増殖性腎炎といっていいときと，悪いときは，どのように判断したらいいのですか。

長田 腎炎の“炎”を炎症一般論として理解すると，増殖があれば腎炎になってしまいます。でも，**私は腎炎を，どんな原因でもおきるいわゆる増殖性炎症として総論的に捉えるのではなく，免疫反応を背景とした炎症に限定**して使っています。それが病態の解釈であり，治療への考え方を規定するからです。臨床医は腎炎というと免疫抑制を考えますね。だから，メサンギウム増殖があって，免疫学的な背景がある場合，つまり，蛍光抗体法でグロブリンや補体の明らかな沈着がある場合に「メサンギウム増殖性腎炎」として，臨床医とは免疫抑制についてのディスカッションをします。

図 2-3

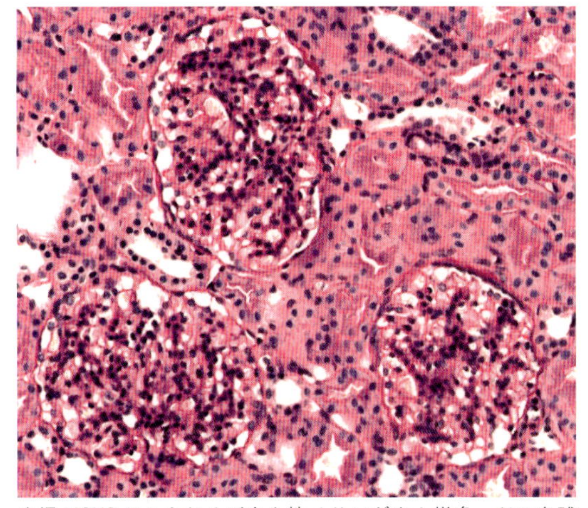

小児 MCNS にみられるびまん性メサンギウム増多。どの糸球体にも糸球体全体に軽度から中等度のメサンギウム増殖がある。PAS 染色。

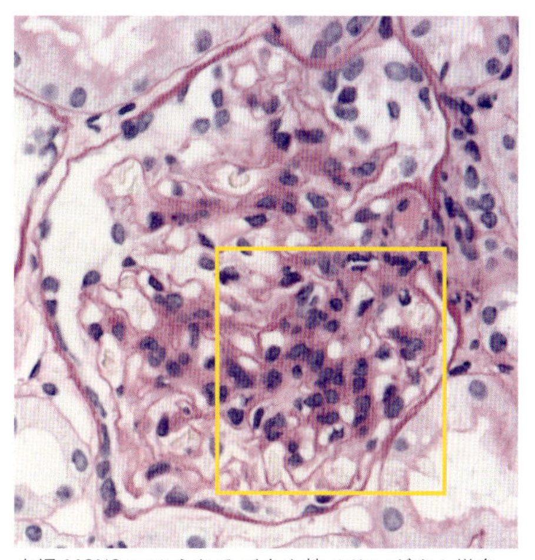

小児 MCNS にみられるびまん性メサンギウム増多。メサンギウム領域に増殖性変化を認める（黄色枠）。基本的には管外病変には進展しない。PAS 染色。

図 2-4

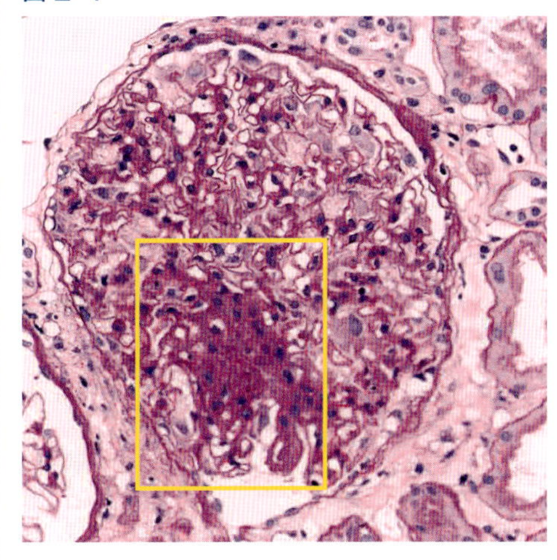

肥満関連腎症例。糸球体は毛細血管の増加によって肥大し，一部にメサンギウム領域の拡大と細胞増多を認める（黄色枠）。PAS 染色。

メサンギウム増殖はメサンギウム細胞の増殖か？

門川　メサンギウム増殖といったときの細胞の種類はメサンギウム細胞の増殖だと思うのですが，他の細胞の場合もあるのでしょうか。

長田　メサンギウム増殖の構成細胞は，メサンギウム以外に炎症細胞（マクロファージや単球）もあります。メサンギウムと内皮細胞の間には解剖学的な基底膜がないので，炎症性糸球体疾患の場合には炎症細胞が浸潤しやすいのです。光顕でみて区別できる場合もありますが，難しい場合もあります。免疫染色でマクロファージを染めると，メサンギウム増殖性病変の中にマクロファージがいることがわかります **(➡ 図 2-5)**。

門川 そうなんですね。マクロファージがメサンギウムに入り込んできて，細胞数が増えたとしても，メサンギウム増殖と呼ぶんですね。

長田 本当のことをいえば，“メサンギウム細胞増多”といったほうが正確です。欧米の病理医は，このあたりは慎重で“mesangial hypercellularity”といいます。浸潤細胞は必ずしもその場で増殖しているわけではないので，増殖という動きは標本ではみえません。“増多”は単純に数が多い状態を指すのでより適切な用語だと思います。

門川 マクロファージが浸潤するのなら，管内増殖とメサンギウム増殖が一緒におこることもあるわけですね。

長田 いいところに気づきましたね。管内増殖とメサンギウム増殖が一緒にみられることや，管内増殖の治癒期に一時的にメサンギウムが増殖することもよくあります。こうなってくると，しばしば管内増殖とメサンギウム増殖の区別が難しくなりますが，無理に区別しようとしなくてもいい場合も多いと思います **(➡ 図 2-6)**。

メサンギウム増殖は活動性病変か？ 可逆性か？

門川 メサンギウム増殖というのは，いわゆる活動性病変なのでしょうか？ そして可逆性の変化なのでしょうか？

長田 **メサンギウム増殖を活動性病変に含める考えと含めない考えがあります。**疾患によって異なるようですね。ループス腎炎では含めません。いずれにしても，**メサンギウム増殖は基本的には可逆性病変です。**糖尿病性腎症で腎不全になった患者に膵臓移植をすると 10 年くらいでメサンギウム増殖は消失したという『New England Journal of Medicine』に掲載された有名な報告がありますね。ループス腎炎や IgA 腎症でも，治療後にメサンギウム細胞は数を減らします。だから基本的にはメサンギウム増殖は可

図 2-5

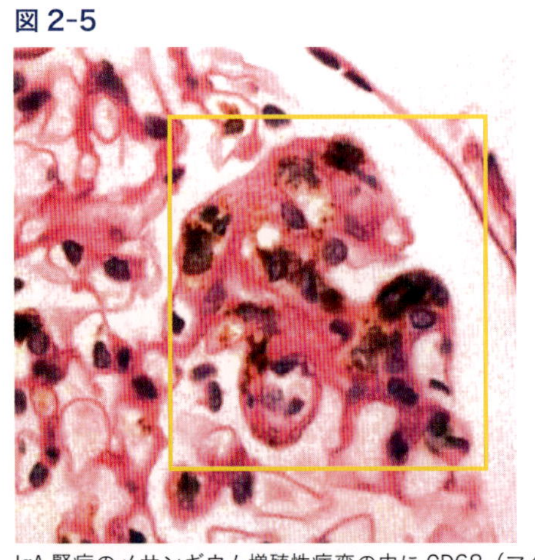

IgA 腎症のメサンギウム増殖性病変の中に CD68（マクロファージのマーカー）陽性マクロファージが多数みられる（茶色の細胞）。骨髄由来の単球がメサンギウム内に浸潤して増殖性病変をつくっている。CD68 免疫組織化学＋PAS 染色。

〔Nagata et al. Kidney Int, 1995 より転載〕

逆性と考えます。

門川 でも，増殖がある程度持続すると，硬化になると思うのですが？

長田 慢性刺激によってメサンギウム増殖が続くと，ゆっくり細胞外基質が溜まってきます。それが増えると，今度はメサンギウム細胞の数が減ります。細胞外基質というのは，産生される一方で，ゆっくり分解されますが，それを分解する機構が働きにくくなってメサンギウム硬化という病変ができると考えられています **(➡ 図 2-7)**。

門川 “メサンギウム硬化”ってあまり聞きませんが，分節性硬化との使い分けを教えてください。

図 2-6

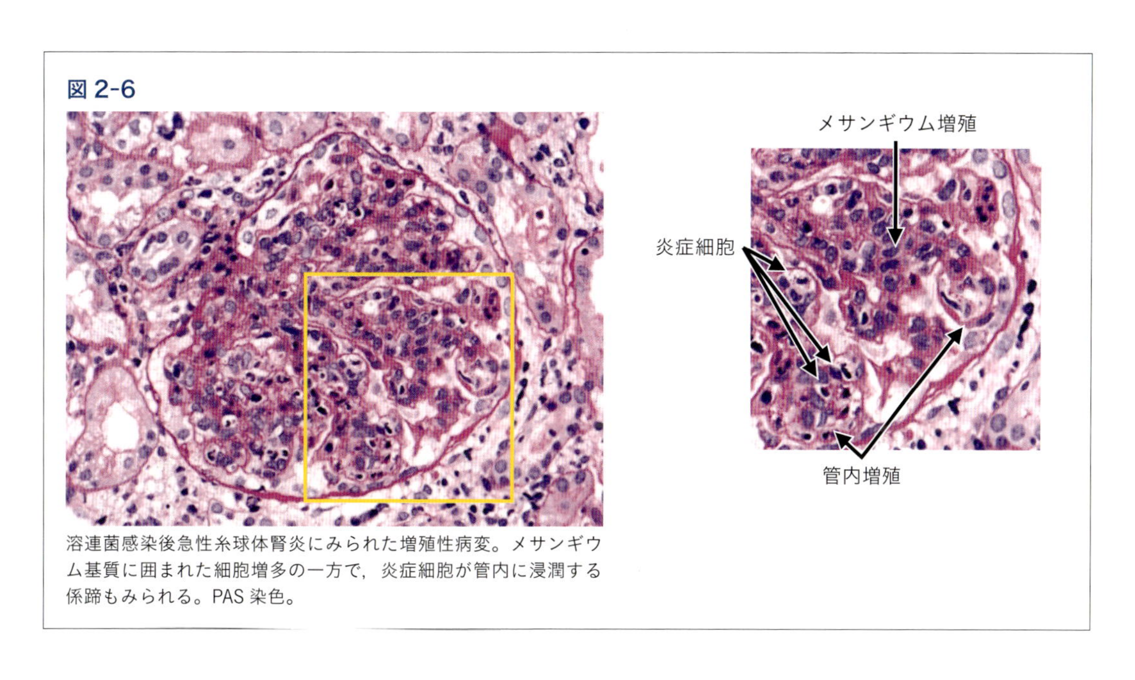

溶連菌感染後急性糸球体腎炎にみられた増殖性病変。メサンギウム基質に囲まれた細胞増多の一方で，炎症細胞が管内に浸潤する係蹄もみられる。PAS 染色。

図 2-7

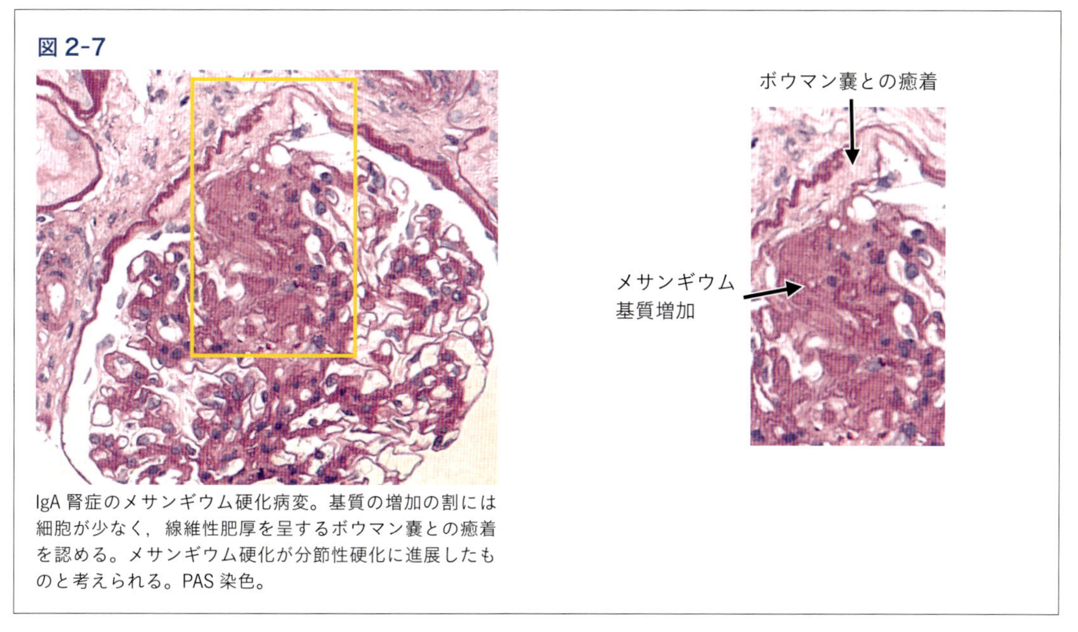

IgA 腎症のメサンギウム硬化病変。基質の増加の割には細胞が少なく，線維性肥厚を呈するボウマン嚢との癒着を認める。メサンギウム硬化が分節性硬化に進展したものと考えられる。PAS 染色。

長田 病理一般で**硬化病変というのは，細胞外基質の増加と血管の消失と定義**されています。メサンギウム硬化は，メサンギウム基質の増加と周囲毛細血管の消失が形成する病変を意味しています。つまり病変のでき方としてメサンギウム病変が背景にある。一方で**分節性硬化は，糸球体の半分以下に硬化病変があることを指していて，その起源や基質の産生細胞は問わない。**分節性硬化にはメサンギウム増殖や硬化にポドサイト障害が加わってボウマン嚢との癒着に進展した病変が含まれています **(➡ 図 2-8)**。

門川 この硬化の用語の使い方は，腎病理をわからなくしている 1 つだと思っていたので，この説明でよくわかりました。それで，メサンギウム硬化になると，不可逆性ですか？

長田 メサンギウム硬化それ自体は可逆性だと思いますが，前述したように，しばしばポドサイトの障害などが加わって，メサンギウム硬化病変とボウマン嚢が癒着して分節性硬化になると不可逆になると考えています。ここで可逆性というのは，係蹄がリモデリングして基質が消退する可能性があるという意味であって，その後の局所の状況によっては不可逆性病変に進行します。

メサンギウム融解というもう 1 つのパターン

門川 メサンギウムには増殖と硬化以外のパターンはないのですか？

長田 “メサンギウム融解” という，もう 1 つ大事なパターンがあります。

門川 このメサンギウム融解はどう定義されますか？

長田 **メサンギウム融解は，メサンギウムに融解がおきる，つまり基質が浮腫状になるか，細胞自体がなくなって消失すること**です。アトラスでは糖尿病性腎症や血栓性微小血管症（TMA）のところに載っています。

門川 組織像としては，どうみえますか？

図 2-8

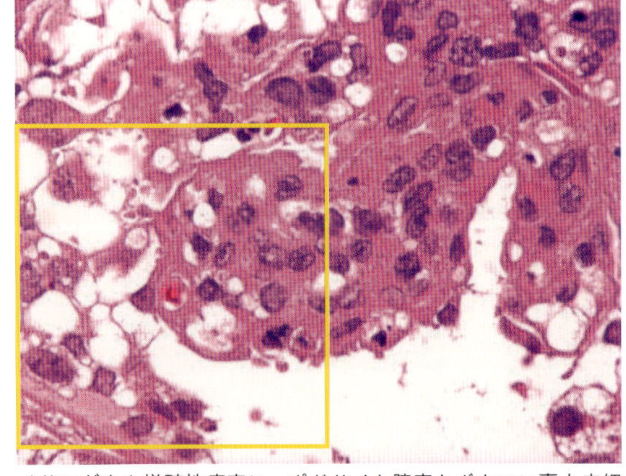

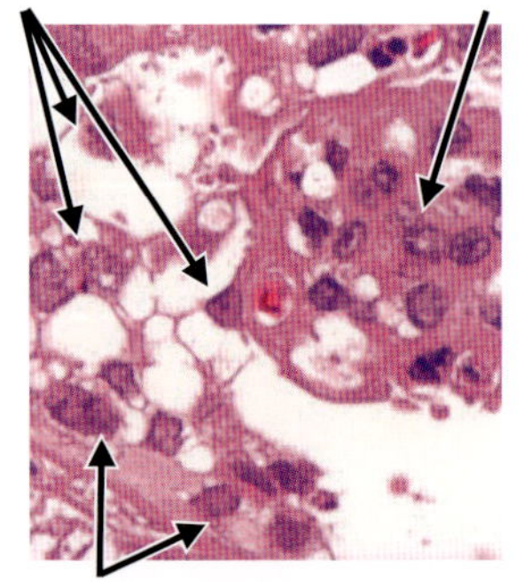

メサンギウム増殖性病変に，ポドサイト障害とボウマン嚢上皮細胞の増殖が加わり接着を伴う。PAS 染色。

長田　PAM染色でみるとわかりやすいです。基底膜とメサンギウム基質は通常銀染色で黒く染まるのですが，**基底膜は残っていながら，PAMで黒く染まるメサンギウム基質がなくなっている**ことでわかります（**➡図2-9**）。

門川　どうやってできるのでしょうか。

長田　メサンギウム基質が溶けてしまうのですから，1つは**メサンギウムに対する強い障害機序**でしょうね。細胞死がおきるような。あとは，**血管透過性が亢進する，あるいは，強い内皮細胞障害**などでもおきます。メサンギウム融解は単一でおきるより，しばしば他のパターンと混在してみられます。

門川　どんな疾患でみられますか。

長田　**HUS，ループス腎炎，糖尿病性腎症，MPGN，妊娠高血圧症候群，薬剤性腎障害など**でみられます。特殊な場合だとPOEMS症候群でIL-6やVEGFの上昇に伴うことがあります。要は基質を障害する原因となるような物質，あるいは微小循環などの変化が背景にあればおき得るので，それ自体には疾患特異性は少ないと考えます。

門川　この融解は，結局どうなるのですか？　可逆性ですか？　それとも硬化になるのでしょうか。

長田　メサンギウム融解は，基本的には可逆性です。**メサンギウム融解がおきると，その後にもう一度係蹄を改築しようとして，リモデリングがおきます。そのときに再度，毛細血管をつくるために，メサンギウム細胞と内皮細胞が一過性に増殖**します。これを"post-lytic mesangial hypercellularity"（メサンギウム融解後のメサンギウム増殖）といいます。その後係蹄は再構築されます。実験腎炎で有名なThy1腎炎というのがあります。これはメサンギウム細胞に対する抗体を動物に注射すると，メサンギウムが壊死して，メサンギウム融解がおきるけれど，その後増殖して糸球体構築は自然に戻るというものです。今では，係蹄を改築するために必要なプロセスと理解されています

図2-9

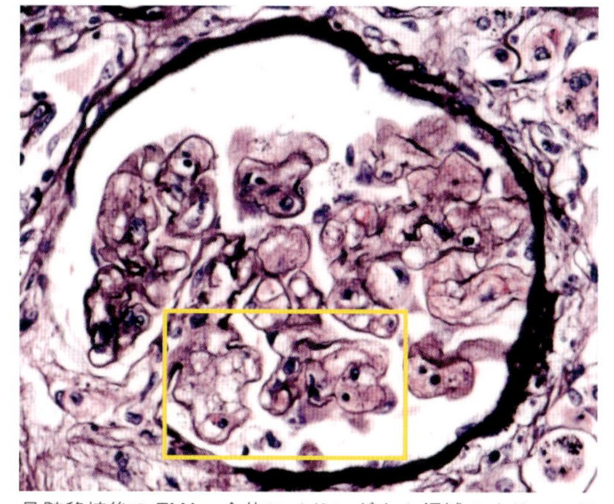

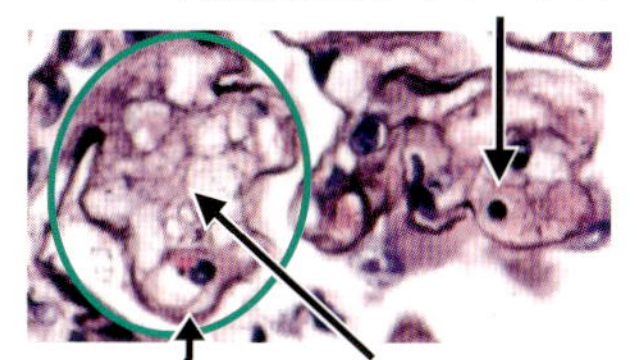

骨髄移植後のTMA。全体にメサンギウム領域のオリエンテーションがつかないために，糸球体の構築が不明瞭になっている。基底膜は概ね保たれているのが特徴。PAM染色。

が，昔は腎炎とされていました。

門川　メサンギウム融解はいろいろな疾患でみられて，他のパターンとは違うので，独立したパターンにしておいたほうがいいように思います。

長田　そうですね。病態に関連する大事な病変だから，基本パターンとしておいたほうがいいと思います。**メサンギウム融解には，メサンギウム細胞が全体として融解して細胞がなくなり係蹄は小さな瘤のような袋になる本当の“mesangiolysis”と，細胞は残っていて基質だけが溶けてしまう“matrilysis”があります。**

ここまでの「まとめ」

- **メサンギウム増殖は 1 つのメサンギウム領域に細胞 3，4 個以上と定義される。**
- **メサンギウムの細胞増殖と基質増加は片方だけでも両方あってもよい。**
- **メサンギウム増殖は，細胞障害に対するメサンギウム細胞の応答であり，疾患特異性はない。**
- **メサンギウム増殖の構成細胞は，メサンギウム以外にマクロファージや単球もある。**
- **メサンギウム増殖は組織活動性病変に含める場合と含めない場合があるが，基本的には可逆性である。**
- **メサンギウム融解も 1 つのパターンで，内皮細胞障害を呈するいろいろな病態でみられるが，修復の途中で一過性にメサンギウム増殖を伴う。**

管内増殖

管内増殖の定義

長田　アトラスでは，管内増殖は，紫斑病性腎炎，溶連菌感染後急性糸球体腎炎の典型写真にみるパターンです **(➡ 図 2-10)**。

門川　定義はどうなっていますか？

長田　管内増殖性病変についての明確な定義は，2003 年のループス腎炎病理分類で示されています。それまでの定義は，“管内増殖はメサンギウム細胞，内皮細胞，単球などの炎症細胞が毛細血管内に増加するもの”でしたが，程度を明確にしようと議長の Dr. Weening が，“毛細血管内腔がかなり狭窄しているもの”と提案しました。つまり，**“管内増殖は，メサンギウム，内皮細胞，炎症細胞からなり，毛細血管内腔を狭小化する状態をいう”**が定義になります。毛細血管はときどきメサンギウムを失って袋状に拡張します（バルーニング）**(➡ 図 2-11)**。

図 2-10

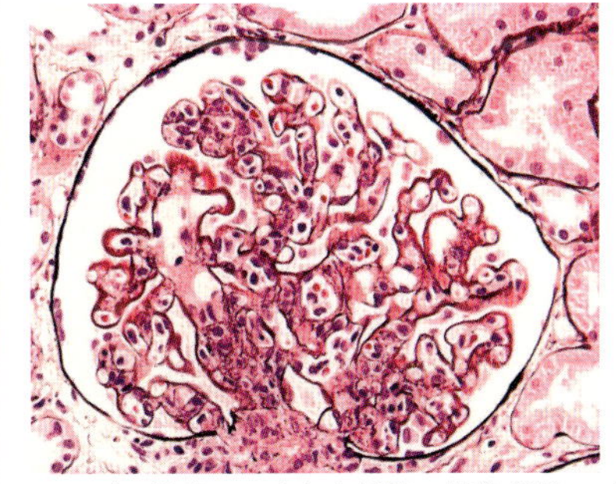

ループス腎炎でみられた係蹄の構築が残っている管内増殖。毛細血管はたくさんの炎症細胞で狭窄している。PAM 染色。

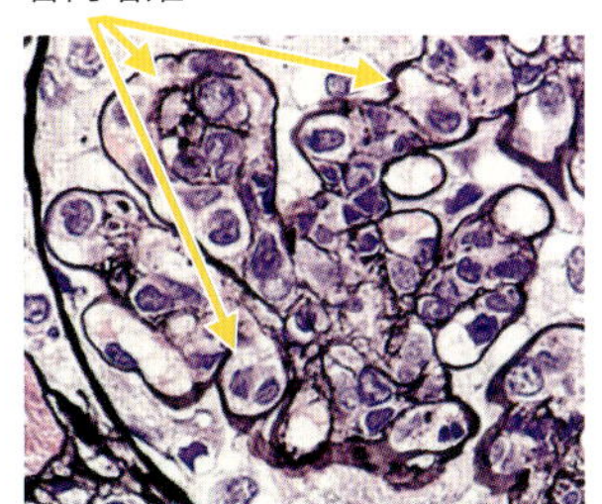

単球系の浸潤がみられる。内皮細胞の増殖も伴うことが多い。PAM 染色。

図 2-11

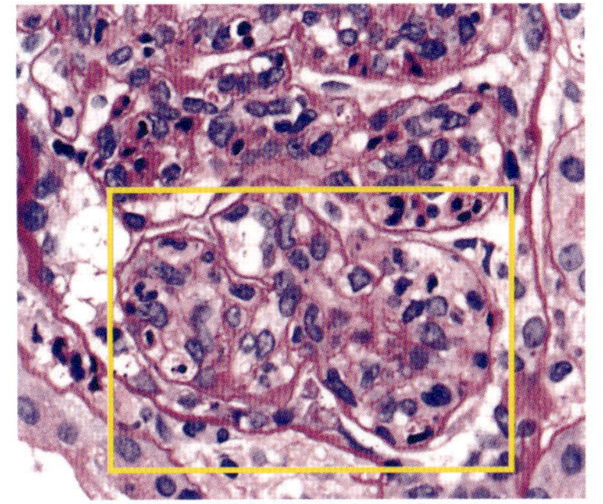

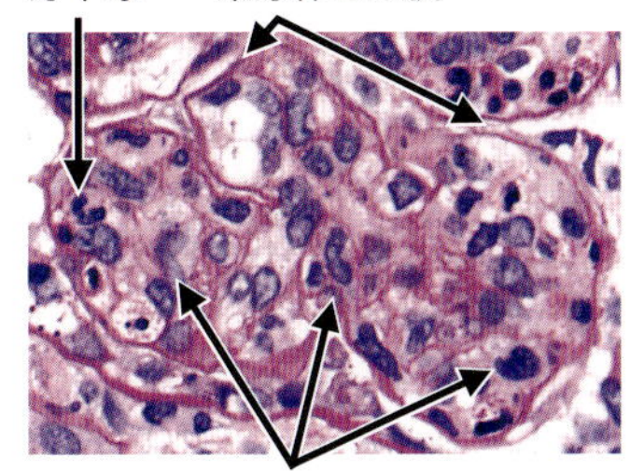

溶連菌感染後急性糸球体腎炎でみられた毛細血管構築が不明瞭になった管内増殖性病変。係蹄は拡張し多様な細胞が充満している。細胞の大部分は炎症細胞であるが，種類がはっきりしないものも多い。PAS 染色。

門川 管内増殖も疾患特異性はないのでしょうか？

長田 管内増殖は，**IgA 腎症や紫斑病性腎炎（HSPN）**はもちろん，どんな腎炎でも，また腎炎以外でもおきます。メサンギウム増殖と同じように，疾患特異性はありませんが，疾患や病態によってちょっと特徴があります。たとえば，**妊娠高血圧症候群**に伴う腎症の場合には，内皮細胞の腫大と増殖による管内増殖になります。**感染関連腎炎，クリオグロブリン腎症**では，急性期は好中球やマクロファージの毛細血管内浸潤による管内増殖が特徴的です。**FSGS** でも係蹄内にマクロファージの浸潤があって係蹄腔を塞ぐ cellular variant がありますし，**糖尿病性腎症**でも，初期にはマクロファージの管内への浸潤が強い場合があり，これらも定義的には管内増殖です。

門川 管内増殖っていろんな病気におきるんですね。

管内増殖ができるメカニズム

門川 管内増殖はどうしてできるのでしょうか？

長田 内皮細胞が増殖するのは，刺激に対して内皮細胞が活性化し，反応性に増殖できる場合です。この場合は致命的ではありませんが，当然，致命的な内皮細胞障害が混在することもあって，その場合はフィブリンや血栓を伴います。**炎症細胞が管内に目立つ場合は，免疫学的な機序を示唆**しています。**好中球が主体のときには，急性腎炎あるいは慢性腎炎の急性増悪**を考えますし，**疾患によってはマクロファージが目立つ**こともあります。免疫学的機序による管内増殖は，炎症細胞とそれに関連する内皮細胞増殖による病変のことが多いです（**➡ 図 2-12**）。

門川 確かに係蹄内の増殖刺激やストレスに対して，メサンギウム細胞は増殖し，同時に管内に炎症細胞あるいは障害された内皮細胞増殖による管内増殖が併発することはイメージできますね。だから管内増殖とメサンギウム増殖って関係あるんですね。**溶連菌感染後急性糸球体腎炎だと，管内増殖とメサンギウム増殖の両方**がみられますね。

図 2-12

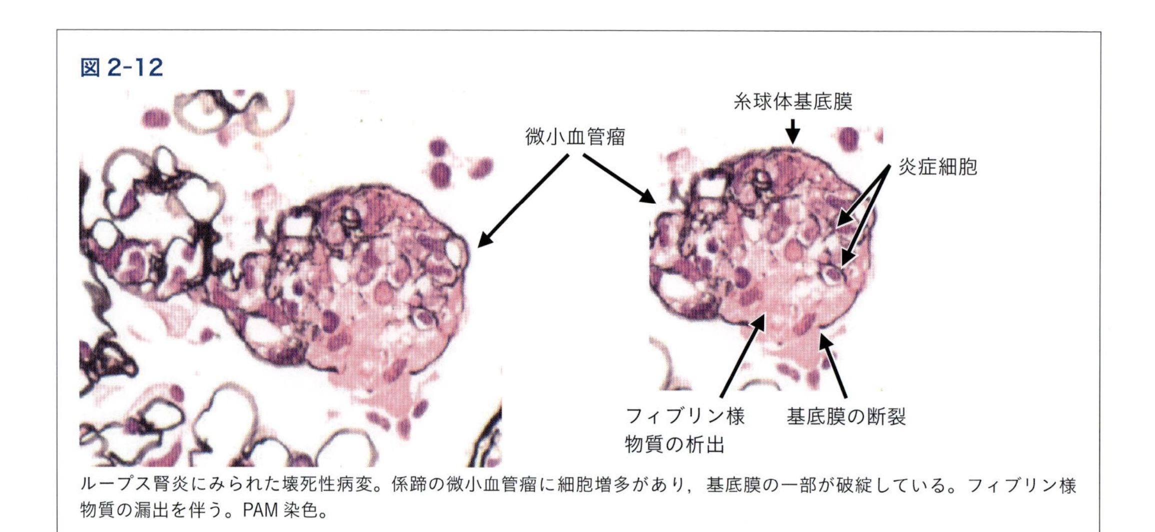

ループス腎炎にみられた壊死性病変。係蹄の微小血管瘤に細胞増多があり，基底膜の一部が破綻している。フィブリン様物質の漏出を伴う。PAM 染色。

長田 よくあります。どちらか判断できない病変もたくさんあります。**図2-13**をみてください。どちらかわかりますか？

門川 わかりにくいですね。管内増殖かメサンギウム増殖か判断がつきません。

長田 管内って基本的には基底膜の内側のことですが，毛細血管の構造がわからなくなって，メサンギウム領域がどこまでなのかがわからない場合，管内なのか判断しにくいんです。そういう場合は，基質を持っていないことが管内増殖の判断根拠になります。ですからPAS染色だけでなくPAM染色も行って，係蹄の構築の乱れと基質の存在などから判断します。特に，基質を持たないヘテロな細胞の集簇は管内増殖だと判断し，基質が明らかであれば，メサンギウム増殖とします（➡**図2-14**）。

門川 パターンといいながらも，細かいところも注意してみなくてはいけませんね。

長田 そう，それがパターン認識をmorphogenesisから理解するということです。

図2-13

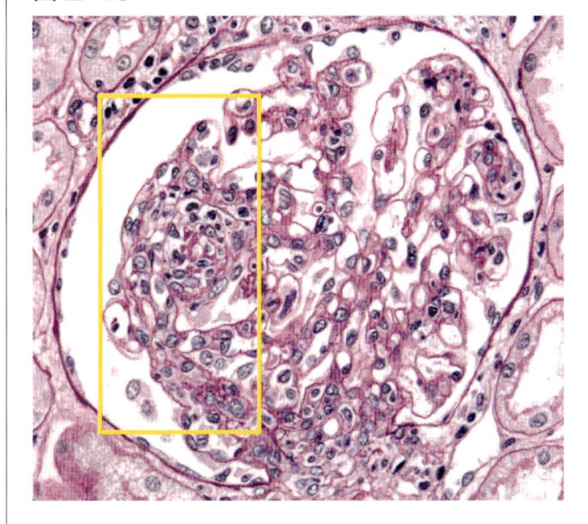

ループス腎炎にみられた増殖性病変。管内増殖かメサンギウム増殖かわかりにくい理由は，毛細血管のオリエンテーションがつきにくいからである（特に黄色枠内）。この糸球体は管内増殖が主体と判断される。PAS染色。

図2-14

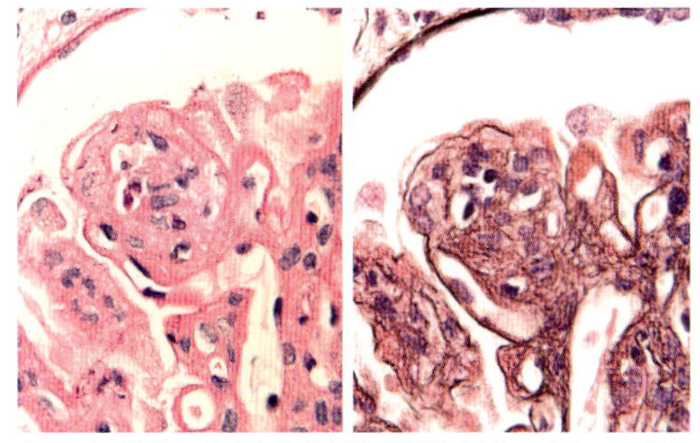

ループス腎炎にみられた分節性増殖性病変。バルーン状にみえるので，管内増殖かメサンギウム増殖かPAS染色(左)ではわかりにくい。連続切片でPAM染色（右）をすると，毛細血管や基質が鮮明で，メサンギウム増殖と判断できる。内皮下は拡大し，メサンギウム間入がある。

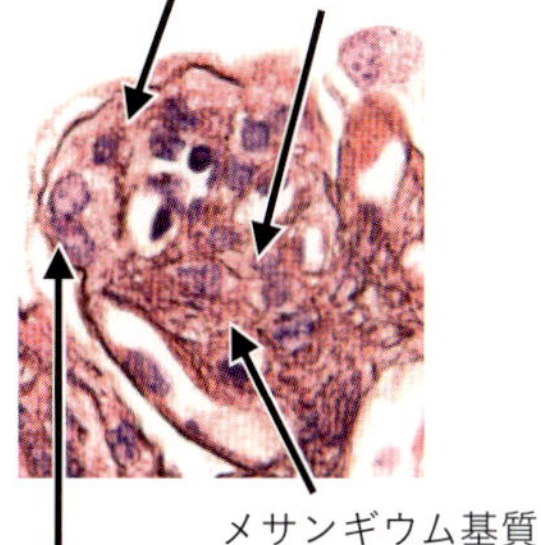

管内増殖は活動性病変か？　可逆性か？

門川　管内増殖は可逆性ですか。

長田　はい。**管内増殖は，基本的には可逆性**です。溶連菌感染後急性糸球体腎炎でわかるように，あとかたもなく治ります。もちろん，原因が長く続けば，基底膜の断裂を伴い，管外増殖へと進展したり，血栓ができて基質化して可逆性がなくなる場合もあります。要は基底膜の外に病変が出ないことが可逆性の前提です。

門川　確かに，妊娠高血圧症候群などでは，派手な管内増殖が，出産とともに消退しますね。では，管内増殖で病理の先生はどんな病態を推定するのでしょうか。

長田　**免疫の関与する背景がある管内増殖は活動性病変**と考えます。臨床経過と蛍光抗体法を参考に，まず発症形態が急性腎炎なのか，慢性腎炎なのか，あるいはネフローゼ症候群なのか，その他の病因はないだろうかとチェックします。もし糸球体腎炎の可能性が高いならば，管内増殖は活動性炎症と捉えます。次に蛍光抗体法を参考にして，IgG や C3 あるいは IgA の沈着など，グロブリンと補体が同様に有意に沈着している場合には，免疫複合体型糸球体腎炎と考えます。

門川　もし，蛍光抗体法が陰性だったらどうしますか。

長田　蛍光抗体法陰性のネフローゼ症候群であれば FSGS，妊婦ならば妊娠高血圧症候群でしょう。腎炎の症候が強い場合は ANCA 関連血管炎。蛋白尿があまり多くない場合は血栓性微小血管症（TMA）に類似した内皮細胞障害を考えて，TMA をきたす病態，薬物や環境要因なども考慮します。

門川　なるほど。一言で管内増殖といってもいろいろな病態が背景にあるわけですね。まずは管内増殖かどうか見極めて，この活動性病変がどんな病態を表しているのか，臨床所見や蛍光抗体法などで推定するということが大事ですね。

ここまでの「まとめ」

- **管内増殖は，閉塞する程度の細胞増多が毛細血管内に存在する場合で，その細胞の種類には，炎症細胞と内皮細胞，メサンギウム細胞がある。**
- **管内増殖は，どんな糸球体腎炎でもみられるが，溶連菌感染後急性糸球体腎炎，紫斑病性腎炎は代表的である。**
- **管内増殖は，免疫学的背景あるいは内皮細胞障害など，係蹄内におきた障害刺激に対する炎症あるいは内皮細胞の反応である。**
- **管内増殖は，活動性病変と考えられているが，形態像はさまざまで，臨床病態を反映している。**

管外増殖

管外増殖の定義

長田 管外増殖は，半月体形成性糸球体腎炎あるいはANCA関連血管炎の典型像です。

門川 つまり半月体ですね。

長田 半月体を指すと思ってだいたい間違いありません。必ずしも形成された原因がわからないような陳旧性病変，つまり増殖性病変ではないものも多いですから管外病変とまとめていうこともあります。実際に，IgA腎症のオックスフォード分類では，半月体は管外病変の中に入っています。

門川 半月体の定義はどうなっていますか。

長田 ループス腎炎の定義では **"管外増殖は，管外に3層以上の細胞が，ボウマン嚢の1/4以上を占める。細胞の種類は問わない"** です[*1]。もちろん形態学的な定義ですから，病変ができた経緯は関係ありませんが，半月体というときには，腎炎を背景とした基底膜断裂による場合に限定しておいたほうが誤解は少ないと思います。半月体は，細胞性，線維細胞性，線維性に分けられますが，**細胞性から線維細胞性，そして線維性へと連続する病変なので，どちらにするか迷う**ことも少なくありません。オックスフォード分類では，細胞成分と基質成分について数値的に分けていますが，それでも判定は難しいですね **(➡図2-15)**。

管外増殖ができるメカニズム

門川 細胞性半月体は，どのように線維性半月体になるんですか。

長田 半月体構成細胞は主に上皮細胞です。何らかの刺激によって増殖した上皮細胞は，数を減らしてもとの構造に戻ろうとします。これは"組織修復"という現象で，体のどこにでもみられます。たとえば，転んで膝を擦りむいて膝の表皮が剥がれると，近くの剥がれなかった表皮の細胞が増殖して擦りむいたところを覆いますね。このときは応急処置のように急に増殖しますが，そのうち役目を終えた細胞が減ってきて普通の表皮になり修復します。半月体もおそらく障害に伴っておきる組織修復に似た現象で，上皮細胞の数は減少してもとに戻ろうとする。でも，非開放性の特殊な環境の糸球体では，修復の途中で線維芽細胞に形質変換したり，糸球体の外から線維芽細胞が侵入してきたりして，基質を産生し，半月体の部分が基質に置き換わってしまいます。この過程が線維細胞性半月体，さらに瘢痕化が進んで線維性半月体をつくるわけです。

門川 そもそも半月体なのかそうでないのか，見分けがつかない病変って多いように思いますが，どうやって半月体と認識していますか。

長田 半月体かどうかって，病理医の間でも意見が分かれます。それに線維性半月体にみえるものは，ポドサイト障害による癒着が少し大きくなったものと区別がつきにくいん

[*1] 一方でIgA腎症オックスフォード分類ではボウマン嚢の10% 以上を占めると定義されており，少し異なる。

図 2-15

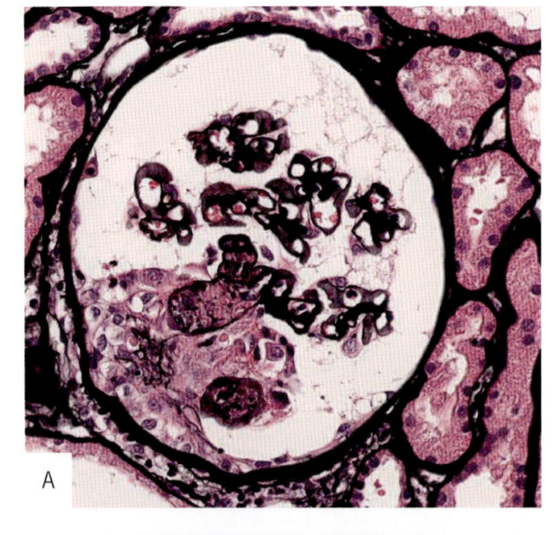

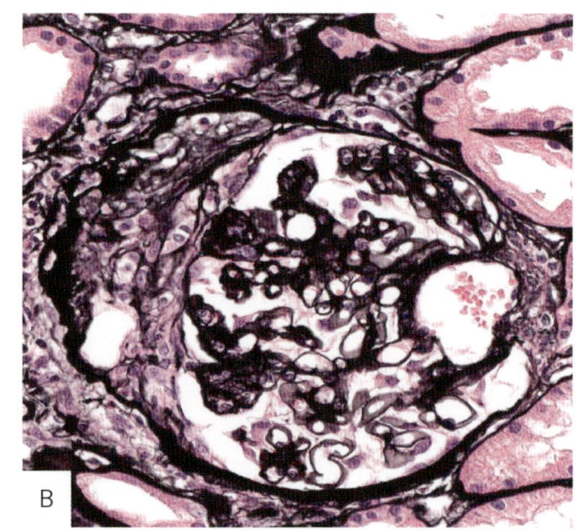

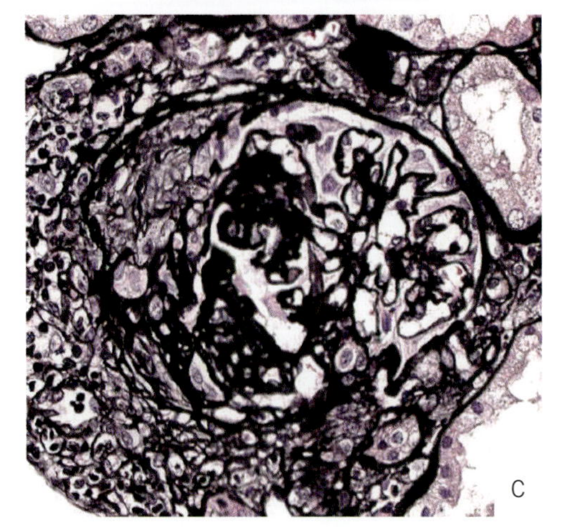

A：細胞性半月体。係蹄内に炎症細胞浸潤を伴う管内増殖と基底膜の破壊があり，炎症細胞と上皮細胞が混在する細胞性半月体が形成される。しばしばボウマン嚢の破壊を伴う。
B：線維細胞性半月体。半月体構成細胞は，やや紡錘形となり上皮細胞は極性を持つ。個々の細胞の周囲に細胞外基質がみられるようになる。炎症細胞はなくなる。
C：線維性半月体。ほぼ細胞成分はなくなって線維あるいは細胞外基質によって置換される。係蹄側には虚脱が著しく，半月体との癒着がみられる。
いずれも PAM 染色。

です。似たような変化は，虚血による係蹄虚脱に伴うものでもできるので，半月体なのかどうか判断できないことも多いです **(➡ 図 2-16)**。

門川　半月体を構成する細胞は上皮細胞だとすると，ポドサイト由来なのでしょうか，それとも，ボウマン嚢上皮細胞なのでしょうか？

長田　**半月体の構成細胞は，ボウマン嚢上皮細胞，炎症細胞，ポドサイト**です。ポドサイトも構成細胞ですが，増殖して構成しているのではなく，剥離した細胞が紛れ込んでいると考えています。ですから，**半月体の上皮細胞のほとんどはボウマン嚢上皮細胞**です。炎症細胞が半月体を構成するのは，係蹄破綻によって係蹄内の炎症細胞が管外に逸脱した急性期なので，背景には強い管内増殖や係蹄壊死があります。

管外増殖がみられる疾患

門川　管外増殖の代表というと ANCA 関連血管炎や抗糸球体基底膜抗体型腎炎（抗 GBM 病）という激しい経過をとる腎炎ですが，他の疾患でもみられますか？

長田 **管外増殖は，基本的にはどんな糸球体疾患でもみられる**可能性があります。ANCA関連血管炎以外にも，IgA腎症をはじめとするあらゆる糸球体腎炎，FSGS，ときには腎アミロイドーシスや膜性腎症でもみられます。

門川 確かにFSGSや糖尿病の場合にも似たような管外への細胞増殖がみられますね。でも，ちょっと細胞性半月体とは違うように思うのですが。

長田 FSGSの管外増殖は，ポドサイト剥離に伴う基底膜断裂を伴わないボウマン嚢上皮細胞の増殖によります（**➡図2-17**）。糖尿病の場合は，capsular dropというボウマン嚢に血中の蛋白がしみ込んだ病変の中にボウマン嚢上皮細胞が侵入して増殖をしたもので，管外増殖です。FSGSでも糖尿病性腎症でも通常糸球体基底膜断裂がなく，こう

図2-16

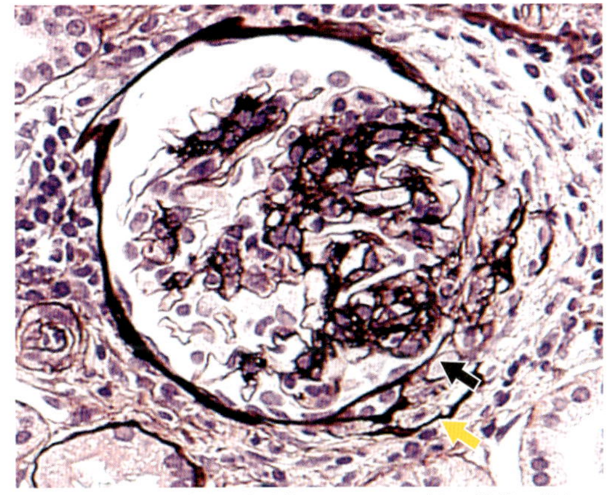

IgA腎症の分節性病変。糸球体にはメサンギウム基質の増加，管外はボウマン嚢との移行があり，新生ボウマン嚢基底膜（黒色矢印）によってそれより外の病変が線維性半月体のようにみえる。黄色矢印は，もともとのボウマン嚢基底膜。PAM染色。

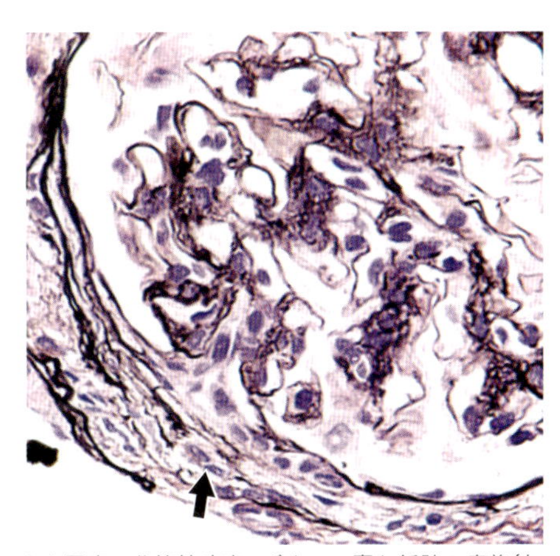

IgA腎症の分節性病変。ボウマン嚢と係蹄の癒着（矢印）が管外病変のように線維化を呈する。ポドサイト障害による変化と考えられる。PAM染色。

図2-17

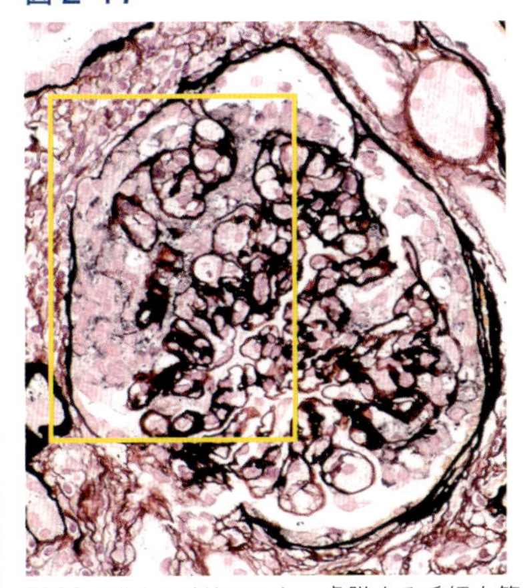

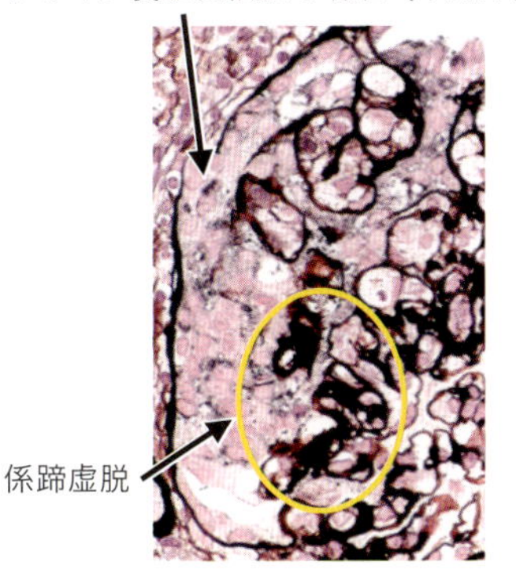

FSGS cellularバリアント。虚脱する毛細血管内に泡沫細胞が浸潤し，同部位の尿腔に上皮細胞の増多を認める。この病変では，通常ボウマン嚢の破壊はみられない。PAM染色。

してできた管外増殖を半月体様病変といっています。

管外増殖は不可逆性

門川 管外増殖になると不可逆性のように思いますが。

長田 そうですね。管外増殖は不可逆性変化として糸球体に瘢痕を残す可能性が高い病変です。特に線維性半月体として癒着して瘢痕化し，ボウマン嚢基底膜の断裂や，極端な係蹄虚脱を伴う場合は不可逆性です。

門川 瘢痕化する前の細胞性半月体なら，ある程度可逆性があると考えて，この時期にはステロイドパルスなどの積極的な治療を試みるのですね。

長田 管外増殖も細胞成分が多ければ，治療のチャンスはあると思います。ただ，それがどうやってできた管外増殖なのかを考える必要があります。

ここまでの「まとめ」

- **管外増殖は，管外に3層以上の細胞が，ボウマン嚢の1/4（あるいは10%）以上を占める。細胞の種類は問わない。**
- **管外増殖の中心は，半月体であり細胞性，線維細胞性，線維性に分けられる。**
- **半月体の構成細胞は炎症細胞，ポドサイト，ボウマン嚢上皮細胞，線維芽細胞など多彩であるが，ポドサイトは少なく，大部分はボウマン嚢上皮細胞である。**
- **管外増殖は，基底膜断裂を経て形成される場合と基底膜断裂を伴わない濾過障壁修復による場合がある。**
- **管外増殖は，糸球体の瘢痕につながる進行性の病変であるが，治療に反応する可能性もあるため，morphogenesis とその背景の病態を考える必要がある。**

係蹄壊死

係蹄壊死の定義

門川　係蹄壊死も１つのパターンなんですね。今まで意識してきませんでした。

長田　係蹄壊死は形態学的に認識できる最も重篤な組織障害パターンだから重要なので，扱いたいと思います。**係蹄壊死は糸球体毛細血管にフィブリンの析出を認めるフィブリノイド壊死のこと**をいいます。アトラスではANCA関連血管炎の典型像です **(➡図2-18)**。

門川　定義はどうなっていますか？

長田　**“係蹄壊死は係蹄の断裂，フィブリン，核崩壊物の３つのうち２つがみられる病変をいう”**です。

図2-18

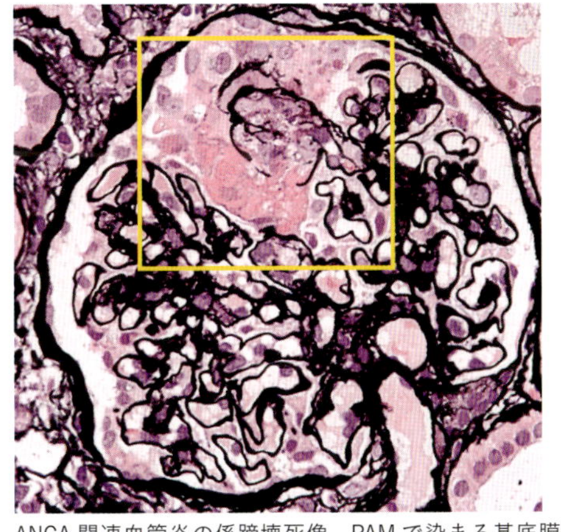

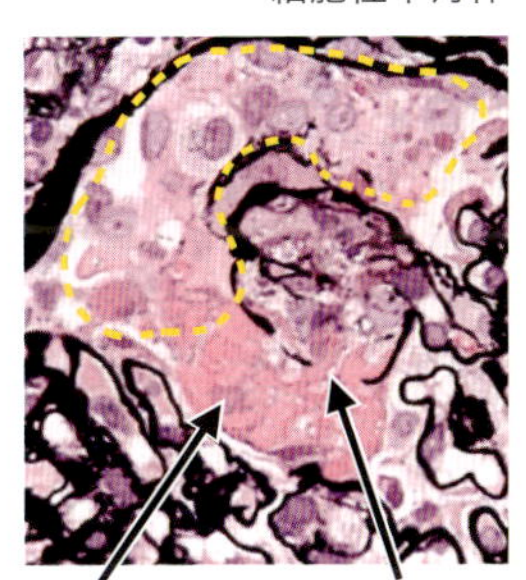

ANCA関連血管炎の係蹄壊死像。PAMで染まる基底膜の連続性が失われ，その周囲に赤いフィブリン様物質の逸脱がみられる。この病気では，それ以外の部位には病変はないのが特徴。PAM染色。

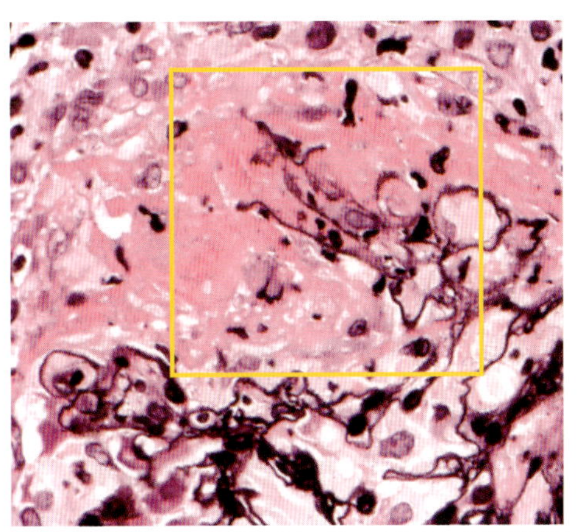

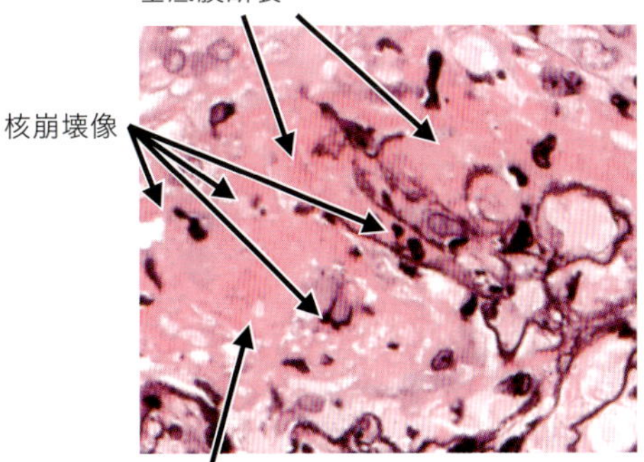

ANCA関連血管炎の係蹄壊死に伴ってみられる核崩壊像。壊死部フィブリン様物質の中に，細かい核の破砕物が散見される。PAM染色。

門川　3 つのうち，2 つみられればいいんですね。

長田　なかなか 1 つの切片で，3 つが揃うことはないので 2 つとしているようですが，一般的には，フィブリン析出と基底膜断裂で診断しています。核崩壊像は注意しないと気がつきません。

係蹄壊死ができるメカニズム

門川　係蹄壊死は，どうやってできるんですか。

長田　門川先生は，フィブリノイド壊死って聞いたことがありますか？

門川　学生の頃に聞いたことがあるような気がします。どうしてフィブリンではなくて，フィブリノイドっていうんですか。

長田　フィブリノイドというのは，「フィブリン様」と訳しますが，フィブリンにいろいろな物質が混在したものだからです。HE 染色ではピンク色で無構造にみえます。フィブリノイド壊死は急性の激烈な内皮細胞障害によっておきます。

門川　どうしてフィブリノイドな物質が出てくるんでしょうか。

長田　これは，**係蹄に致命的な内皮細胞障害がおきて，その局所の血管反応として凝固系が亢進するから**だと考えられます。ANCA 関連血管炎では，自己抗体である ANCA によって活性化された好中球が，係蹄の局所で内皮細胞を急激に，しかも高度に障害し，血中のフィブリノーゲンが局所でフィブリンとなり，滲出したいろいろな蛋白を含んで血管内に析出することでフィブリノイド壊死がおきます。

門川　ちょっとイメージしにくいです。組織をみて壊死が判断できるでしょうか。

長田　慣れたらできますよ。確かにフィブリンは，HE 染色や PAS 染色では滲出性の蛋白と区別しにくいですが，マッソントリクローム染色では赤色に染色され，はっきりわかります (➡図 2-19)。

門川　フィブリノイド壊死がおきた糸球体はどうなっているのですか。

長田　壊死の定義にあるように，まずは基底膜の断裂を伴います。ちなみに基底膜の断裂が

図 2-19

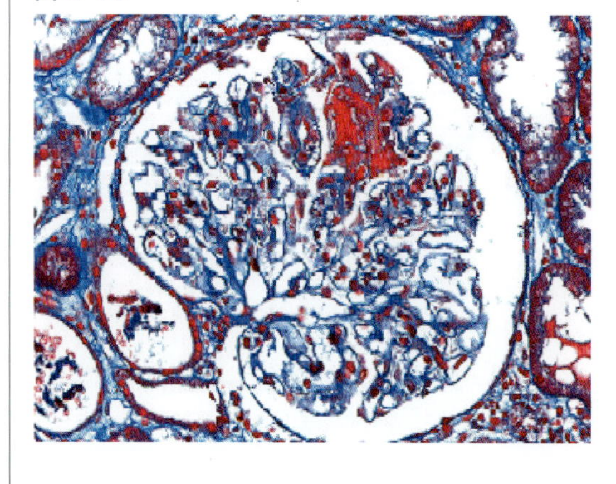

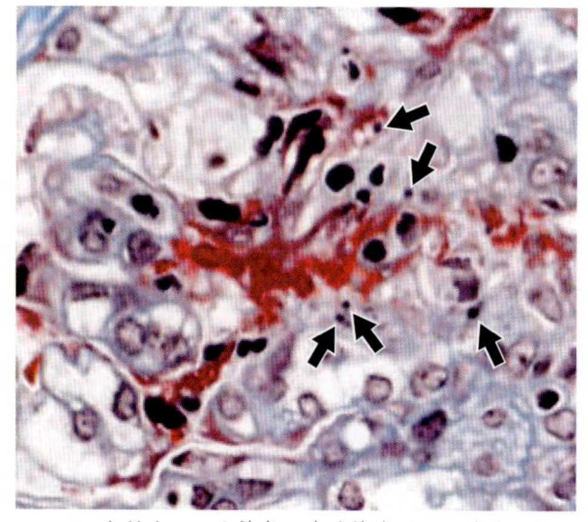

ANCA 関連血管炎の係蹄壊死像。フィブリノイド壊死の部分は，マッソントリクローム染色で赤く染まるのですぐにわかる。右図では核崩壊像（矢印）がフィブリンの中にみられる。マッソントリクローム染色。

なければ，係蹄内にフィブリンが析出しても壊死とはいいません。フィブリノイド壊死は，血管破綻による出血のようなイメージです。基底膜の断裂がおきると，係蹄内の炎症細胞，炎症の産物などがボウマン腔に逸脱し，それに対してボウマン嚢上皮細胞が増殖して半月体をつくります。ですから，どんな疾患であっても，係蹄壊死があったら半月体を形成する病態があると考えます。

門川　なるほど，**係蹄壊死というのはフィブリンの析出を伴う基底膜破綻であり，半月体形成につながる**というわけですね。では，核の断片化はどういう現象ですか？

長田　**核の断片化は karyorrhexis といいますが，主に好中球やリンパ球が係蹄壊死の局所で細胞死したもの**をみています。核が断片化する細胞の死に方は apoptosis が有名ですが，それ以外にも NETosis というのもあります。いずれも細胞が自ら死ぬ現象ですが，特に ANCA 関連血管炎では，NETs（neutrophils extracellular traps）と呼ばれる好中球の脱核と，細胞質のいろいろな酵素が細胞外に逸脱することで内皮細胞障害と係蹄の断裂，つまり係蹄壊死がおきると考えられていて，核の断片化は，特に好中球の場合係蹄壊死の結果ではなくて，その引き金に伴う変化と考えるのが妥当だと思います。NETS はもともと好中球が細菌を殺菌する現象として捉えられていました。

なぜ，係蹄壊死は最強のパターンか

門川　係蹄壊死は多くの疾患でみられるのでしょうか。

長田　係蹄壊死の多くは炎症性糸球体疾患でみられます。代表は ANCA 関連血管炎，その他には IgA 腎症やループス腎炎，特に免疫の関連する糸球体疾患でおきます。係蹄壊死はⅢ型アレルギー反応の中の Arthus 反応という，血管炎に相当する病変と考えられます。

門川　先ほど係蹄壊死は組織障害の最も重篤なパターンといわれましたが？

長田　係蹄壊死による基底膜破壊が半月体に直結するからです。**半月体は糸球体病変の中でも最も重篤な病変ですので，その引き金のフィブリノイド壊死も，病変の中で最も重症な急性病変**といわれています。

門川　係蹄壊死は可逆性ですか？

長田　壊死自体は一過性の現象で管外増殖に進展することで瘢痕となる可能性が高い病変ですから，それ自体の可逆性は議論になりませんね。

ここまでの「まとめ」

- **係蹄壊死は，係蹄にフィブリンが析出し基底膜断裂を伴う病変である。**
- **係蹄壊死は，係蹄の断裂，フィブリン，核崩壊像の３つのうち２つがみられる病変をいう。**
- **係蹄壊死は，多くはアレルギー反応によっておきる血管炎に見られ，激烈な内皮細胞障害を原因とする。**
- **係蹄壊死は，免疫の関与する多様な腎炎でみられる可能性があり，管外増殖に移行する急性で活動性の強い病変である。**

膜性病変

スパイク/点刻像という膜性病変

門川 膜性病変という場合は，膜性腎症にみられるような膜の肥厚と，MPGN にみられるような基底膜の二重化の両方を指しているのでしょうか？

長田 本来は，膜性腎症のスパイクのことを指しています。英語では membranous pattern といい，膜性腎症で使われ，膜の二重化（double contour）とは使い分けられています。病変としての意味が全く違いますから，スパイクと二重化は分けて考えたほうがいいでしょうね。

門川 では，まずスパイクからお願いします。定義はありますか？

長田 こうみえる，というのがスパイクであってスパイク自体の定義はないと思います。**アトラスでは膜性腎症のところで典型像**が載っています。このスパイクはどうしてスパイクにみえるのか知っていますよね。

門川 はい。**免疫複合体が基底膜の上皮下に沈着し，それに反応してポドサイトが基底膜物質を産生して沈着物と沈着物の間を埋めることで，PAM 染色で黒く染まる基底膜物質がスパイクのような棘にみえる**のですね **(➡図2-20)**。

長田 そのとおりです。

門川 この上皮下沈着はどのようにできるんですか？

長田 スパイクは膜性腎症のパターンですが，古典的には免疫複合体型ではⅢ型アレルギーの中の血清病，つまり血中の免疫複合体のサイズが小さい場合に，網内系で処理されにくく，長い間血流を回って，そのうち基底膜を通過して上皮下に集簇して上皮下沈着をつくると説明されています。ただ，特発性では本当のことは，まだ不明のようです。

図2-20

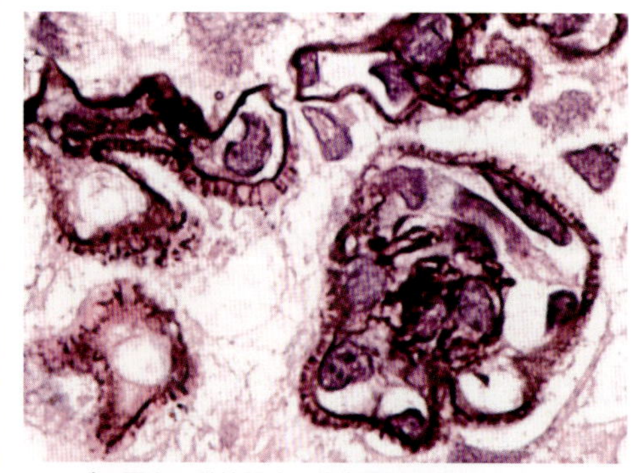

ループス腎炎の膜性腎症。基底膜からスパイク様に突出する PAM 陽性の基底膜と，その間にピンク色の沈着物が交互に存在するためにスパイクと認識できる。PAM 染色。

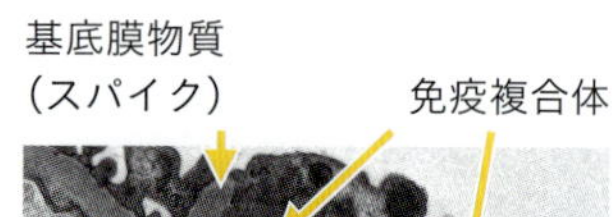

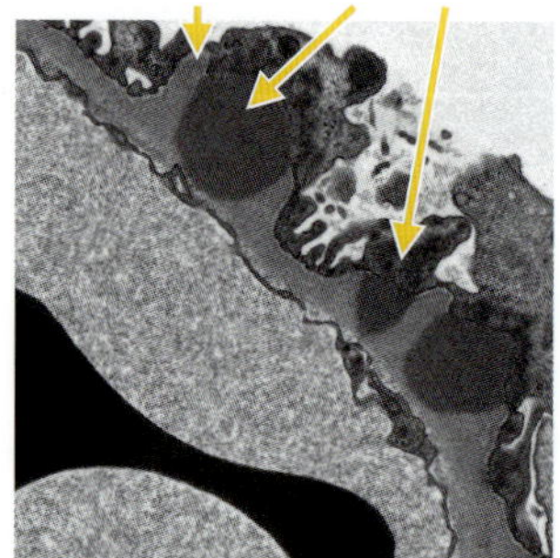

門川 点刻像というのはどんなものでしょうか。

長田 点刻像は，基底膜がスライスされて，沈着のところが抜けて明るい点のようにみえるのでそう呼ばれています。点刻像は膜性腎症の病期（Stage）が早期の，まだ基底膜の肥厚が少ない時期に，スパイクがはっきりしない状態でもよくわかるので，膜性腎症の診断では大事ですね。

門川 どんな染色で見たらいいのでしょうか？

長田 やはり PAM 染色ですが，点刻像がよくみえるためには，標本の切片が薄く切られていないといけません。そして，基底膜が斜めに切れているような係蹄の端っこでよく観察できます（➡図 2-21）。

門川 ところで膜性腎症以外にスパイクをみることってありますか？

長田 膜性腎症以外でも小型の免疫複合体が存在する場合には上皮下沈着がみられますが，スパイク形成となると，基底膜の反応が必要なので普通の腎炎ではまずみないですね。溶連菌感染後急性糸球体腎炎でみられる hump は大きな上皮下沈着物ですが，まばらにみられるし，基底膜反応がないのでスパイクにはなりません。でも，たとえばループス腎炎では，Class Ⅴとは分類しきれないものでも，部分的にスパイクをみることはあります。ワイヤーループの目立つ患者で，治療後にスパイクがはっきりしてくることもあります。また，メサンギウム増殖や MPGN を呈する場合には，膜のスパイクがあればⅢ型 MPGN を考えます。膜性腎症のスパイクとは本来違うものですが，アミロイドーシスでみられるものを spicula といい，PAM 染色ではスパイク様にみえます（➡図 2-22）。膜性腎症以外は，多くは一過性で部分的にみられますし，基底膜の反応が乏しい点刻像としてみることもあります。

基底膜の二重化

門川 膜の二重化に移りましょう。アトラスでは MPGN のところに載っていますね。膜の二重化をみるには，どんな染色がいいですか？

図 2-21

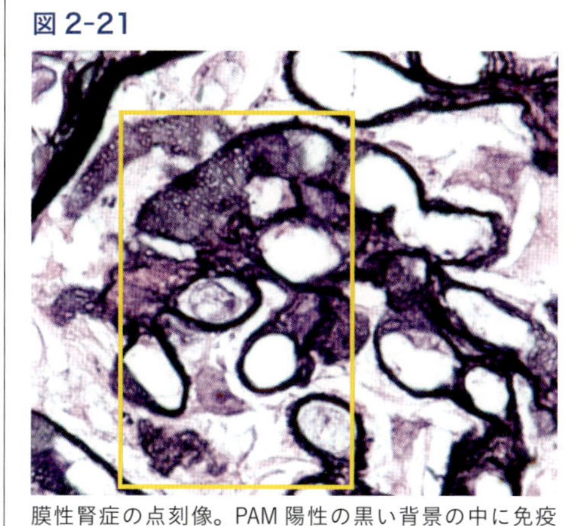

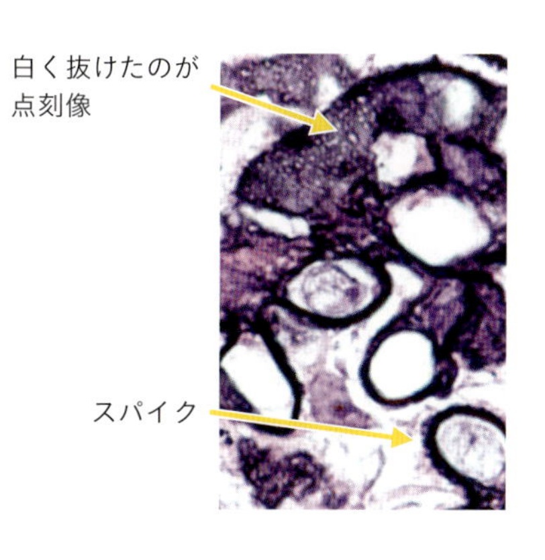

膜性腎症の点刻像。PAM 陽性の黒い背景の中に免疫複合体が粒々で抜ける点々にみえる。PAM 染色。

長田 PAS染色でもわかる場合がありますが，やはりPAM染色です。しかも薄い切片で，上手に染色された標本でないとなかなかスカッとはわかりません **(➡図2-23)**。

門川 標本の質は大事ですね。二重化はMPGNのときによくみられると教科書には書いてあります。

長田 二重化はMPGN以外にも，いろんな疾患でみられます。IgA腎症でも糖尿病でも，FSGSでも，TMAや移植の慢性拒絶反応でも。ただし，多くはMPGNとは違って，分節性です。

門川 疾患特異性はないわけですね。

図2-22

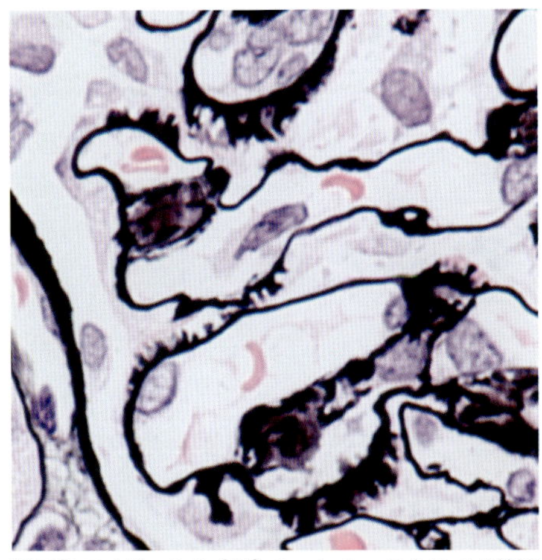

腎アミロイドーシス（AL）のspicula。アミロイド線維はPAM陰性であるが，spiculaはアミロイドと基底膜物質が混在し，その中の基底膜物質がPAM染色で棘のようにみえる。PAM染色。

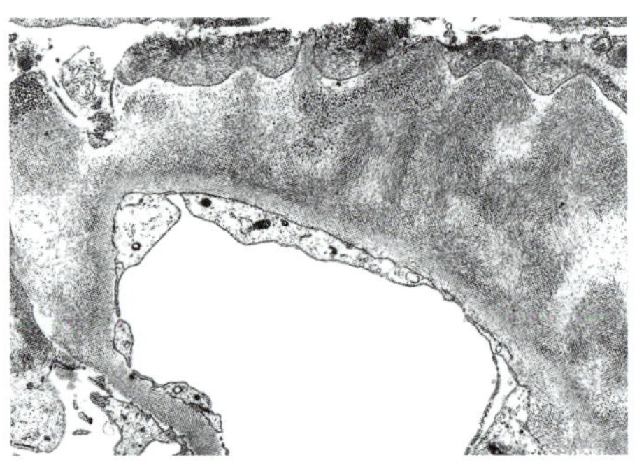

腎アミロイドーシスの電顕像。
基底膜全体に細線維の沈着があり肥厚している。

図2-23

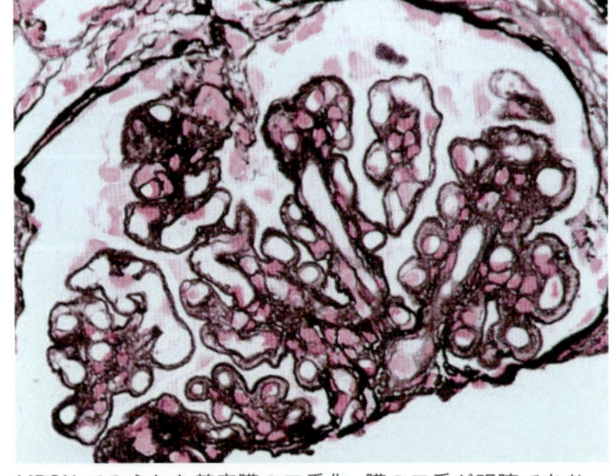

MPGNでみられた基底膜の二重化。膜の二重が明瞭であり，内皮下沈着の内側に新生された新生基底膜である。PAM染色。

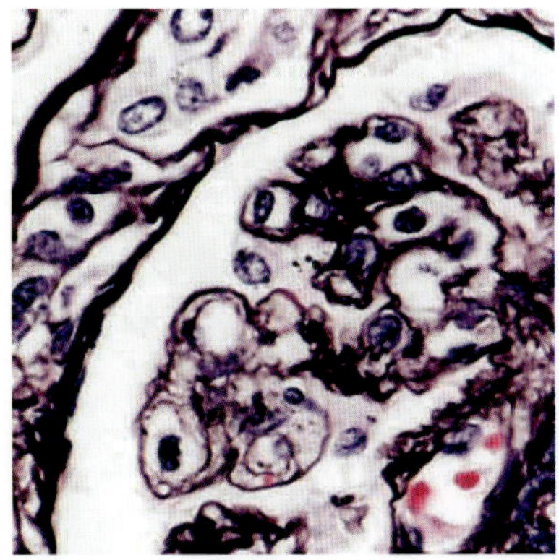

TMAでみられた基底膜の二重化。二重はしばしば部分的で明瞭ではなく，不整で判断できないこともある。PAM染色。

長田 そうですね。単にPAM染色で二重にみえるだけですから。でも，どうして二重にみえるのかを考える必要があります。

門川 二重化はどのようにできるんですか？

長田 膜が2つにみえるのは，1枚の基底膜の中に何かが挟まって2つに分かれるからで，"splitting"といいます。どうして二重にみえるのかを考えると病態がわかりやすいです。つまり，電顕で2枚の基底膜の中に入っているものから，二重化の形成過程が推察できるということです。まず1つは，**浮腫状，つまり何も細胞成分が入っていない場合で，慢性の内皮細胞障害が背景にあると推定**します。具体的には，**悪性腎硬化症，移植腎慢性拒絶反応などのTMA病変**です。もう1つは，**メサンギウム細胞が入り込んだ場合**です。メサンギウム間入と呼んでいますが，背景には補体の活性化などの炎症や，サイトカインによるメサンギウム融解と増殖があると推定します。**MPGN，ループス腎炎でよくみられますが，これらの病気では同時に，沈着物が内皮下にあることが多く，反応性に新しい基底膜が血管内皮側にできた場合にも二重化**にみえます。

門川 二重化があったらMPGNとしがちですが，そうでもないわけですね。どれくらい二重化があればMPGNとするんですか？

長田 これはよく問題になりますね。二重化は光顕でみえるパターンですから，何らかの病変がそこにあるはずです。でも，それがMPGNの診断に意味があるかどうかは別です。私はちょっとした二重化，特にデコボコした不整のある基底膜がわずかに二重にみえる程度ではMPGNにはしません。MPGNにしたいというバイアスを持っているときに，ごく一部の二重化をみつけてMPGNとしたくなりますが，あまり無理しないでいいと思います。私は，二重化をきたす背景が，二重化以外の場所できちんと説明できるかどうかを考えて，ある程度それがはっきりしたら，二重化が少なくてもMPGNかな，と考えます。

門川 パターンで考えていながら，病因だとか意味づけなどをするというのは，本来のパターン認識からちょっと離れていませんか。

長田 そうです。それがパターンをつくるmorphogenesisの意味であり，パターン認識からの脱却ですから。

ここまでの「まとめ」

- **スパイクは，免疫複合体の沈着と基底膜の肥厚とがつくるパターンで，慢性化した膜性腎症では広範にみられるが，膜性腎症以外にも，さまざまな疾患で部分的にみられることがある。**
- **基底膜の二重化は，MPGNが代表的であるが，いろいろな病因で形成されるので，二重化をみたらその形成機序も考慮する必要がある。**

糸球体硬化

糸球体硬化の定義

門川 糸球体硬化はいろいろな原因でおきる糸球体障害の終末像ですね。どう定義されていますか。

長田 **糸球体硬化は，毛細血管の消失と細胞外基質の増加を伴う病変**と定義されています。よく間違われるのですが，硬化は線維化とは違うんですよ。硬化はsclerosisのことで，細胞の減少を伴った細胞外基質の蓄積のことを指します。一方で，線維化（fibrosis）は線維芽細胞が産生する膠原線維ですから，硬化と線維化では，そこを埋めている物質が違うのです。**疾患特異性はなく，**アトラスではFSGSのところやIgA腎症でもみられます **(➡図2-24)**。

門川 確かに糸球体の線維化とはいいませんね。

長田 糸球体の硬化病変というのは，毛細血管の減少，あるいは喪失と細胞外基質の増加から判断されます。PAS染色は細胞外基質に陽性になりますので，糸球体に分節性に桃色に染色される領域が硬化病変として認識できます。

門川 硬化病変っていろいろな病変の終末像としてでてきますが，全部同じようにみえるんですか。

長田 定義からすれば似たようにみえるはずなのですが。硬化を観察するときには，どうして硬化になったのかなってmorphogenesisを想像しながらみていますから，同じにはみえないことも多いです。

図2-24

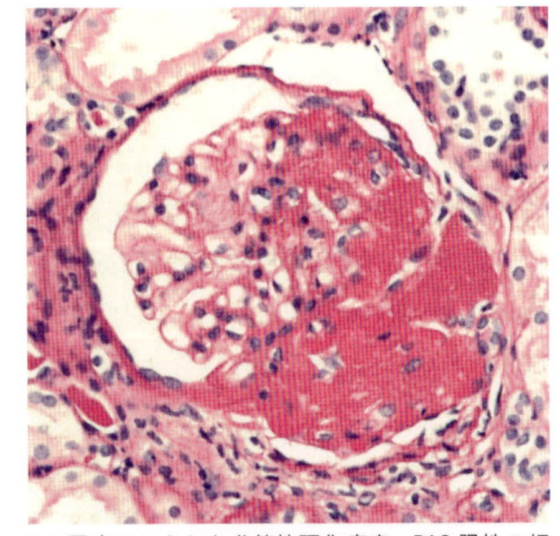

IgA腎症でみられた分節性硬化病変。PAS陽性の細胞外基質が，糸球体の約半分を置き換えている。PAS染色。

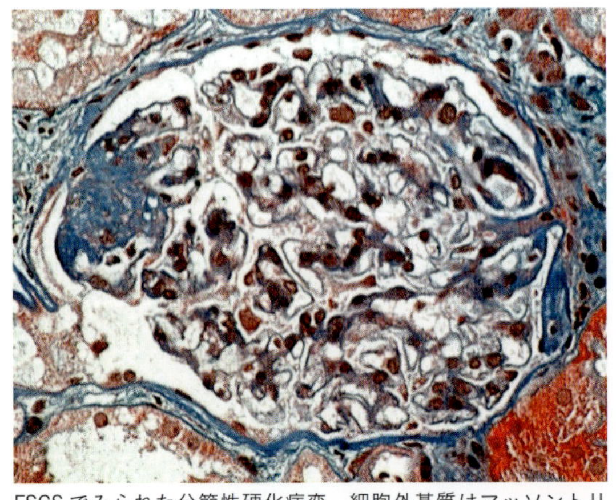

FSGSでみられた分節性硬化病変。細胞外基質はマッソントリクローム染色で青く染色されている。硬化病変部には毛細血管は消失し，ボウマン嚢との癒着がみられる。マッソントリクローム染色。

分節性硬化ができるメカニズム

長田 硬化病変は，係蹄の機能が失われているという象徴的な病変です。硬化病変と一言でいってもさまざまな形態像がありますが，病理として大事なことは，その硬化病変がどうしてできたのかということです。それがわかれば，硬化の背景すなわち，糸球体濾過機能低下にかかわる病態が推定できます。

門川 へぇ，硬化像をみてどうして硬化ができたかわかるんですか。それは面白い。説明して下さい。

長田 硬化病変には分節性硬化と球状硬化（＝全節性硬化）があります。

門川 分節性硬化は糸球体の50％未満に硬化がみられ，球状硬化では糸球体の50％以上に硬化がみられるということですね。分節性硬化はどうやって形成されるのですか。

長田 分節性硬化にはいくつかの異なった形成機序があります。代表的な3つをあげます。

---

① 慢性のメサンギウム増殖を背景としたメサンギウム基質の増加によって毛細血管が消失して糸球体基底膜の内側に硬化病変をつくる場合。
② ポドサイトの剥離に対するボウマン嚢上皮細胞による被覆から分節性硬化になる場合。
③ 半月体形成がおきてそのまま線維細胞性半月体になり硬化する場合。

硬化病変はボウマン嚢との癒着を伴うことが圧倒的に多いです。

門川 硬化病変の細胞外基質は，メサンギウム細胞がつくっているのでしょうか。

長田 どの細胞がつくっているかは場合によりますが，多くの場合はメサンギウム細胞と考えるのが妥当です。でも，たとえばFSGSでは，上皮細胞が基質を産生しますから，複合的病変の場合には両方が絡んでいると思います。半月体から分節性硬化になった場合には，上皮細胞が作り手の主体です。

門川 1つの病気では，分節性硬化になる過程は先ほどの3種類のいずれかで，複合することはないんですか。

長田 多くは複合的です。IgA腎症1つをとっても，硬化病変の形成過程はさまざまです。基本は血管炎とメサンギウム増殖ですから，小半月体を形成する一方でメサンギウムに炎症がおきて基質が増加します。でも同時に，ポドサイトが障害されて癒着をつくったり，小半月体ができてそれが硬化になったりと，いろいろな機序で複合的に分節性硬化はできます。

結節性硬化病変ができるメカニズム

門川 硬化病変のついでなんですが，糖尿病性腎症の結節性硬化病変ってすごく特殊ですよね。これについて教えて下さい。

長田 糖尿病性結節も定義上は硬化病変ですが，形成過程は少し変わっています。**糖尿病性腎症の結節性硬化病変は，メサンギウム細胞増殖と繰り返す内皮細胞障害に伴う基質の融解がおこり，係蹄がリモデリング，いってみれば係蹄をつくり直そうとしてそれ**

がうまくいかない状態に加えて，血中由来の変性した蛋白が沈着してできる，と説明されています。ですから，結節ができる前には増殖や融解があると考えられています。糖尿病の場合にはまずメサンギウム融解，その後反応性の細胞増殖がおきますが，Thy1 腎炎のように糸球体係蹄のリモデリングが上手にできずに，基質障害の結果として結節になると考えられます。動物実験でいくら糖尿病性腎症をつくっても，あのような結節は形成されませんから，結節形成はヒトの糖尿病で長い経過を必要とするのだと思います。

球状硬化（＝全節性硬化）ができるメカニズム

門川　先ほど糸球体硬化を分節性硬化と球状硬化に分けた理由は何ですか？

長田　分節性硬化は球状硬化に進展しますが，分節性硬化を経ないで球状硬化になる場合があり，それを判別することは背景の病態を推定するのに重要だからです。

門川　では，球状硬化のできるメカニズムを教えて下さい。

長田　糸球体の球状硬化は obsolescent type（係蹄虚脱型）と solidified type（基質蓄積型）に分かれます。obsolescent type は，糸球体に流入する血管の狭窄，あるいは尿細管極の閉塞による係蹄虚脱がそのまま退行性になり硬化したものです。動脈硬化や尿細管障害が背景にあります。一方，solidified type は，反復する炎症や増殖性病変，硝子様沈着などを経て球状硬化する場合で，硬化糸球体には基質や硝子様沈着が残存しています。この場合には，糸球体に慢性障害がおきて，それに対してメサンギウム細胞の増殖と基質の増加や内皮細胞障害による硝子様沈着などがおきた，つまり時間をかけて糸球体が反応した病変だろうと推定します。動脈硬化による球状硬化はどちらもおこりうると考えています（➡図 2-25）。

門川　この２つのタイプの糸球体硬化の見極めは，どういうときに役に立つのですか。

長田　主に腎硬化症の有無の判別に有用です。高齢で腎機能低下がある IgA 腎症の場合，背

図 2-25

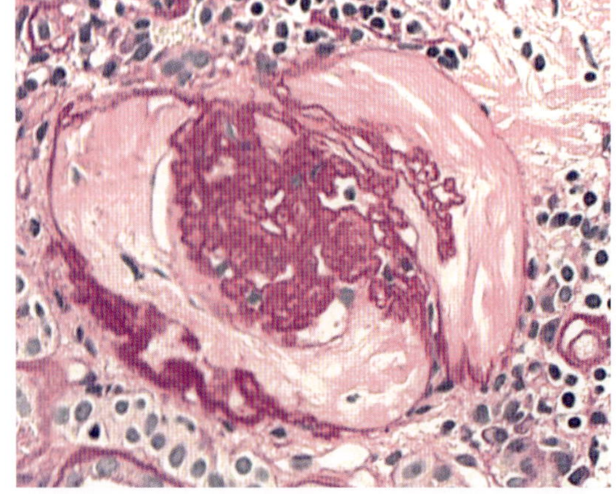

Obsolescent type の球状硬化糸球体。中央に虚脱した基底膜があって，その周りに PAS に染まらない線維性物質が同心円様に取り巻いているのが特徴。PAS 染色。

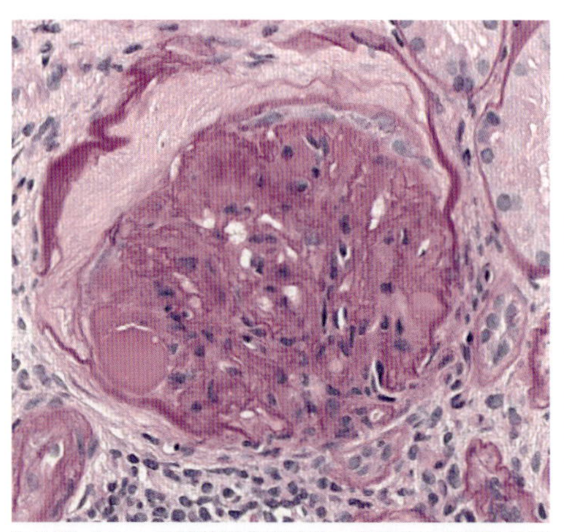

Solidified type の球状硬化糸球体。糸球体には細胞外基質や，硝子様沈着があり，一部では細胞も残存している。PAS 染色。

景には球状硬化糸球体がたくさんあり，その他の糸球体にはIgA腎症としての病変がないことが多いです。たとえばこの患者に，高血圧歴，喫煙歴などの動脈硬化因子があって，球状硬化糸球体がobsolescent typeであれば，腎炎で硬化したのではなく，血管障害で硬化したと解釈できます。ならば，現在の腎機能低下の原因は，IgA腎症の進展というより，腎硬化症によるもののほうが妥当であると判断できます。この判断は，IgA腎症としてどういう治療をするかを考えるには意味があります。しかしどんな場合でも必ず，尿所見などの臨床所見を参考にします。

門川 solidified typeとobsolescent typeは全く違った原因でおきて，きれいに2つに分けられますか。

長田 実はそう簡単ではありません。たとえば高血圧で血管障害がおきますね。それによって糸球体に血流がなくなって虚脱するというのは想像できますが，**高血圧で動脈硬化がおきると，動脈の平滑筋が消失して血管の自動調節がきかなくなることで，血圧はあまり高くなくても，糸球体には圧がかかって内皮細胞障害をおこす**と考えられます。すると糸球体にはメサンギウム基質の増加や内皮下に硝子様沈着がみられてsolidified typeになるのです。1つの糸球体でも，そのフェーズによって虚血と内皮細胞障害がおき得るので，混合してみられることもあります。実際難しい判断ですが，こういう読み方が病態を解釈していく作業だと思います。

門川 当然硬化病変は不可逆性病変ですね。硬化がみられたらそのまま腎機能が低下するのでしょうか。

長田 もちろん，このような病変がたくさんあれば腎機能低下の原因にはなります。一般には，どんな糸球体疾患でも，球状硬化の割合が多いと予後が悪いと考えられています。球状硬化は一見面白くない病変ですが，病態に関連する時間軸に示唆を与える病変なので，病態を考えるには大事な病変です。

ここまでの「まとめ」

- **糸球体硬化は毛細血管の消失と細胞外基質の増加が同時にみられる病変であり，分節性硬化と球状硬化がある。**
- **分節性硬化は，さまざまな腎疾患でみられるが，その形成機序はポドサイト障害によるもの，慢性のメサンギウム増殖と基質の増加によるもの，半月体形成に続いておきるものなど多様であり，その形成機序を推定することは形態から病態を考えるためには必要である。**
- **糖尿病性腎症の結節性硬化病変は，繰り返すメサンギウム細胞増殖と内皮細胞障害に伴う基質の融解によって，係蹄のリモデリングがうまくいかない状態に加えて，血中由来の変性した蛋白が沈着してできる。**
- **球状硬化において，虚血性のobsolescent typeなのか基質蓄積性のsolidified typeであるのかの見極めは病態の把握に重要である。**
- **球状硬化は糸球体障害の終末像であり，多くの腎疾患に共通する腎機能予後因子である。**

いくつかのパターンが複合している病型の例

門川 単一の糸球体病変のパターンと形成機序はわかってきました。これを病型診断に応用することができるのか，まだ実感がわきません。

長田 では，軽いレッスンをしてみましょうか。病型診断をする場合に，パターンが複合していることが問題ですね。

門川 メサンギウム増殖だけなら簡単なんですが，そこにいろんなものが入ったりするとわからなくなるんです。簡単な例を教えてください。

MPGN というパターンの意味

長田 **MPGN は一般的には MPGN として 1 つのパターンに分類されていますが，本来は「メサンギウム増殖」と「膜の二重化」の 2 つのパターンの複合**です。実際に MPGN とするかどうかの判断は，この 2 つのパターンを分けてみているので，ここでは複合パターンとして扱います。これにスパイクという別のパターンが加わったら，MPGN 3 型という病気になります **(➡ 図 2-26)**。

門川 MPGN の morphogenesis については，メサンギウム増殖と係蹄の二重化のところで理解しましたが，他に何かありますか？

長田 MPGN と判断するか，どうしようか？　迷うことがよくありますね。迷うのはメサンギウム増殖と基底膜二重化以外の本来 MPGN として重要な所見がみられない場合です。

門川 どういう病変ですか？

図 2-26

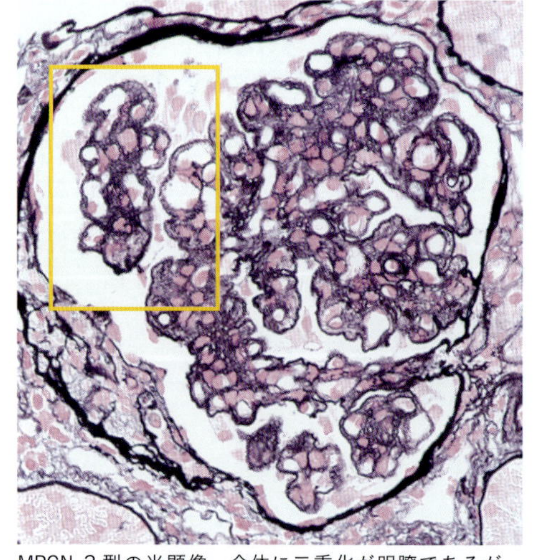

MPGN 3 型の光顕像。全体に二重化が明瞭であるが，一部で（黄色枠）基底膜にはスパイクや点刻像などの膜性病変を伴っている。PAM 染色。

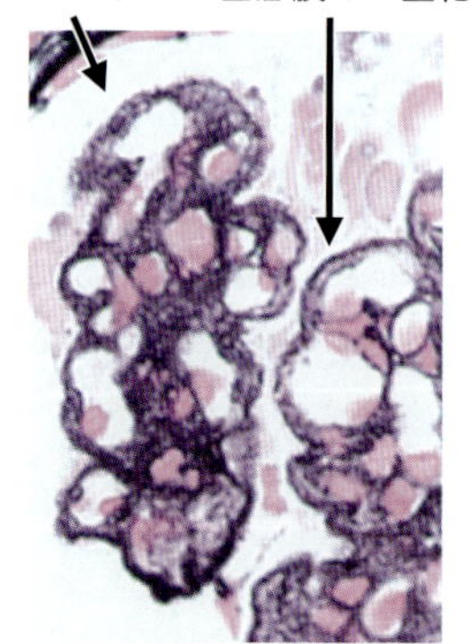

長田　**糸球体の分葉化**です（➡ 図 2-27）。これは，もともとの病因診断として認識された低補体腎炎では典型的な所見としてみられたものです。ですから，別名 lobular glomerulonephritis（葉状糸球体腎炎）ともいわれました。メサンギウム増殖と二重化さえあれば MPGN とする，という定義になってしまうと，増殖がわずかで二重化がみられるけれども分葉を呈さないものまで MPGN に入ってきます。今はそのほうが多い。そうなると，MPGN はいろいろな病態のものを含んでしまいます。もちろん分葉って細胞増殖がつくる形なので，同じ病気であってもそれをつくる場合とそうでないことがあります。しかし，同じ増殖とはいっても，分葉というパターンは，メサンギウム細胞と炎症細胞が高度に増加しながらも，基底膜を何とか保持している状態で，病態とリンクすると考えています。病因がわからなくて，二重化と細胞増殖だけで，MPGN と診断すると誤解を生じるのではないかと思います。

門川　そういう場合，どうしたらよいでしょうか。

長田　私は，MPGN とはいわずに，“MPGN 様病変” といっています。これは FSGS 様や TMA 様と同じように，病態を切り離して使っているという断わりを含んでいます。

門川　MPGN は可逆性なんですか？

長田　典型的な小児の低補体腎炎で MPGN を呈する場合は，治療によってメサンギウム増殖は消褪することが多いですが，膜の二重化はよく残ります。また，学校検尿で発見された低補体腎炎で，部分的に増殖や二重化のみられるものを分節性あるいは非典型的 MPGN と呼んで経過をみていくと，半分くらいは自然に治癒するという報告もあります。ですから，**基本的には可逆性だと思いますが，どうして MPGN になったのか考え，その原因がこのまま続いていくのなら進行性に転じる**と考えています。小児の症例は，検尿などでみつかるため急性あるいは亜急性病変で，増殖性炎症が主体で治療の反応がいいので可逆性なのだろうと思います。

門川　MPGN ではびまん性に強い増殖性変化が出てきますね。毛細血管がほとんどみえないようなアトラスの像をみることがありますが，MPGN で腎機能が低下するのはやはり

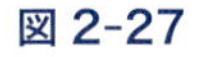
図 2-27

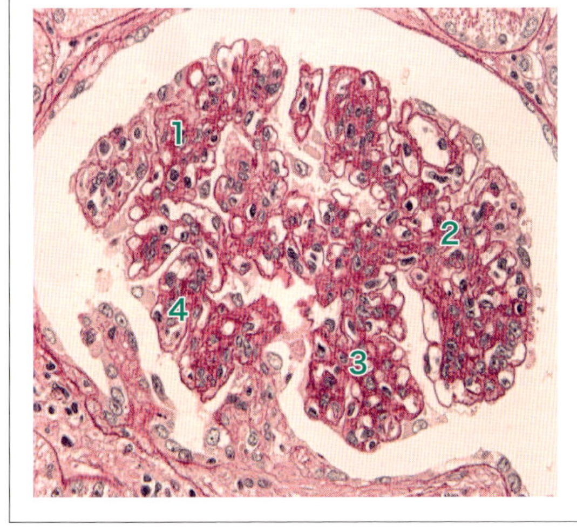

MPGN パターンはメサンギウム増殖と膜の二重化から認識されるが，典型例では係蹄は 3～4 つの分葉からなる。PAS 染色。

糸球体腎炎のためなんですか。

長田 そうではないと考えられています。有名な話ですが，ドイツの病理学者 Bohle は，**MPGN を例にあげて，糸球体病変と腎機能は相関しない，むしろ間質病変と腎機能に相関がある，**と報告して現在でも支持されています。ですから MPGN では，糸球体に増殖性病変が強くてもそれだけでは腎機能低下にはならないと考えています。

門川 MPGN はどのようにして糸球体硬化になるんですか。

長田 これは，MPGN の基礎疾患によると思いますが，1つは慢性病変としてのメサンギウム増殖と基質の増加によるメサンギウム硬化，もう1つはポドサイト障害を併発した分節性硬化，半月体形成そして係蹄虚脱が組み合わさって硬化が進行するという意味では，他の腎炎と共通していると思います。

門川 なるほど。複合してできるパターンの病気は，背景の病態も複雑なんですね。もう1つ例を示してください。

TMA というパターンの意味

長田 少し難しくなりますが，TMA をあげます。**TMA の形態学的定義は“血管内皮細胞障害と血栓を特徴とする病変”**です。でも何がみられたら TMA とするかという必要十分条件は明確ではありません。血栓があれば問題ないですが **(➡ 図 2-28)**，生検で捉えられる確率は高くはありません。だから，**内皮細胞障害に関連する病変，つまりメサンギウム融解，基底膜の二重化，内皮細胞の腫大，メサンギウム増殖などが複合している場合には TMA を想定**します。つまり，いくつかのパターンが組み合わさって TMA じゃないかって認識させるということです。

門川 TMA に関してはいろいろと疑問を持っているんです。形態の診断名だけれども，特殊な病態を表しているようなニュアンスがありますから，どう考えていいのかよくわかりません。

長田 確かにわかりにくい概念ですね。第5章でも説明しますが，TMA は本来，病態との関連が深く，病因診断的要素が強かったのに，最近では病型パターンとして，病態を

図 2-28

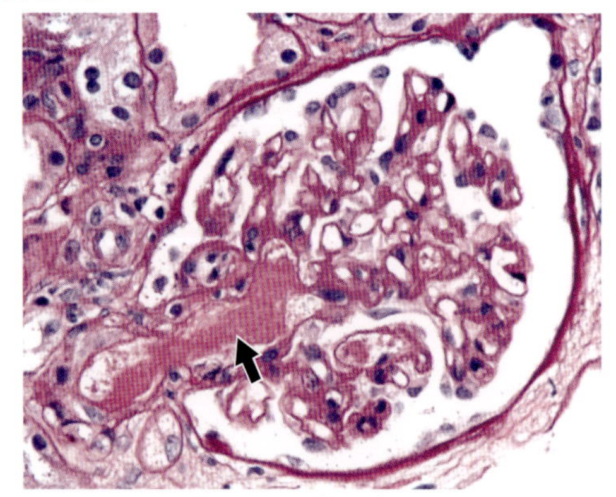

TTP にみられた血管内血栓（矢印）。血小板血栓と考えられる。PAS 染色。

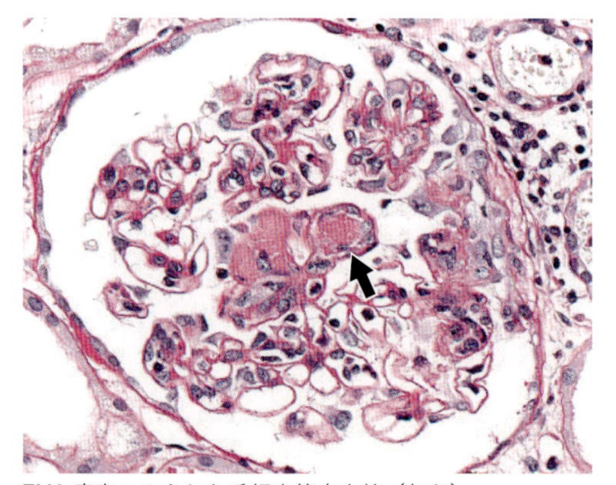

TMA 病変にみられた毛細血管内血栓（矢印）。PAS 染色。

後づけにするという流れになっていて，個人的にはちょっと問題だと思っています。

門川 TMAは内皮細胞障害といわれますが，もともとどう考えられていたんですか？

長田 **TMAは，溶血性尿毒症症候群（HUS）と血栓性血小板減少性紫斑病（TTP）にみられる病変**として認識されていました。**つまり，ある病態を反映する病変**なのです。**だから，病態を抜きにして，形態学的な所見だけからTMAとは診断できない**と考えます。

門川 ということは，HUS，TTPなどの病態が明らかではない場合には，病理でTMAとは診断できないんですね。僕たち，臨床で全身の血栓性の病態がないのに，病理の先生はTMAだって診断することが結構あります。そういう場合に混乱してしまうんですよ。

長田 ナイスな意見ですね。ここが現在のTMAの問題点です。TMAで気をつけなくてはいけないのは，病変のクライテリアを便利に使ってとりあえず診断名としてしまうことです。HUSでもTTPでもない場合には，血栓性の病態が臨床所見から推定でき，生検組織で明らかなTMA像があるときだけ，TMAと診断します。

門川 血栓がなくて病態としてTMAとしていいのはどういう場合ですか？

長田 これは難しいですね。血栓は組織で証明されなくても，血栓性の病態が臨床的に推察される疾患は，**悪性高血圧とか強皮症，SLEで抗リン脂質抗体症候群を伴う場合，骨髄移植関連腎症，妊娠高血圧症候群，移植腎慢性拒絶，内皮細胞障害をおこす薬剤の使用など，つまり高度の内皮細胞障害をおこす病態を背景とすることが知られている疾患**です。これらが臨床的に示唆されて，内皮細胞障害が強いことを示唆するフィブリンの析出があれば，全身に血栓性の所見や破砕赤血球がなくても，TMAと診断しています（➡**図2-29**）。確かに，基底膜の二重化やメサンギウム融解があれば，TMA病変の一部をみている可能性はありますが，私は**血栓性の病態がない場合には，TMA様病変として本来のTMAとは別の病態による病変と区別**しています。

図2-29

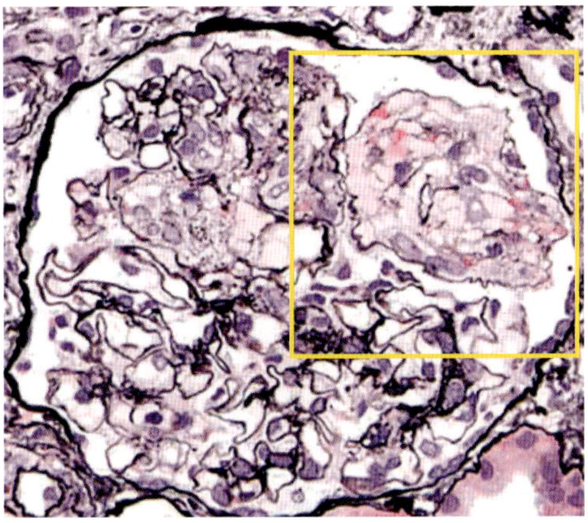

骨髄移植後TMAにみられたメサンギウム融解（黄色枠）。PAM染色による基質が消失し，メサンギウム領域が不明となっている。PAM染色。

門川　腎臓のTMAって，だいたい糸球体に血栓があったりする写真が載っていますね。どうやって血栓ってわかるんですか。

長田　実際には難しいです。HE染色だと，赤血球が集まっているものを血栓としがちですが，単なる赤血球の渋滞をみていることも多い。そういうときは，溶血していれば血栓と考えます。マッソントリクローム染色では，フィブリンは赤くなるので判断しやすくなります（➡図2-30）。血栓にはフィブリン血栓と血小板血栓がありますが，見分けは結構難しいですし，混ざっていることもあります。TMAではどちらもありうるので，本当に証明する必要があるなら，phosphotungstic acid-hematoxylin（PTAH）染色や血小板やフィブリンなどを免疫染色します。電顕で偶然フィブリンが観察されることもあります。

門川　糸球体以外にもTMAはおきますか。

長田　もちろん，血栓が細動脈にみられることもあります。血栓性の病態を反映する動脈内膜の増殖性変化やムコイド病変という内膜に粘液状の物質が貯まる強い浮腫などもTMAを積極的に示唆する変化です。ですから，**TMAというのは病型パターンでありながら，実際には典型的形態像では代表できない複合的な病変を抽出して，病態を血栓性と理解したうえで診断ができる**ものだと私は考えます。

門川　TMAは，出血や血栓などを伴う急性病変のようなイメージがあり，こういう場合は，パターンとして認識できると思いますが，慢性のTMAは難しそうですね。

長田　慢性のTMAの診断は難しいことが多いです。病変は基底膜の二重化，糸球体の細胞数が減少して構築が単純化する，というのですが実際には迷う場合も多い（➡図2-31）。こういう場合には形態だけではなく，臨床経過も大事ですね。そしてそれを病態として意味づけるには，臨床医とのコミュニケーションが必要です。

門川　慢性TMAの可逆性ってどこで判断するんですか？

図2-30

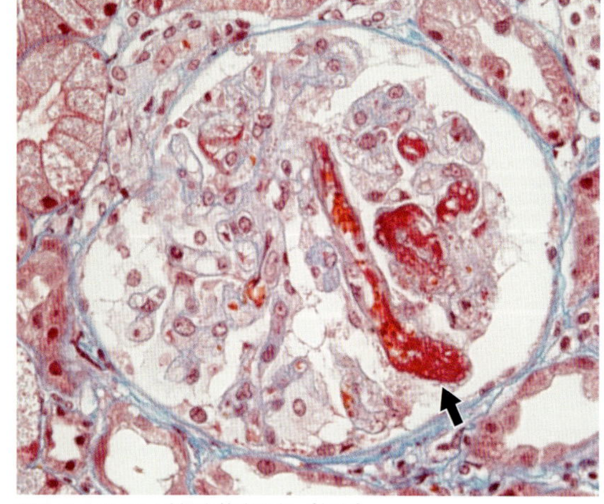

TTPにみられた毛細血管内血栓（矢印）。
マッソントリクローム染色。

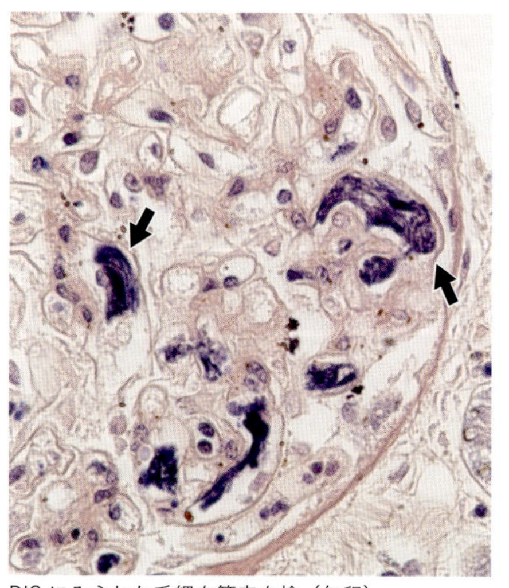

DICにみられた毛細血管内血栓（矢印）。
PTAH染色。

図 2-31

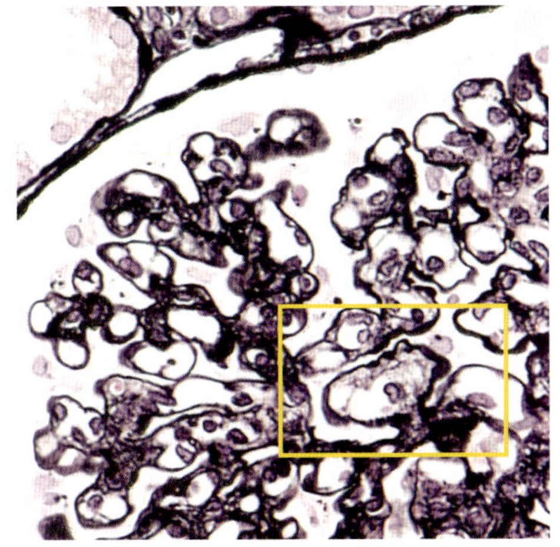

抗リン脂質抗体症候群を伴う SLE 患者にみられた TMA 病変。基底膜の二重化が散見される。PAM 染色。

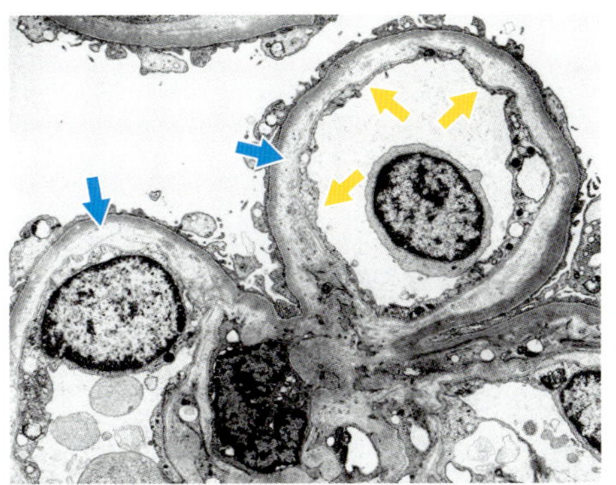

同症例の電顕像。内皮細胞のフェネストラの消失（黄色の矢印）と顕著な内皮下浮腫（青の矢印）を認める。

長田　これは，TMA をおこす基礎疾患が問題になりますから，現在みえている病変そのものの可逆性について考えます。現在みえる形が病変として可逆性であったとしても，病態がどんどん追い打ちをかける場合には不可逆性に進行してしまいます。糸球体病変だったら慢性 TMA の可逆性は，基本的には他の腎症と同様に考えます。つまり糸球体基底膜の内側の病変は可逆性，病変が基底膜の外側に進展しボウマン嚢と連続性を持つ場合には，おそらく治癒はしないと判断します。糸球体所見より注目したいのが血管と尿細管間質です。血管は特に内膜の増殖性変化と，器質化したいわゆる“onion skinning”という病変です。これがおきると糸球体も尿細管も虚血によって萎縮，脱落していきますから，不可逆性変化として腎機能低下の原因になります。

ここまでの「まとめ」

- **病変の基本パターンはしばしば複合してみられるので，病変を形成するパターンの成分を確認する。**
- **MPGN はメサンギウム増殖と膜の二重化の 2 つのパターンからできている。**
- **MPGN や TMA は基本パターンの複合例であり，病型の名称ではあるが病態は多様である。**
- **TMA は内皮細胞障害に関連する複合パターン（メサンギウム増殖や融解，基底膜の二重化など）であるが，背景の病態を考慮して診断しなければ診断意義は少ない。**

尿細管間質病変

門川 これまでは，糸球体のパターンについて勉強してきましたが，尿細管間質にも病変のパターンがありますか？

長田 尿細管間質の障害パターンもあるにはあるのですが，障害そのものをみているにとどまり，糸球体ほど組織反応としてのバリエーションがなく，病変に病態としての意味を持たせて分類するのはいまのところ難しいと思います。でも，次の章で病型診断ができるようになるために，基本的な部分だけでも説明しておきましょう。

門川 尿細管と間質を分けたほうがいいですか？　僕は，尿細管は変性，間質は炎症と線維化というくらいにザックリと分けてイメージしています。

長田 そんな感じがちょうどいいです。**尿細管間質に関しては，尿細管上皮細胞の変性，尿細管間質の炎症と間質の線維化の 3 つ**に分けます。どこにでもある基本的な病理像です。もちろん疾患特異性はありません **(➡ 図 2-32)**。

門川 僕は電解質が専門ですから，尿細管の機能異常には親和性はありますが，病変となるとわからないんです。

長田 尿細管の病変は多様ですが，基本は，肥大，過形成，壊死，泡沫化などとしてみられる，細胞障害一般論で括られるような病変です。

門川 どんな意味がありますか？

長田 一言でいえば細胞の代謝障害です。まず低酸素，それから薬剤，毒物，大量あるいは変性した蛋白など原尿に含まれる多様な物質の取り込みによる細胞内代謝障害です。そういった性質上，近位尿細管に目立ちます。**簡単に言えば，細胞障害による細胞内小器官の変性や膨化，また何らかの物質貯留をみている**のだろうと思います。これを

図 2-32

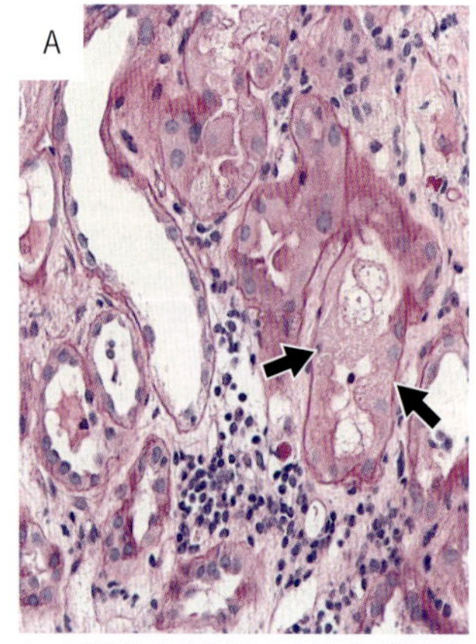

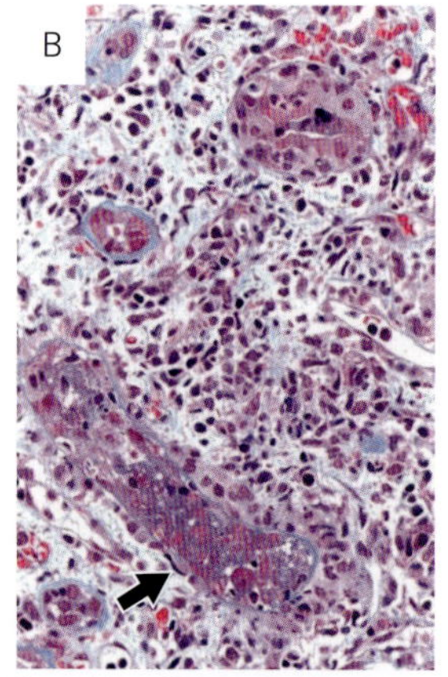

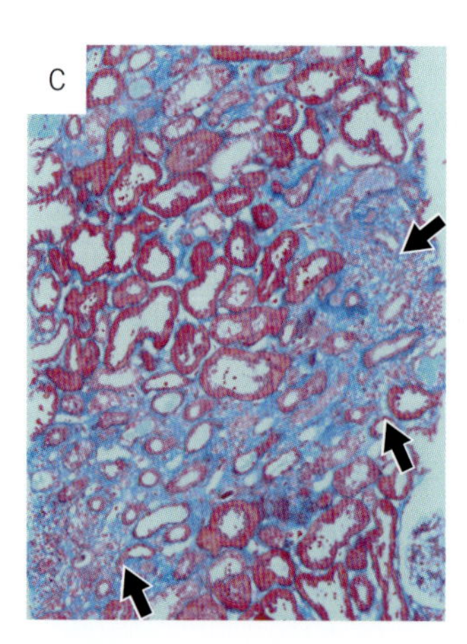

A：尿細管上皮細胞の変性像（矢印）。細胞の腫大と核の消失。PAS 染色。
B：急性尿細管間質性腎炎に伴う破壊性尿細管炎（矢印）。尿細管そのものにも炎症があるとともに，間質にも炎症がある。基底膜の消失がある。マッソントリクローム染色。
C：シクロスポリン投与例にみられた間質の縞状線維化（矢印の青い部分）。マッソントリクローム染色。

包括的に toxic tubulopathy といっています。原因は特定できないことが多いです（➡図 2-33）。

門川 尿細管上皮細胞の変性は，可逆性ですか？

長田 難しい質問ですね。障害された細胞そのものがもとに戻るかどうか本当はわかりません。たとえば壊死で脱落しても，周囲に存在する分裂増殖能を持っている細胞が再生して，尿細管の構築をもう一度つくることは十分に考えられます。事実，尿細管壊死の回復期に，尿細管上皮細胞に核分裂像や過形成像がみられますから。でも，上皮細胞全体が退行する萎縮尿細管では，再生はできないだろうと思います。つまり，ネフロン自体は再生しないけれど，ネフロンのフレームを残した細胞消失は部分的に再生できるチャンスはある，というところでしょうか。

門川 尿細管間質の炎症は，尿細管と間質それぞれの炎症だと思いますが，どのような病理像になりますか。

長田 間質と尿細管に炎症細胞浸潤がある場合に尿細管間質炎といっています。尿細管炎と間質炎は一緒に扱われることが多いですが，必ずしも尿細管炎を伴わない間質炎もあります。尿細管炎は特に間質の炎症が尿細管を侵襲している像で，活動性所見です。**尿細管炎は，尿細管上皮細胞内あるいは上皮細胞間に炎症細胞が入り込んでいる像で，基底膜の破綻などを伴った破壊性の場合に，活動性の高い炎症**として病態に意味を持ちます（➡図 2-34）。

門川 尿細管間質炎はどうしておきるのですか？

長田 疾患によって違いますが，**尿細管間質炎がおこるのは，尿細管基底膜あるいは尿細管細胞自身が何らかの免疫反応の標的になる場合と，障害された尿細管上皮細胞がサイトカインを産生し，それに反応して炎症細胞が動員される，あるいは傍尿細管毛細血**

図 2-33

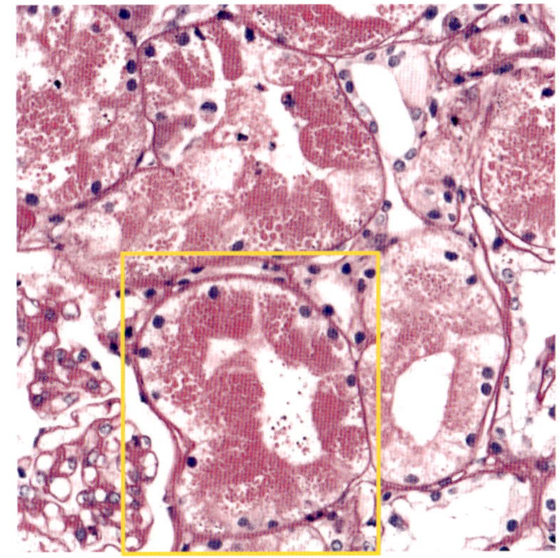

FSGS にみられた近位尿細管上皮細胞の肥大。PAS 陽性のライソゾームが多数，しかも腫大して認められる。PAS 染色。

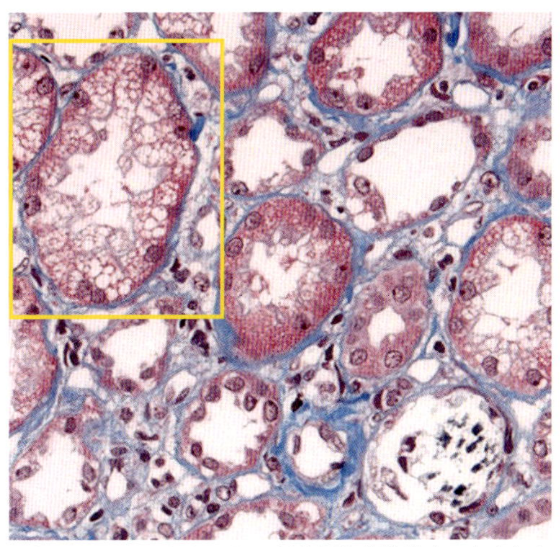

いわゆる toxic tubulopathy。近位尿細管胞体内に小さな空胞変性が多数みられる。マッソントリクローム染色。

図 2-34

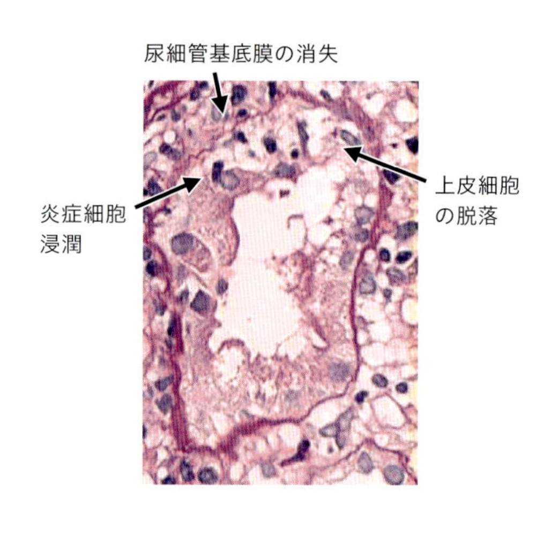

近位尿細管には刷子縁の消失と上皮細胞の空胞化，炎症細胞浸潤による基底膜消失がある。

炎症細胞浸潤

萎縮尿細管（黄色点線）

炎症細胞浸潤

萎縮尿細管には，基底膜の多層化と細胞萎縮がみられ炎症細胞浸潤を伴う。いずれも PAS 染色。

管炎の波及によるものなどが考えられます。

門川　間質病変の評価で，傍尿細管毛細血管（PTC）という血管が大事だといわれますけど，なぜですか？

長田　PTC はとても大事です。腎臓の微小循環の象徴は糸球体ですが，輸出細動脈から糸球体を出て行った血液は，PTC となって下流の尿細管の栄養や物質交換など活動的に機能しています。PTC の障害は腎の微小循環に機能的影響を持っています。**PTC を病理で評価する場合，炎症細胞の存在，つまり傍尿細管毛細血管炎（PTC 炎）という見方と，PTC の消失あるいは脱落という見方があります。**PTC の炎症を評価する場合として，移植腎抗体関連型拒絶が代表ですが，ANCA 関連血管炎などでも血管炎の活動性評価として PTC の所見が重視されます。しかし，多くは活動性炎症によって，破壊されて間質の炎症細胞浸潤になってしまうので，ANCA 関連血管炎の PTC 炎は評価が困難です。

門川 間質の病変として僕たちがわかりやすいのは，線維化ですが，間質炎の結果として考えていいのでしょうか？

長田 線維化は炎症反応の収束つまり瘢痕に向かう変化ですから，特殊な場合を除いては炎症の結果あるいは慢性炎症に伴う変化と考えます。それに加えて，慢性の間質浮腫や尿細管からの逸脱蛋白なども線維化の原因です。したがって，疾患特異性はありません。しかし，間質の線維化は，腎機能に最も関連する病変ともいわれているので，線維化がみられたらその分布や他の病変との関連，そして臨床経過から，線維化の背景となる病態を推定できればいいと思います。

ここまでの「まとめ」

- **尿細管間質病変のパターンには，尿細管上皮細胞の変性，尿細管間質の炎症，間質の線維化の３つがある。**
- **尿細管間質病変は，尿細管には肥大，過形成などの適応現象に加えて，変性，壊死，間質には炎症，線維化という組織障害に伴う一般的な反応を総称し，腎機能低下などの病態を反映しているが原因の特定は難しい。**
- **尿細管間質病変の広がりは，腎機能との相関があるため量的にも質的にも正しく評価する必要がある。**

動脈硬化

門川 血管病変については，虚血性病変とか動脈硬化とか硝子化などという用語が使われますが，その中身の記載がないことが多くて，実際何を意味しているのかわからないんですが。

長田 では，腎臓の動脈硬化と，たとえば心臓の冠状動脈硬化との違いは何かわかりますか？

門川 心臓の場合は粥状硬化というコレステロールが溜まってくる病変です。腎臓の動脈硬化では，粥状硬化はおきないように思います。

長田 腎臓では，特殊な場合を除いて粥状硬化はおきず，**腎臓の動脈硬化といえば，血管の変形のこと**をいいます。平滑筋の増殖や消失，内膜の線維性肥厚，硝子様沈着，石灰化など多様です。どれも，血管にリモデリング，つまり変形がおきると包括されます。

門川 腎の動脈硬化は臨床的には，高血圧や糖尿病，肥満，痛風などのいわゆるメタボリック症候群や，長い喫煙歴，ステロイドなどの薬剤，そしてもちろん加齢が原因なのでこういう情報は病理診断には必要ですね。

長田 実際に血管の硬化病変から原因がわかることはありませんが，臨床情報があれば動脈硬化を理解しやすいですね。**腎臓の血管病変を観察するときに大事なことは，血管の部位を特定することです。どの血管なのか。これは血管のサイズと血管壁の厚さなどから判断します**（**➡図2-35**）。

門川 腎生検で観察される腎臓の動脈は，弓状動脈，小葉間動脈，輸出入細動脈があり，この順に細くなりますね。

長田 弓状動脈はかなり太い血管で，皮質と髄質の境目にあるため，普通は周囲尿細管から同定できます。輸出入細動脈は，平滑筋層が1～2層で細いことで同定できます。糸球体と連結していれば，なおよくわかります。その間が小葉間動脈です。解剖学的には厳密に分けられていますが，実際の標本では分岐がみえないので，少し曖昧とせざるを得ない場合もあります。もう1つ大事なのは病変の質です。

門川 質というのはどういうことでしょうか。硝子化とか線維化とかですか。

長田 **硝子化というのは血管そのものが硝子化するというより，硝子様にみえる物質が沈着することで，正しくは硝子様沈着**といいます。内皮細胞のバリアが障害されて，血中のいろいろな蛋白質が血管壁に染み込んだ像だと考えられています。硝子様沈着は輸出入細動脈にみられますが，小葉間動脈や弓状動脈にはほとんどみられません。硝子様沈着がおきると血管平滑筋は減少します（**➡図2-36**）。

門川 内膜の線維化というのもよく聞きますね。

長田 **内膜の線維性肥厚は，内皮細胞に障害がおきて内膜の部分に血管構成細胞から産生される基質や線維が堆積**した結果です。これは加齢や高血圧に伴う場合が多く，小葉間動脈や弓状動脈にみられますね。

門川 これらの血管の硬化や硝子様沈着がおこるとどうなるのでしょうか。

長田 一言でいえば，狭窄と血管の自動調節ができなくなることによる循環障害です。腎臓

図 2-35

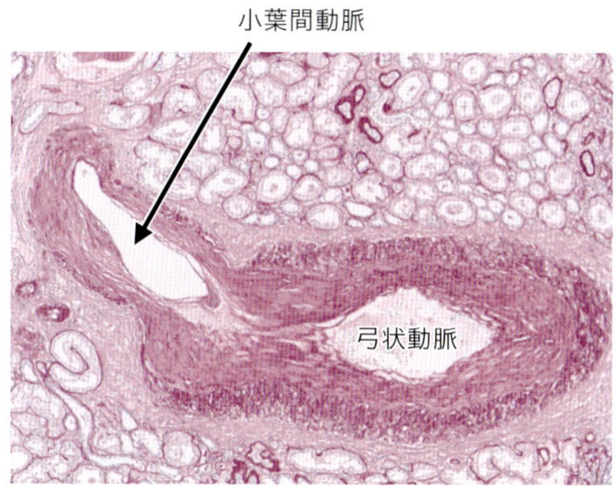

弓状動脈から小葉間動脈が分岐する部分でみられる動脈硬化。内膜の線維性肥厚と平滑筋の消失が顕著である。PAS 染色

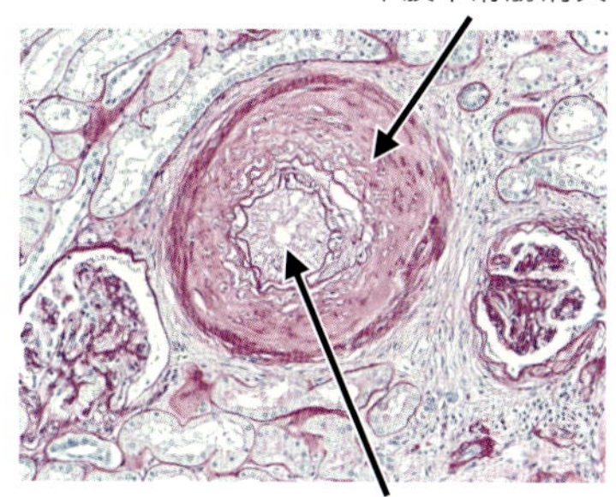

小葉間動脈の高度の動脈硬化性病変。壁の著しい肥厚と平滑筋の消失，内皮細胞の変性 / 消失を認める。PAS 染色。

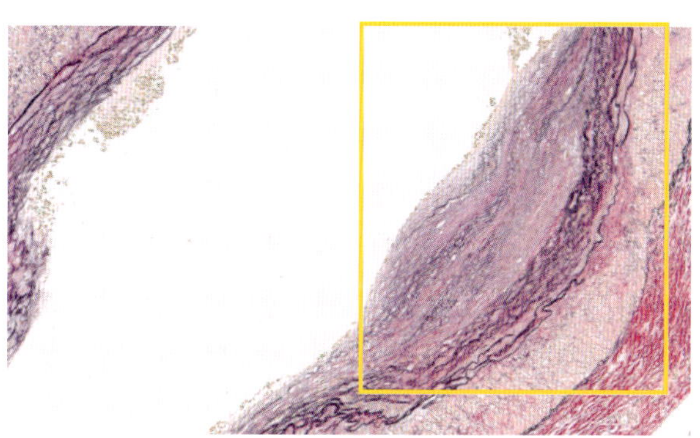

内膜の線維性肥厚による動脈壁の肥厚がみられる。必ずしも同心円状ではない。エラスチカマッソン染色。

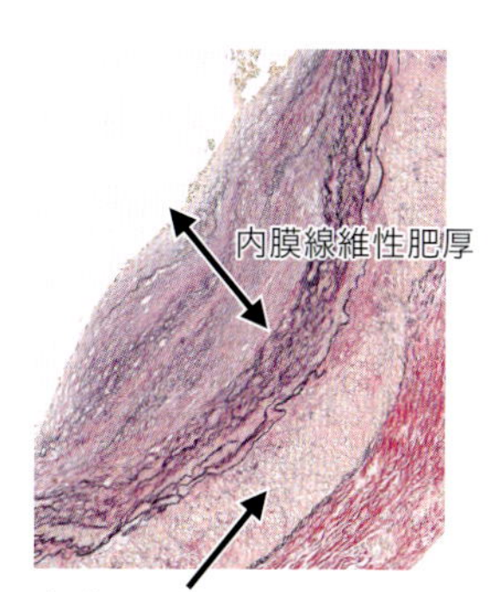

図 2-36

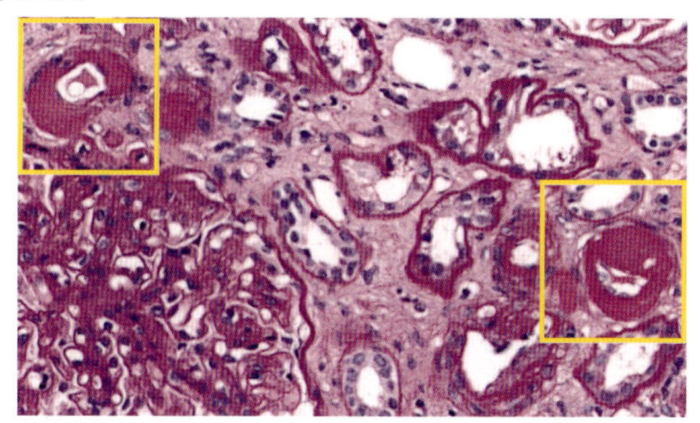

糖尿病性腎症例にみられた小動脈の硝子様沈着（黄色枠）。血管壁の平滑筋は消失し，ときには内皮細胞もみられなくなる。PAS 染色。

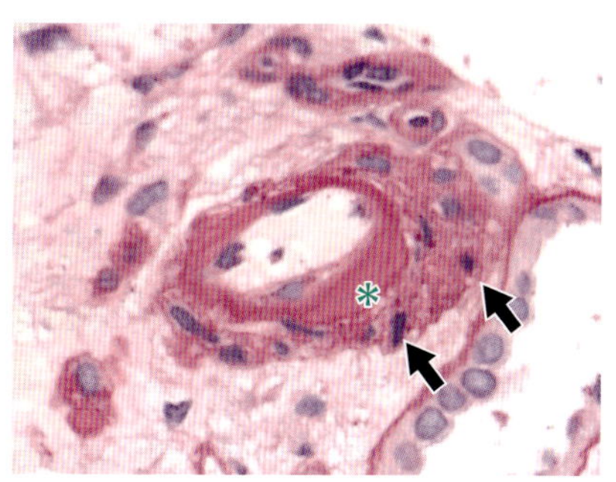

硝子様沈着（*）を呈する血管では，平滑筋の核の萎縮が散見される（矢印）。PAS 染色。

は，尿を産生するために高い圧を必要とする一方，圧による糸球体障害はおこしたくない。そのために，動脈は，autoregulation，つまり自動調節をしています。血管に硬化や硝子様沈着がおきると，平滑筋の減少により自動調節が効かなくなって，糸球体に微小循環不全やその逆の過剰な血圧がかかり，濾過機能の低下，あるいは糸球体硬化がおきると考えます。そういう意味で，**腎の動脈硬化は，血管障害だけでは済まない実質障害を腎臓に与える**のです。

その他の血管病変

門川 その他の血管病変のパターンはありますか？

長田 悪性高血圧でみられる急性内皮細胞障害は，血管のフィブリノイド壊死として認められますし，ANCA 関連血管炎を代表とする血管炎，アトラスの強皮症腎のところに載っている onion skinning，ループス血管症といって，免疫複合体が沈着するものなど多彩です。ですから血管病変は大変重要です。これらについては第 5 章で少し詳しく触れます。先に出てきた Bohle のお弟子さんで，私の恩師の渡辺照男先生から「標本は血管からみなさい」と教わりました。その意味が今では，よくわかります。

ここまでの「まとめ」

- **腎臓の動脈硬化は，高血圧や糖尿病，肥満をはじめとする生活習慣病や，喫煙や加齢，また，薬剤性，免疫の関与する腎疾患，その他多様な原因でおきる血管の変形である。**
- **血管病変は，血管平滑筋の増殖あるいは喪失，硝子様沈着，内膜の線維化，血管炎，壊死など多彩で，虚血，血流調節障害など，病態を示唆する重要な病変である。**

でもパターンだけでは病型診断は難しい

長田 今回，組織をパターンとして復習したのは，病態に関連する病型診断をするためです。ここからが病態を理解するための本格的な作業です。

門川 1つひとつのパターンは確かにしっかり理解できました。でも，実際に標本をみるといくつかのパターンが入り混じっていますね。

長田 そうです。パターンが1つずつランダムに組み合わさっているようにみえる病変を統合して病型として表すという作業を通して，患者の病態を理解するわけです。

門川 パターンからどうやって病態にたどり着くか，その大事なステップが病型診断ですね。それはパターンを統合するということですか。どうしたらいいんですか？

長田 大事なことは3つです。

---

① 患者の病態を最も代表する病変の部位と質をパターンの中から見出すこと。
② 複合したパターンの相互関連を時間軸から推定すること。
③ 現在の組織活動性を把握すること。

これが病態の解釈の骨格となります。

門川 なるほど。パターンを覚えただけでは病態は読めないってことですね。

長田 次の章では，病型診断とは具体的にどうやるのか，そのためにパターンをどうあてはめながら組織をみていくのかというところを一緒に考えていきましょう。

第3章

病型診断ができるようになるためのスキル

腎病理診断は，臨床病態を解釈することに意味があるが，その中でも病型診断は光顕所見を集約して病態を把握するという重要な作業である。第2章で病型診断の基礎となるパターンの復習とその病変形成過程（morphogenesis）について説明したが，これを病型診断に応用するためには，病態を代表する病変の特定と，現在の組織活動性を正しく把握することが必要である。この章では，病理から病態を把握する要である“時相”という病理の見方を中心に，病型診断の作業過程をできるだけわかりやすく説明していく。

病型診断の基本的ルール

長田　前の章では病型診断ができるようになるために，その部品であるパターンを勉強しました。そしてその1つひとつの部品がどのようにしてできるのかについても説明しました。1つひとつの病変の構成要素をあげることができて，複合する病変でもどのパターンでできているのかがわかるようになりましたね。

門川　はい。それでは早速，病型診断の進め方について教えて下さい。

長田　病型診断というのは標本にタイトルをつけるようなものだといいましたが，これにはいくつかの手続きを，スキップしないで進めていくという作業が大切です。

門川　僕なんかIgAが染まったら，その後でメサンギウム増殖性腎炎って診断します。これはダメなんですか？

長田　ダメです（笑）。IgA腎症でも，メサンギウム増殖性腎炎でない場合もよくありますし，もしそうだとしてもメサンギウム増殖性腎炎だけでは，病態の情報としては不十分です。第一，そういうやり方は，他のたくさんの疾患には通用しないし，本当の意味で病型診断ができることにはなりません。

門川　わかりました。心して取り組みます。実際いろんな病理の先生の診断書をみると，記載の方法がバラバラで統一性がありません。これが結構困るんです。病型に触れないでIgA腎症としか書いてない診断書もあります。まず，イメージしやすいように，長田先生がされる病型診断のフレームを教えてください。

長田　私は，できるだけ**「主病診断＋副病変」**として表現します。**この主病診断と副病変を並べてみて，病態が表現できればよいのです。この場合，副病変は主病変に関連する急性活動性（Grade）と慢性（Stage）病変が一目でわかるように，主病変と直列**に記します。

門川　そのStageとGradeの関連についてもう少し説明してください。

長田　これは後で出てくる時相を理解するために重要です。**Gradeは微分，つまり現在の傾き（炎症の質や程度），Stageは積分，つまりこれまでのGradeの積算（不可逆性病変）**を表します。いってみれば，ボクシングのボディブローのような小さなダメージ（Grade）が積み重なってダウン（Stage）するという感じです。病型診断はこの2つから決めていきます。

門川　病型診断の例をいくつかあげていただけますか？

長田　病型診断は英語で書くほうがわかりやすいです。カッコ内は病変の頻度です。

①Mesangial proliferative GN with cellular crescents (4/15) and glomerulosclerosis (2/15)
②Necrotizing crescentic GN with cellular crescents (2/25) and advanced glomerulosclerosis (12/25)
③Membranous GN with segmental sclerosis (12/30)
④Microscopic polyangiitis with diffuse active tubulointerstitial nephritis

門川　「主病診断 with 副病変」という形ですね。この with の前後は，直接関連ある病変という主従の関係と理解していいですか？

長田　そうです。たとえばメサンギウム増殖パターンが全体の主体を占めていて一部に管内増殖がある場合には，Mesangial proliferative GN with focal endocapillary proliferation（メサンギウム増殖性糸球体腎炎＋巣状の管内増殖性病変）という記述的な診断名にします。これによって，基本はメサンギウム増殖性腎炎だけど一部に活動性変化があることがわかります。一方で，管内増殖が主体で一部がメサンギウム増殖である場合には，Endocapillary proliferative GN（管内増殖性糸球体腎炎）にとどめることが多いです。これはメサンギウム増殖パターンが非特異的にみられるためで，病態の本質は管内増殖であると考えて，メサンギウム増殖は病型診断名に入れません。

門川　なるほど。Endocapillary proliferative GN with mesangial proliferation（管内増殖性糸球体腎炎＋メサンギウム増殖性病変）とはしないわけですね。

長田　まあ，そうですね。メサンギウム増殖性病変がそのまま病変の Grade や Stage を表していないからでもあります。

門川　上記の②は ANCA 関連血管炎だけれども，病型診断には病因診断である ANCA という言葉は入れないということですね。

長田　そこが病型診断のポイントです。**病型診断には病因は入れません。**これは考える手順としてということですから，実際の診断書にはもっと簡略した書き方であってもいいと思いますし，病因を推定しながら病型診断をすることもあります。ANCA 関連血管炎の場合でも，基本は半月体形成性糸球体腎炎ですが，線維細胞性半月体が少数みられて，あとは球状硬化という場合も多いです。この場合には，Crescentic GN with advanced glomerulosclerosis（多くの球状硬化をみる半月体形成性糸球体腎炎）として病型診断をするか，Advanced glomerulosclerosis with focal crescentic formation（半月体を伴った進行性糸球体硬化）として，病因診断としての ANCA-associated vasculitis を追記します。どちらにしても，ANCA 関連血管炎であれば病理組織が意味するものは同じになります。**基本的には病因診断は先にこないほうがいいですし，病型診断はできるだけ独り歩きさせない**ようにします。

門川　そうですよね，病型診断だけがわかっても病因診断がないと臨床医は困ります。

長田　書き方はいろいろあると思いますが，なるべく読み手に誤解を与えないように配慮することが大切ですね。そうすれば，病因診断との兼ね合いもうまくいって病態解釈につながります。

門川　なるほど，主病診断と副病変を with でつないで，現在の活動性や組織障害の程度を表現するんですね。そのためには主病変を見出して主病診断にして，副病変がその主病変の現在の状態を表すというフレームなんだ。案外わかりやすいですね。できそうだな。

長田　慣れてくれば大丈夫です。上述した例の診断名の後半の部分が副病変ですが，Grade を表すのは cellular crescent，active tubulointerstitial nephritis，Stage を表すのは glomerulosclerosis です。

門川　主病変は，主病診断とどう違いますか？

長田 主病変は，その標本の中で最も意味のある病変，だからメサンギウム増殖ならメサンギウム増殖というパターンです。腎炎という診断名ではありません。**主病診断は，主病変をもって病気の名前にする**ということです。つまり，メサンギウム増殖性腎炎が主病診断です。少しわかりにくいけど，違いますよね。

門川 わかります。病変の呼び名と病名という違いですね。何といっても病型診断は主病変が大事ということですが，この主病変ってどういうことなんですか？

長田 主病変は一番代表的なパターンのことです。**代表的というのは，多くみられるという意味と，質として重要であるという2つの意味**を持っています。この主病変はまず首座，つまり病態に最も関連する病変がみられる場所から判断します。糸球体なのか，尿細管間質なのか，血管なのかです。

門川 首座というのは最も重要な病変がある場所のことで，そこにある病変が主病変ということですね。

長田 首座は，基本的には病変の場であって質のことではないのですが，病変が糸球体にも尿細管にもみられるときに，その首座がどちらか考えるためには，病変の質を考慮する必要があります。**主病変は首座にある病変で，主診断名つまり病型診断に直結**します。

門川 主病変に対して副病変はどうなんですか？

長田 主病変に関連すると考えられるいろいろな病変を副病変としますが，そのときに現在の腎病変を端的に表す，主病変のGrade/Stageを示唆するものを副病変に入れます。

門川 首座，主病変，主病診断，副病変がわかってきました。他にも大事なキーワードはありますか？

長田 時相です。

門川 どういう意味ですか？

長田 標本って，腎生検をしたその瞬間の腎臓の病変の静止画像ですね。これだけではなかなか病態はわからない。**二次元の標本に時間軸を入れるのが時相という見方**です。これは，首座から主病変を決めるときや，副病変のうちで現在の状態を端的に表すものを決めるときに大変重要で，第2章で理解したmorphogenesisと並ぶ病型診断の要です。

門川 もう1つお願いですが，できれば病型診断の手続きがパッとわかるようにしていただけると嬉しいです。

長田 ではわかりやすく，病型診断のための6つのステップとして説明していきましょう。

病型診断のための6つのステップ

Step 1　標本をざっと観察する：特殊染色を使い分ける

門川　実際に標本を前にして，まずやるべきことはなんでしょうか？

長田　標本の質をチェックすることです。十分に標本が採取されているか，染色性はよいか，切片の厚さは適当かなどです。

門川　診断のためには，糸球体は何個入っていればいいのでしょうか？

長田　これは疾患によります。診断をつけるためだけなら膜性腎症とかアミロイドーシスは1個でいい。疾患の分類がそうなっていますからね。一方で，MCNSとFSGSの鑑別では25個は必要ともいわれ，それ以下だとundersampledとして「FSGSがないとはいえない」ということになります。だいたい**一般的には10個の糸球体が必要**とされています。

門川　よい標本かどうかって，どこでわかりますか？

長田　**PAM，PAS染色では糸球体の基底膜が明確であることがよい標本の条件**です。これがなぜ大事かというと，基底膜から糸球体の構築がわかり，増殖している細胞の種類も区別ができるからです。特に管内増殖とメサンギウム増殖は基質の有無が鍵になりますから，基底膜や基質が明瞭な標本は診断に必須です。糸球体基底膜の病変はよいPAM染色でないとわかりませんが，PAM染色は銀染色の応用で技術的に結構難しいですがよい標本のときは，標本が多くを語ってくれます（➡図3-1）。

門川　増殖性病変はどの染色でわかりやすいですか？

長田　PAS染色です。**基底膜が明確で，細胞外基質がよく染まる**から，増殖性病変の診断に

図3-1

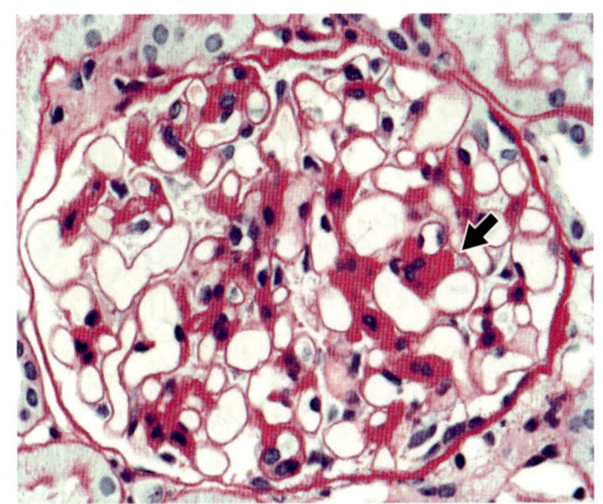

糸球体基底膜が一筆書きのように明瞭であり，係蹄の内側と外側がよくわかる。この症例はIgA腎症であるが，PAS陽性の沈着もはっきりわかる（矢印）。PAS染色。

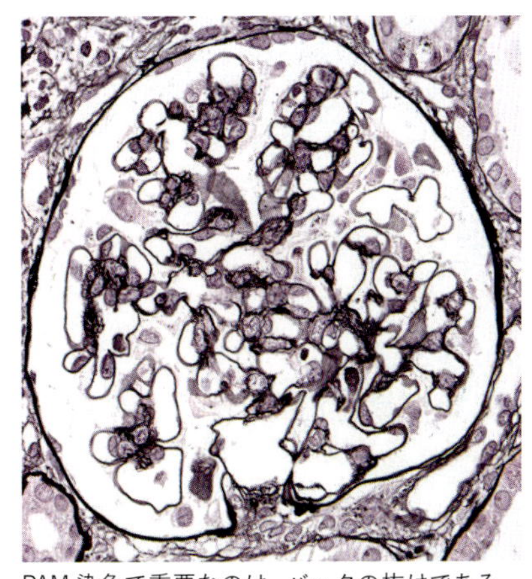

PAM染色で重要なのは，バックの抜けである。本標本では，尿腔が真っ白で染色液の銀粒子などが残っていないのがよい。また，基底膜の厚さも均一性があって適切である。PAM染色。

適しています。HE 染色では，これがよくわからないので，正常であっても増殖しているようにみえてしまいます。PAS 染色と PAM 染色では，同じ糸球体でも増殖の感じが違ってみえるのですが，まずは PAS 染色で判断します。

門川 では，どういうときに HE 染色をみますか？

長田 **HE 染色には，好酸性のものが赤く染まり，核の形が明確にみえる**という利点があります。好中球や好酸球は，細胞質に顆粒を持っていてこれが赤く染まるので HE 染色でよく判断ができます。浸潤する炎症細胞の種類は，糸球体腎炎だけではなく尿細管間質炎性腎炎でも重要ですから，HE 染色は有用です **(➡ 図 3-2)**。

門川 マッソントリクローム染色では，何をみるんですか？

長田 **マッソントリクローム染色では，線維が青く染まる**ので，どれくらい間質が線維化しているのかが一目でわかります。それと**免疫複合体，フィブリンは赤く**染まります **(➡ 図 3-3)**。この青と赤のバランスが取れているのがよいマッソントリクローム標本です。線維化を背景として炎症細胞があるのかどうかが一目でわかります。でも，こ

図 3-2

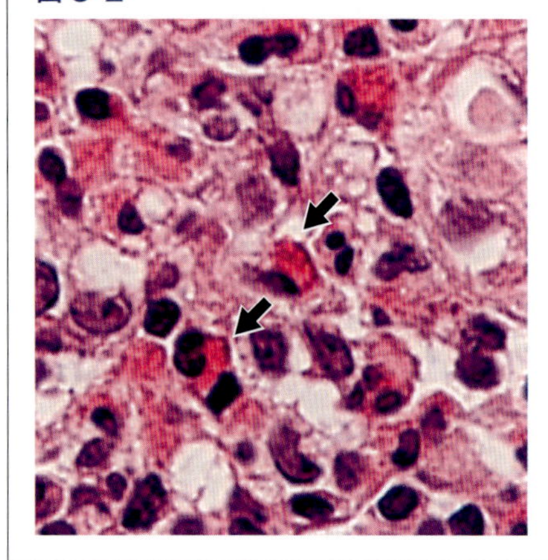

尿細管間質性腎炎でみられた好酸球。ヘマトキシリンで群青色で明瞭な核と細胞質に好酸性の赤い顆粒がみられる（矢印）。HE 染色。

図 3-3

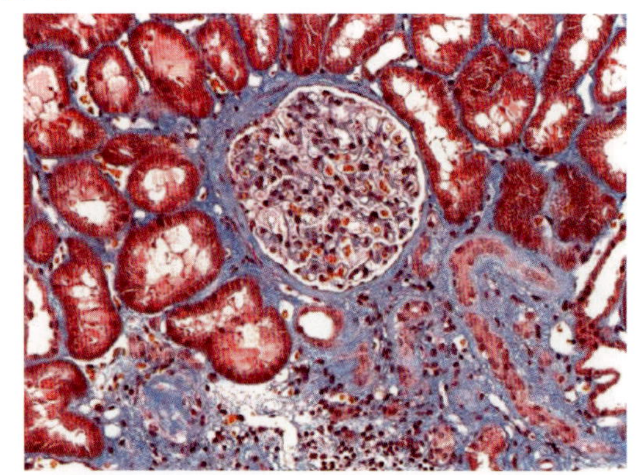

糸球体周囲に青色の結合組織が増生しており，線維化を表す。マッソントリクローム染色。

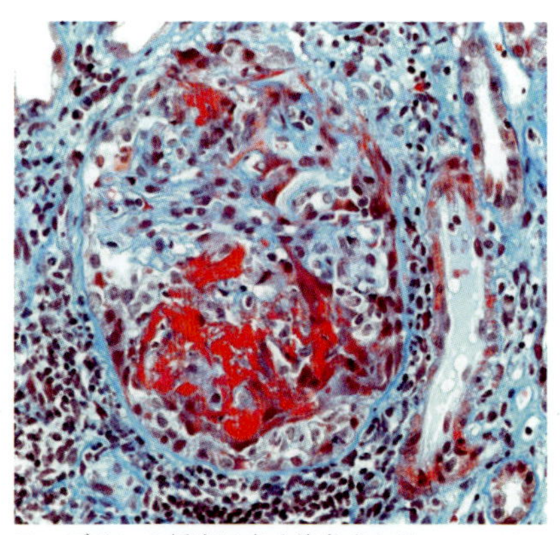

フィブリンの析出は赤く染色される。マッソントリクローム染色。

の染色も技術的に結構難しいです。特に色合いが所見にバイアスをかけることがあります。

門川 長田先生はどの染色から観察しますか？

長田 **まずPAS染色**からみます。全体を速やかに把握できますから。だいたいの腎病理医はそうしています。**PAS染色やPAM染色の後に，観察すべき点を絞ってHE染色やマッソントリクローム染色**をみます。

門川 何を考えながらPAS染色を観察しますか？

長田 まず全体をざっとみます。**腎生検標本に限らず，病理標本は弱拡大で全体のオリエンテーションをつかむのが基本**です。どの部位をさらに拡大して観察するかをこれで決めていきます。この拡大に移るときに，拡大して何をみるのか，という点を明確にしています。

門川 俯瞰的に見下ろすって感じですか？

長田 そうですね。空から地上を見下ろしているという感覚です。これは，次に説明する首座を決めるためには非常に意味があります。

門川 診断書では，よく糸球体，尿細管間質，血管の3つに分けて記載していますね。ということは，別々にみているということなのでしょうか？

長田 そうしないために，見下ろしているんですよ。別々に観察して，頭の中でどれが大事なのかって考えると首座を間違うことがあります。どうしたって糸球体の病変がわかりやすいですから，糸球体だけみて診断を決めて終わりということになりかねません。標本なしに10個の糸球体の画像，尿細管間質の画像，血管のランダムな画像を渡されただけでは病型診断は難しいと思います。人工知能に腎病理診断をさせる場合，ここがネックになるんじゃないかと思います。

門川 ということは，それぞれの部位の病変を関連づけるという作業が，この見下ろすという観察でできるんですね。

長田 そのとおりです。それと被膜と髄質を観察しますね。

門川 なぜですか。

長田 被膜には，腎臓におきたいろいろな反応が残されています。被膜が肥厚したり，被膜直下にリンパ球の集簇があったり，被膜直下に線維化が強かったりすると，免疫反応や血管硬化による虚血など，いろいろなことが想定できます。これと臨床経過や基礎疾患って関連していることがしばしばあるので，チェックします **(➡図3-4)**。

門川 髄質と皮質は，どうやって見分けますか。

長田 まず構造が違います。**髄質には糸球体がないこと，皮質と髄質の境界には弓状動脈が走っていてそれを含む標本なら簡単**にわかります。髄質尿細管は真っ直ぐで曲線がほとんどないことも識別ポイントです。

門川 髄質をみるポイントは何でしょうか。

長田 まだ，髄質の病理って研究されていないから，本当のことはわかりません。髄質の尿細管が減少していたり，配列が乱れたりしていると，慢性の病変が皮質にあったり腎機能低下があります。

門川 ざっと観察しながらもいろいろなことを考えているのですね。

図3-4

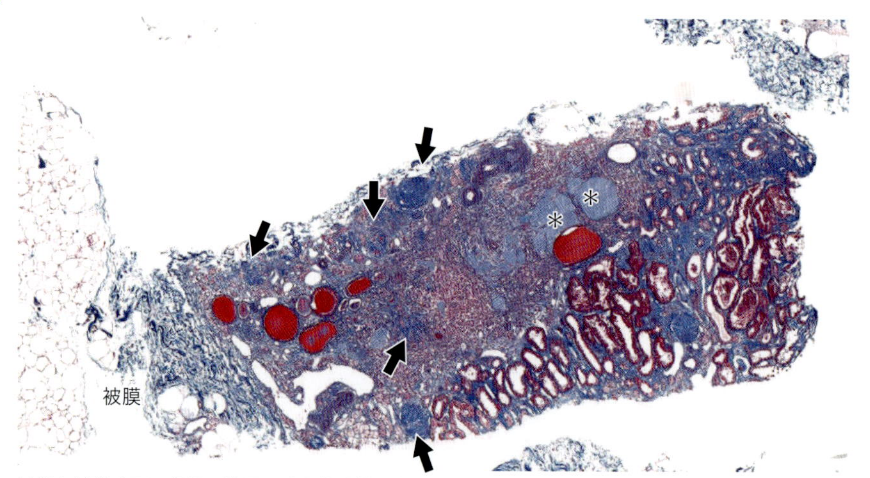

被膜と被膜直下の組織。境界明瞭な線維性組織に炎症細胞浸潤と，尿細管の嚢胞性拡張，間質へのTamm-Horsfall蛋白の逸脱（＊）があり，球状硬化糸球体（矢印）が集簇する。血管障害や慢性尿路感染などを示唆する。マッソントリクローム染色。

長田 この観察の間に，障害部位と病変の質との関連をおおまかにつかんで，どこをさらにみたら首座が決められるのかなと考えています。

門川 この観察には何分ぐらいかけるんでしょうか？

長田 症例によって違いますが3〜5分，長いときは15分というところです。

Step 2　病変の首座を決定する：臨床経過を少しだけ参考にする

長田 そんな感じで観察してあたりをつけたら，次に首座を決定します。病気の主体がおきている部位を決めるのですから，これを間違えたら正しい病型診断にはなりません。

門川 腎臓病の病変のほとんどは糸球体におきるので，糸球体からみればいいと思いますが，それではいけませんか？

長田 結果的に糸球体になることが多いのは事実です。間質炎や血管病変によって糸球体に二次的に病変が加わることもあるので，それぞれをきちんと評価していかなくてはなりません。特に腎硬化症の診断は，糸球体だけをみているとわからなくなります。私は血液の流れに沿って観察していきます。そうすると腎障害がどこでおきているのか，どれが基本病変なのかがわかりやすいです。

門川 首座というのは，病変の面積が一番大きいところですか？

長田 簡単にいえばそうですが，病理に慣れていない人は，ここで臨床経過を少し参考にするといいと思います。**蛋白尿と血尿が多い場合は，まず糸球体を首座と考えます。蛋白尿がわずかで腎機能低下がある場合は，尿細管間質**と見当をつけます。実際には，糸球体に病変がない場合に，尿細管間質にあるのかなという順序で考えていきます。**両方に病変がある場合には，どちらかが二次的な病変である可能性が高いですが，多くは糸球体病変のために尿細管間質に病変ができた**と考えます。ただし，両方に別々におきていることもあるので，糸球体病変と尿細管間質病変の位置関係，急性障害と慢性障害の歩調も考慮します。

門川 たとえばどういう場合ですか？

長田 糸球体に急性活動性炎症があると，糸球体の周囲に炎症細胞が集まってきますし，糸球体に分節性硬化や癒着があれば，癒着近傍の間質に原尿が漏れてその部分に炎症と軽い線維化がおきます。そういう場合には，糸球体障害に対して二次的に尿細管間質病変がおきてきたと考えて，糸球体を首座にします。

門川 尿細管間質が首座の場合には糸球体はどのようにみえるんでしょうか？

長田 尿細管が障害されて消失した場合には，ネフロンは原尿のドレナージができなくなります。そうすると尿腔と糸球体毛細血管の間の圧勾配がなくなって虚脱します。特に尿細管極を失った糸球体を atubular glomerulus といって，濾過機能がなくなったものと判断します。この変化はいろいろな病態でおきてきて，糸球体には硬化がないのにそのネフロンの機能低下がおこるという意味で重要な病変です（➡ 図 3-5）。

門川 急性病変と慢性病変の歩調について教えてください。

長田 たとえば糸球体に硬化病変があっても，血管炎など別の疾患がおきて急性の間質炎がみられることもあります。反対に間質の線維化を背景としながら，糸球体に急性炎症がみられることもあります。

門川 ということは，首座は場所を決めるのに，複合する場合は病変の質というのも参考にしているということですね。

長田 そうです。ですから，首座の決定にはパターンの理解が大事になってきます。

Step 3　首座の病変を形成するパターンを抽出し，主病変から主病診断名を決める

門川 病変の首座が決まったら少し病型診断に近づいたということですが，次はパターンから主病変を決定するという作業になりますね。

長田 主病変は，基本的に首座にみられると考えていいので，首座の病変を形成するパターンの抽出がこの段階で最も大事です。主病変がそのまま主病診断，つまり病型診断の根幹となり，副病変の抽出や意味づけにも関連してきます。

図 3-5

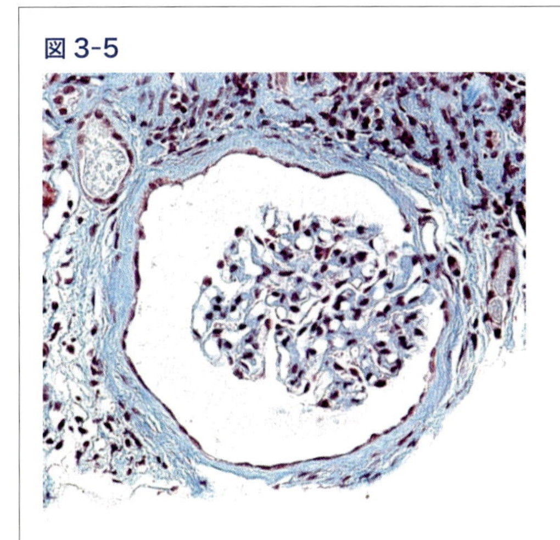

Atubular glomerulus（ATG）。ボウマン嚢周囲の同心円状の線維化と尿腔の拡大，糸球体の虚脱を認める。二次元的に尿細管の欠損を証明することは難しいが，これらの所見は ATG を示唆する。マッソントリクローム染色。

門川 首座にある病変が単一のパターンならそれで問題はないのですが，複合している場合にはどうやって決めるんでしょうか？

長田 糸球体に絞って説明したほうがわかりやすいから，ここではそうします。1つの標本に，いくつかのパターンの糸球体があるとします。このパターンのうち一番目立つものをいったん主病変として選びます。そのときにパターン相互の関係を考えておく必要があります。

門川 例をあげていただけますか。

長田 メサンギウム増殖と管内増殖とがある場合，メサンギウム増殖が目立ったらメサンギウム増殖が主になり，管内増殖が副病変となります。

門川 簡単ですね。そうはいかない場合は，どんなときでしょうか？

長田 2つの病変に，時間的な連続性が明らかでない場合，たとえばメサンギウム増殖性病変と壊死性細胞性半月体が一緒にある場合です。

門川 「壊死性半月体形成性糸球体腎炎＋メサンギウム増殖」とするのか，「メサンギウム増殖性腎炎＋壊死性半月体」とするのかということですか？

長田 そうですね。この場合は**半月体が壊死性，つまり基底膜の断裂でおきるわけで，メサンギウム増殖性病変が壊死の上流にあるとは考えにくいですから，半月体の頻度が低くても，壊死性半月体形成性糸球体腎炎というのが主診断**になります。これが morphogenesis を考慮した病型診断です。

門川 ANCA関連血管炎で壊死性半月体形成性糸球体腎炎のときに糸球体にメサンギウム増殖がみられる場合を想定してもいいのですね。

長田 そうです。パターンの中で係蹄壊死は最強の病変と説明しました。基底膜の断裂があり，フィブリンが出てくるという血管炎を示唆する病変です。この場合には，背景のメサンギウム増殖は癒着とか硬化に伴って出てくるので，二次的におきたと判断します。ですから，壊死と半月体パターンが主病変となり，壊死性半月体形成性糸球体腎炎というのが主病診断になります。二次性にみられるメサンギウム増殖は副病変ですが，この場合，主病変のGrade/Stageとして修飾する意味が少ないので病型診断に入れません。つまり，病型診断は，「壊死性半月体形成性糸球体腎炎」です。

門川 ここで，病変のパターンの morphogenesis が生きてくるんですね。それとメサンギウム増殖が二次性にみられることが多い，とする知識も意味を持ってきますね。もう1つ例をあげてください。

長田 応用問題です。糖尿病の患者さんに蛋白尿があって腎機能が低下しています。腎生検をするとメサンギウム増殖が軽度でもびまん性にあって，特徴的な結節性病変はみられない。半月体のような上皮細胞の増殖がみられる。この場合，どう考えたらいいでしょう **(➡図3-6)**。

図 3-6

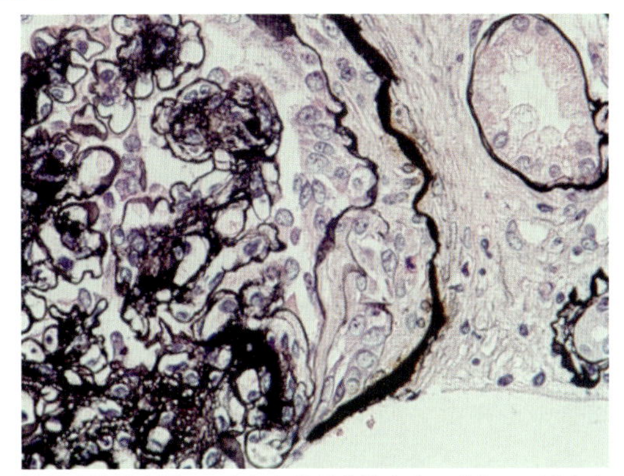

糖尿病性腎症例にみられた半月体様病変。ボウマン嚢上皮細胞の増殖がみられ，新生基底膜が内側に形成されている。Capsular drop にボウマン嚢上皮細胞が増殖したものと考えられる。PAM 染色。

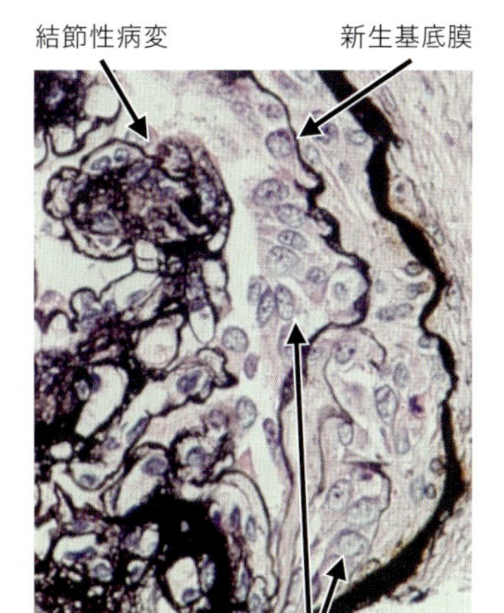

門川　パターンとしてはメサンギウム増殖と半月体形成ですね。どちらを主病変と考えるか？

長田　この場合，メサンギウム増殖を腎炎としていいかについて臨床診断と蛍光抗体法から判断します。もし蛍光抗体法が陰性だったら，メサンギウム増殖は腎炎ではなく糖尿病性腎症の可能性を考えます。同時に糖尿病性腎症を示唆する傍証となる所見を拾っていきながら，その可能性がどこまで高いか，そしてその他の病態が，この増殖の背景にあるのかを考えます。その結果，メサンギウム増殖を腎炎とせず，糖尿病あるいは高血圧による可能性が高いとなれば，この病態で半月体ができる理由を考えます。それが基底膜の破壊ではなく，たとえばボウマン嚢に溜まった蛋白の中にボウマン嚢上皮細胞が侵入して増殖してできたと考えたなら，病型診断は，びまん性メサンギウム増殖＋半月体形成となります。ちなみに，**この半月体は，半月体様であって，adenomatoid crescent（腺様半月体）あるいは偽尿細管**といい，副病変にはそう書きます。そして，このびまん性メサンギウム増殖は糖尿病によるという病因を含めて診断をして，半月体様病変が糖尿病でできたことを説明できればいいわけです。

門川　そうすると，この患者さんに，半月体形成性糸球体腎炎の治療はしないという判断ができるわけですね。

Step 4　主病変に時間軸を入れて副病変を決めて現在の病態を理解する

門川　標本に時相を入れるというのは，どうやるのでしょうか。

長田　先にも少し触れましたが，大事なのでもう少し説明します。腎臓病では，1つの糸球体に複合したパターンがあったり，1枚の標本の中の糸球体に異なる病変があることが少なくありません。これらの中で主病変を決定するには，どれが優位なのかを量的に評価するのが1つです。それは，その患者さんの腎臓病の全体の経過を代表する病変であるという判断です。でもそれでは，先ほどのメサンギウム増殖のある ANCA

関連血管炎のような問題がおきるので，時相というもう1つの物差しで，パターン相互の時間の関係や病変としての順番を推定します。

門川 時相を読むために，パターン認識のところのmorphogenesisを使うわけですね。

長田 そうです。異なった糸球体の異なった病変に対して，病変形成の時間差としてパターンのmorphogenesisを使うのです。

門川 Morphogenesisと時相の違いは何ですか？

長田 **時相という組織の読み方は，1つの標本の中にあるいろいろな病変が，類似した原因でおきているという仮定のもとに，病変をみていくこと**です。いろいろな病変間の関連や時間の経過などを，静止画像から推定することです。**Morphogenesisというのは，時相を読んでいく基盤となる，病変形成機序**です。どうしてできたのかわからない線維細胞性半月体様変化が，壊死性半月体形成の陳旧性変化であるのか，係蹄とボウマン嚢間の癒着からできたものなのかを推定するには，この2つの病変形成機序をmorphogenesisとして知っておく必要があります。そしてたとえば，その糸球体の隣にボウマン嚢の破綻を伴う壊死性病変があれば，その病変が古くなったものをみているのだろうと時相を推定するわけです。**ですから，morphogenesisの理解は，時相から病態を把握する基盤**だということですね。

門川 実際にはどうやっていますか？

長田 頭の中で組み立ててもいいのですが，ちょっと面倒でも標本のマッピングをすると，

図3-7

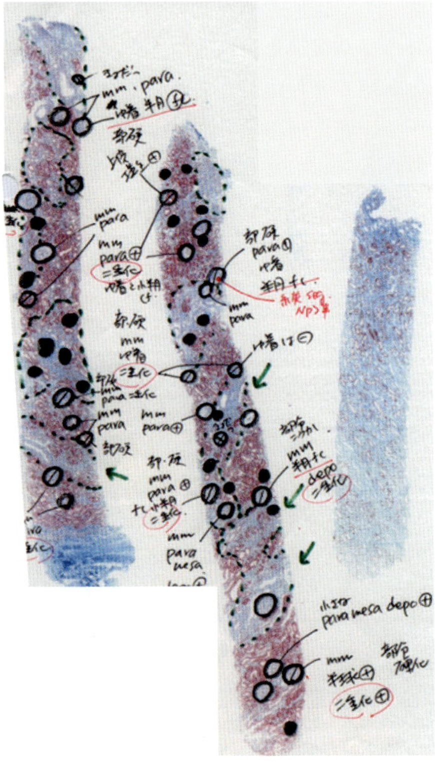

腎生検組織標本全体を観察しながら，病変のマッピングを行うとこのようになる。全体像と，病変の相互関連が一目でわかり，障害過程や時相を把握しやすい。マッソントリクローム染色。
〔大津市民病院病理科，益澤尚子先生提供〕

確実で速くできます。たとえば，**図3-7**のように，標本の肉眼像をスケッチし，糸球体の大体の配置を書き入れます。そして1つひとつにどんな病変があるのかを記入していくと，どこにどんな病変があるのか，局在にはどんな傾向があるのかがわかります。そうすることで，現在の病変がどんな過程でできたのか，そしてどんなGrade/Stageなのか推定できるのです。

門川 それが副病変ということですね。

長田 これが主病変の現在の状態をつくり上げたとも考えられるので，副病変の決定は主病変の決定と同時進行になることも多いですね。

門川 例をあげてください。

長田 たとえば，1つの糸球体にメサンギウム増殖と管内増殖が一緒にあるとします。そして別の糸球体には管内増殖と半月体が一緒にあるとします。また別の糸球体には線維細胞性半月体とメサンギウム増殖があり，他の1つではsolidified typeの球状硬化があるとします。**時相とは，この全ての病変がどんなつながりでおきているかの手続きを考えて，球状硬化は半月体が原因なのか，メサンギウム増殖が原因なのかを，球状硬化以外の糸球体から推定する**わけです。同時に半月体がメサンギウム増殖を背景とするのか，係蹄壊死によるのかを推定します。それによって，現在管内増殖しかない糸球体もその後半月体を形成して硬化に至る，というプロセスを想定します(➡図3-8)。

門川 そういった順番を考えて，結局どれを副病変とするんですか？

図3-8

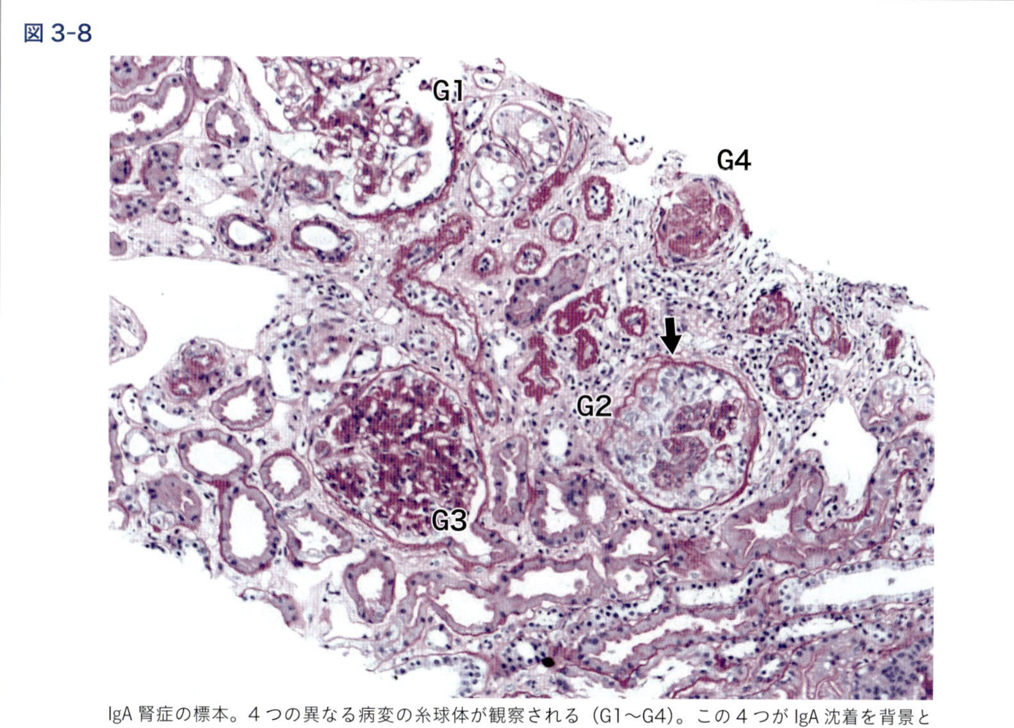

IgA腎症の標本。4つの異なる病変の糸球体が観察される（G1〜G4）。この4つがIgA沈着を背景とする病変と仮定すると，solidified typeの全節硬化糸球体（G4）は，半月体形成（G2）あるいはメサンギウム増殖（G3）の結果と推定される。G1は軽度増殖を呈する糸球体。これが時相の基本的な考え方である。半月体形成糸球体（矢印）の周囲には強い尿細管間質性腎炎がおきている。PAS染色。

長田 主病変のStage/Gradeに関連するものはどれも副病変とします。

門川 つまり，異なった病変の病変形成過程を考えながら，これらの病変が一元的におきているという仮定で時間軸とするということですね。

長田 基本的にはそう考えています。もちろんそれではわからない，別の原因でできている病変はたくさんありますが，経験的には臨床病態を説明できることが多いです。

門川 なるほど。

長田 この場合は炎症という糸球体に最もよくみられる病変だから，割とわかりやすいです。実際にはIgA腎症に腎硬化症が加わったり，いろいろな原因が複合して病変を形成するので，臨床経過や糸球体以外の病変もみていきます。

門川 病変を見分けて臨床経過を理解する力が必要になりますね。

長田 それが病態の解釈（interpretation）の基本です。

Step 5　首座とは関連しない病変を見出し，別の病型診断をする

門川 前の部分でも出ましたが，腎疾患って単一の病気だけではなくいろいろな病態がからんで進行しますよね。肥満だとか，高血圧，喫煙などなど。たとえばこういった糸球体腎炎とは直接関連しない病態があるかどうか，そしてそれが腎炎の進展にどうかかわっているのかなんてわかるんでしょうか？

長田 腎臓病で臨床情報と病変の因果関係を証明するのは大変難しいです。症例によってさまざまで，正解がないのかもしれません。

門川 でも，病理の先生は，訳知り顔で高血圧とか肥満が加わっているとかいいますよね。どうやってわかるんですか？

長田 高血圧や肥満の場合，病変が加わる場所はある程度限られていますし，少なくとも炎症による腎障害がおきることは想定しません。したがって，主病変である腎炎の時相や副病変で説明できない部分を，高血圧や肥満による障害部位で説明できないか考えます。

門川 ということは，主病診断とそれに関する副病変をきっちりと把握していないとわからないということですね。

長田 そうです。だからちょっと難しい。この本で扱うのは難しいような気がします。

門川 実際に腎病理診断ができるようになるには，いろいろな症例を経験しなくてはならないと思いますが，ここまできてしまったら少しだけでも説明してほしいです。

長田 一番頻度が高い例をあげますと，IgA腎症に腎硬化症が加わった場合です。これは臨床的にもよくありますね。

門川 高齢者の標本で，メサンギウムにIgAが染色される例ですね。

長田 IgA腎症は蛍光抗体法で診断するので，それで問題はないのですが，たとえば小葉間動脈に強い内膜の線維化があり，糸球体にはメサンギウム増殖もあるけれど，硝子様沈着が目立つとします。この患者の臨床情報から，高血圧の家族歴や本人の治療歴，喫煙の習慣，糖尿病の既往やBMI高値などの血管障害が想定できる場合は，IgA腎症自体で糸球体の硝子様沈着はあまりおきないので，血管内皮細胞障害が加わった病変，つまり背景に高血圧や糖尿病などがあると解釈します。

門川　そうすると，病型診断はメサンギウム増殖性腎炎の副病変としてではなく，別に並列な病変とするわけですか？

長田　そうですね。病型診断名として併記するかどうかは，その病変の強さによって決めます。ですから，**この場合は病型診断といいながら，臨床情報は必要になってきますし，ときには病因診断の後で病型診断を修正する**こともあります。この辺になると，いろいろと割り切れないところもありますね。

門川　でも，だいぶわかってきました。

Step 6　病型診断が臨床経過に矛盾しないか確認し，病態の解釈をコメントする

門川　病型診断がちゃんとできたかどうかって，やはりチェックすることが必要ですよね。臨床医としては，この診断名が患者の臨床経過や治療に直結するものでないと困るんです。

長田　やはり病型診断は，病態を表現するものですから，臨床医がこれをみて患者の病態や治療がイメージできるのがいいですね。とはいっても，病因診断がなく病型診断だけで病態を解釈することはできないので，本来の病態の解釈は，病理診断のコメントのところに書きます。ここでは詳細な臨床経過が必要になります。

門川　臨床経過をチェックして病型診断を修正することって実際には，どんな場合がありますか？

長田　それまでの過程でも，少しは臨床情報をチェックしますから，大幅に変更することはありません。ただ，たとえば間質の線維化や血管内皮細胞増殖があって主病変でも副病変でもないなと思うような病変に対して，病型診断しておいたほうがいいかどうかというのは臨床情報からチェックします。でも，これは本来，病因診断が終了したところでもう一度行うので，ここでは診断名がレポートの記載内容に合っているかを確認するという意味合いがほとんどです。

門川　病理コメントって大事だなと思うんですが，どうやって書いていますか？

長田　これに関しては第５章で，疾患別に病理と臨床の関連を考えていきます。

ここまでの「まとめ」

- **病型診断は主病診断＋副病変として表現する**
- **病型診断のステップ**
  1. **標本のチェック**
  2. **病変の首座決定（臨床情報に矛盾しないか？）**
  3. **首座の病変のパターンを抽出し，その有意な病変から主病診断を決定**
  4. **主病変に関連する病変に時間軸を入れて病態を把握し，副病変を決定する。副病変にはできるだけ頻度や程度も表示する**
  5. **主病変と，その他の病変の関連を考慮し，首座とは関連しないと考えられる別の病変があり，病態に関与すると解釈できる場合は，病型診断を別に追加する**
  6. **最終的に病型診断が臨床経過を総括しているかをチェックする**

病型診断上達の極意

門川 病型診断の骨格はよくわかりました。これを自分で実践できて初めて身についたといえるのですが，骨格に肉をつけるトレーニングはどうしたらいいでしょうか？

長田 **常に診断を，その手続きに沿って進めているのか確認することと，病変が実際に読めるようになることです。そのためには，多少面倒でも，所見を文章化する**ことです。これが確実で絶対速いです。

門川 文章化するとどうして診断ができるようになるんでしょうか？

長田 文章として具体的に表現することで，1つは自分の観察力を向上させられるからです。案外難しいですよ。最初はみんな書けない。みえるものを言語で表現してくださいって大学院生にいうんですが，本当にわかっていないと文章化できませんね。ああ，半月体だなってパターン認識で思っても，複合する病変などを文章で表現しなければならないので，より注意深く観察するようになります。もう1つは，できあがった文章をチェックすることで，読み取っていく手順を確認，修正できるからです。

門川 長田先生は，どのように大学院生に教えていますか？

長田 私の大学院生は，みんな腎病理に興味を持っている臨床医です。まず，臨床経過と標本を渡して診断書を書いてもらいます。そして，一緒に標本をみながら，診断書をチェックして，足りないところや書いていく順番を添削していきます。最後に臨床情報と合うのか合わないのか議論します。彼らが納得できるように病変と病態を説明するために時間はかかりますね。5例で3時間くらいかかりますが，自分の頭の整理にもなります。

門川 それでどんな効果がありますか？

長田 みんな5〜6年目の臨床医で病理診断の経験がありませんから，最初の診断書は，ひどいものでした。パターンをそのまま「あった」「なかった」と箇条書きでしたから。文章を書かせることで，標本を読んでいく流れがないこともよくわかりました。でも，いろんな症例に対して，**時相やmorphogenesisを確認していく作業を繰り返していると，だんだん診断書の内容が詳しくなってきて，記載する順番も実際に標本から情報を抽出する手順，つまり病型診断にたどり着く道筋がしっかりわかる**ようになってきています。そして，わからない標本に出会ったときに，診断名がつかなくてもどのように病態を考えるのか，ということを病理組織から粘り強く考えるという習慣もできています。

門川 文章で書くというのが大事なトレーニングなんですね。

長田 そうですね。文章をみると観察をスキップしている部分がすぐにわかります。その文章を他の大学院生がモニターで一緒にみていて，彼らにも勉強になっています。病変を読んでいく頭の中が診断書でみえてくる，同時にどんな順番で標本を読んでいけばいいかが身につくというわけです。

門川 それは効果的な教育システムですね。

長田 「これって糸球体高血圧で潰れた糸球体だから」とか「腎機能低下は間質の浮腫だと

思う」っていうと，「どうしてそう判断できるんですか？」って突っ込まれるんですが，それを一緒に考えながら説明する。つまり，その理由を言語化することで，私の頭の中のいい加減なところにチェックが入ります。言い過ぎたなって反省することもよくありますし，彼らから臨床医の視点も教えられるので，私もよい教育を受けていると思っています。

門川　文章のチェックで大事なことはなんでしょうか？

長田　日本語ですね。正しい日本語を使うことです。主語や述語，目的語を明確にするように気をつけています。日本語は，そのあたりが曖昧な言語ですから。日本語を正しく書くことで，考えていく道筋がだんだんはっきりしていくように思います。難しいことではありません。なるべくわかりやすい日本語で論理的に，何を意味しているのか明確に書いていくというだけです。

門川　病型診断は，診断書の大部分を占める大事なところだと思うのですが，読んでいてよい診断書とはどういうものですか。

長田　一言でいえば，標本をみていない人にも，標本がどんな組織像なのかイメージできる診断書ですね。この章で勉強した病型診断の手続き，首座や主病変の把握，時相の挿入が読み取れるようなのがよい診断書だと思います。もちろん私もまだまだ修行が必要です。

ここまでの「まとめ」

- **病型診断の極意は，自分で診断書を書いてみることである。**
- **よい診断書は，病型診断のために観察していく手順がわかるように書かれたものである。**
- **簡単な文章でも，明確な記載を心がけることで診断の精度は向上する。**
- **診断書は読み返して確認するとともに添削を受けることが望ましい。**

第4章

病因診断のための蛍光抗体法と電顕

病理による病態の把握には，光顕所見による病型診断が大事であることがわかった。腎生検病理診断のもう１つの根幹が病因診断である。病因診断は，臨床情報と蛍光抗体法，ときに電顕からその患者の病気の原因や病態を把握する診断である。言い換えれば，病因診断は，病理診断を正確に行う，すなわち病因を推定しながら既存の疾患分類に近づけるための異なった情報を包括する診断である。病因診断は，治療や臨床との関連を議論するために大変重要である。中でも蛍光抗体法は，腎臓病の診断には欠かせないものであり，たとえその所見が病名には直結しなくても，免疫複合体型腎炎なのか補体関連腎症なのか，異常グロブリン沈着なのか，または免疫が関与しない血行動態によるものかなど，病因に関連する重要な情報を提供する検査である。この章では，治療に意味を持つような病因診断について考える。

蛍光抗体法をなぜ行わなければならないか

門川　病型診断のやり方を通して光顕の見方がだいぶわかってきました。でも，腎病理診断には，蛍光抗体法とか電顕もありますよね。これらは病理診断や病態の解釈にどういう意味を持つのでしょうか。

長田　腎臓病の診断には，病型診断と病因診断があることは説明しました。光顕に基づく分類つまり病型診断は，パターンから病変の Grade や Stage はよくわかりますが，病気の原因まではなかなか言及できません。治療は組織病変に対してではなく，あくまで病気の原因に対して行うべきなので，治療の選択という腎生検の目的を考えた場合には，病因を理解する必要があります。そういう意味で，**免疫学的機序を示唆する蛍光抗体法は，病気の原因あるいはその背景にある機序と治療を考える意味でとても大事**なのです。

門川　なるほど。では蛍光抗体法からどうやって病因を推定するんですか？

長田　免疫グロブリンと補体の沈着から背景の病因を推定します。蛍光抗体法は，一般に **IgG，IgA，IgM，C3，C1q，フィブリノーゲンの抗体による染色が基本**です。腎臓病の多くは，全身疾患の二次的な臓器合併症としておこります。特に糸球体腎炎では，免疫グロブリンや補体の沈着が，炎症をおこす原因と考えられているので，蛍光抗体法による沈着物の組み合わせから，免疫反応による病態が推定できるのです。それを基盤として，病理分類がつくられてきました。一方で，免疫グロブリンの沈着がない場合は，腎硬化症や FSGS，ANCA 関連血管炎のような腎臓病が考えられます。

門川　沈着の種類と組み合わせですか。ここからが重要そうな感じですね。

長田　大きく分けて３つです。

①免疫グロブリンと補体 C3 が同時に沈着する場合
②単クローンの免疫グロブリンが沈着する場合
③グロブリンが沈着せず，補体だけが沈着する場合

門川　まず免疫グロブリンと補体が同時に沈着する場合から説明してください。

長田　IgG と C3 が同時に沈着すると，免疫複合体の沈着だろうと考えます。この沈着は血液中に抗体がある，つまり抗体産生系が作動していることを示唆します。膠原病のような自己抗体のこともありますし，溶連菌感染後急性糸球体腎炎のような外来抗原に対する抗体産生系の作動もあります。沈着から免疫複合体型という全身の病態がわかることによって，ステロイドや免疫抑制の必要性も考慮できます（➡図 4-1）。

門川　免疫抑制の必要性に直結するなんて大事ですね。沈着するグロブリンの種類に意味はあるのですか？

長田　**抗体は多くの場合 IgG ですが，免疫複合体型の疾患でも沈着するグロブリンが IgA のこともあれば IgM のことも**あります。IgA が優位に沈着していれば，二次性を含めて IgA 腎症として病名は決まります。IgM は抗体として免疫複合体をつくることは少な

図 4-1

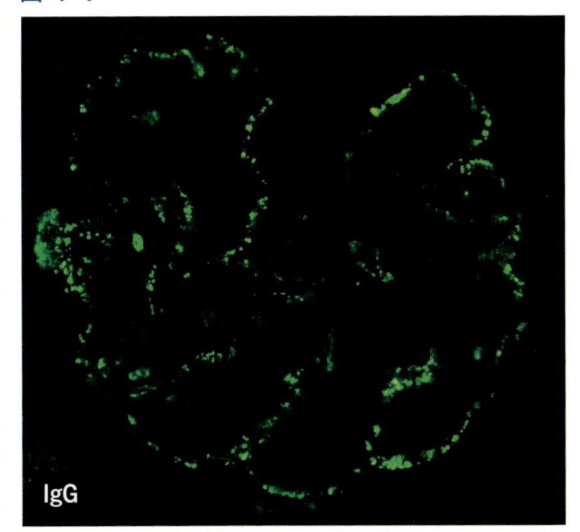

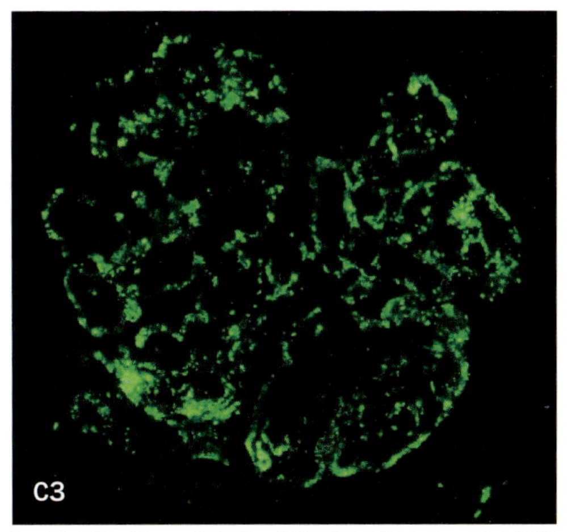

溶連菌感染後急性糸球体腎炎例の蛍光抗体 IgG，C3 の写真。IgG は基底膜に沿って顆粒状に陽性所見を認める。C3 も同様のパターンであるが，IgG よりはやや強い陽性像でメサンギウムにも認める。免疫複合体型糸球体腎炎の典型的な所見。

いですが，たとえば混合型クリオグロブリン腎症のように IgM が抗体として糸球体に沈着することもあります。ループス腎炎では，多種類の免疫グロブリンが同時に沈着することがあり“full house”といいます。免疫複合体であることは，基本的には C3 がグロブリンと似たところに沈着することで，そう考えます。でも本当のことをいえば，免疫複合体型であっても，病気の Stage によって必ずしも同時に沈着しないこともありますので，注意は必要です。

門川 単クローン性の免疫グロブリンが単独で沈着する場合はどうですか？

長田 これは，臨床的に骨髄腫やそれに近い疾患，骨髄腫のクライテリアは満たさないけれども，形質細胞が増加している意義が不明の単クローン性ガンマグロブリン血症である MGUS (monoclonal gammopathy of undetermined significance) とか MGRS (monoclonal gammopathy of renal significance) を背景として，形質細胞から異常なグロブリンが産生され，その蛋白が質的あるいは量的に腎臓に沈着しやすい状態でおこります。

門川 どんな病気があるのでしょうか？

長田 まず，**腎アミロイドーシス，軽鎖あるいは重鎖沈着症などの単クローン免疫グロブリン沈着症（MIDD），単クローン IgG 沈着性増殖性糸球体腎炎（PGNMID）**です。こういう場合の免疫グロブリンの多くは腫瘍細胞から産生されているので，完全なグロブリンの構造をしていないことが多く，重鎖染色（IgG，IgA，IgM）だけではなく軽鎖（kappa，lambda）染色は欠かせません **(➡ 図 4-2)**。ただ，PGNMID では，補体沈着があり，免疫複合体とも考えられていて上記の①と厳密に分けることは難しいと思います。

門川 このあたりの疾患群はいつも難しくてついていけないので，Supplement 2 で説明していただけますか？

長田 わかりました。

門川 補体が単独で沈着する場合は，どんなことを考えますか？

図 4-2

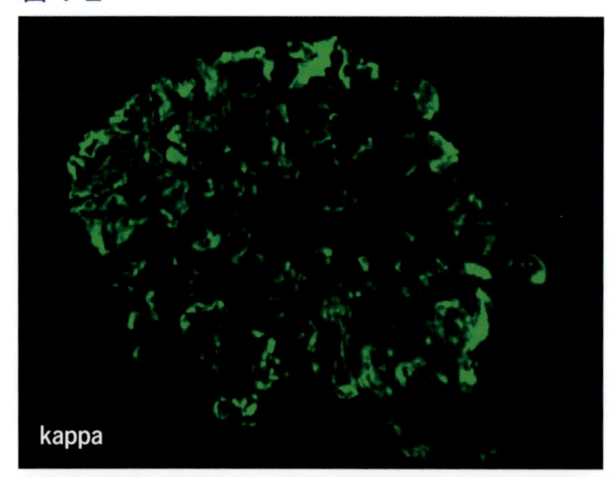

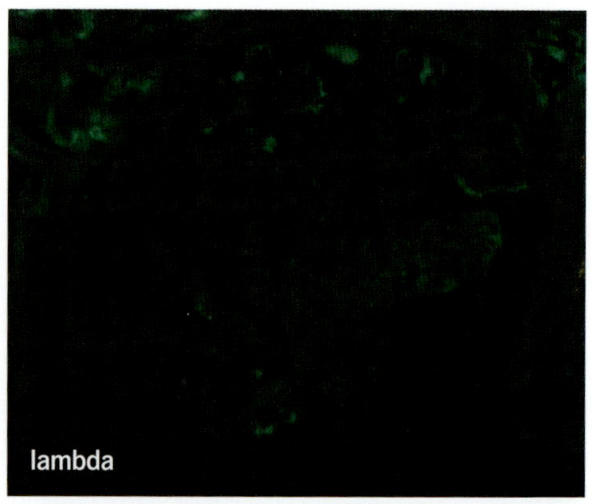

軽鎖沈着症例の軽鎖染色。Kappa 鎖のみ陽性で lambda 鎖は陰性。この蛍光抗体法所見は，kappa 鎖が単クローン性であることを示唆する。蛍光抗体法は，通常凍結切片で行うが，軽鎖染色はパラフィン切片を使った蛍光抗体法が推奨されている。

長田 補体第二経路の異常による補体活性化の亢進が原因でおきる場合で，疾患は C3 腎症です。この C3 単独沈着には，実はいろいろ鑑別しなければならない病態があります。たとえば①の免疫グロブリンと補体が一緒に沈着する**感染関連腎症では，発症期には同時に沈着**していますが，**治癒期に入ると C3 だけが残る**こともありますので C3 腎症と区別する必要があります。ですから蛍光抗体法の解釈には背景の臨床所見も重要です。

門川 沈着って蛍光抗体陽性でも，特異性があるのかないのか判断できない場合も多くないですか？

長田 そうですね。まず，大事なのは蛍光抗体法の精度です。光ればいいというものではありませんから，信頼できる検査室のものであることが重要です。それでも，沈着は同じ病気でも病期や治療による修飾を受けますし，非特異的沈着もあるので，必ずしもアトラスに載っているようにスッキリしないのが難しいところです。

門川 どうしたら意味のある沈着かどうかを見分けられるんでしょうか？

長田 1 つはパターンです。これは，沈着の様子，つまり模様ですね。粒々が並んでいる，いわゆる顆粒状なのか，線状なのか，両方なのかという，**パターンに加えて，どのグロブリンと補体が一緒に陽性かという組み合わせや，沈着している部位にもパターンがあります。それから，もちろん臨床所見**です。

ここまでの「まとめ」

- **腎生検病理診断において，蛍光抗体法は病因を示唆するという点で重要である。**
- **蛍光抗体法は，その所見により疾患分類がなされる場合も多く，病理診断における意味は大きい。**
- **蛍光抗体法の質は大変重要なので，陽性所見が有意であるのか，非特異的であるのかを判断する必要がある。**
- **沈着の種類と組み合わせから病因を判断する。**

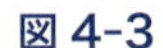

蛍光抗体法の読み方，ここでもパターンが大事

門川　アトラスでは典型的な沈着像がありますが，そこでもパターンというのが出てきます。

長田　このパターンは，本当にいろいろですから単純に仕分けができません。あえていえばパターンを決める因子，たとえば沈着する場所や沈着物の性状，さらには沈着を観察している糸球体の状態を勘案し，同時に沈着する他の蛋白との兼ね合いから暫定的に判断します。そして，その判断が正しいかどうかを電顕で確認し，さらに臨床情報に合うのかをチェックすることで，最終的に腎疾患の病因に対する沈着の意味を判断しています。

門川　いろいろな因子があるんですね。パターンのバリエーションと意味をあげてください。

長田　模様としてのパターンは，大雑把ですが性状と場所から決まります。**線状，顆粒状という 2 つの性状とメサンギウムと係蹄という 2 つ場所の組み合わせです（➡ 図 4-3）**。顆粒状より，もう少し大きいパターンを塊状（lumpy pattern）といいます。

門川　顆粒状と線状は，どう違うんですか？

図 4-3

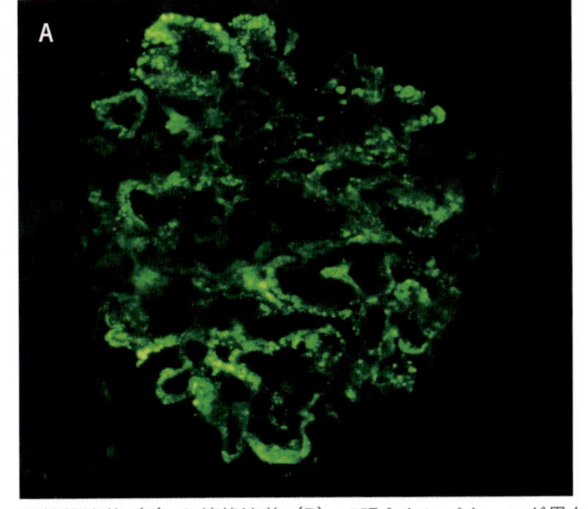

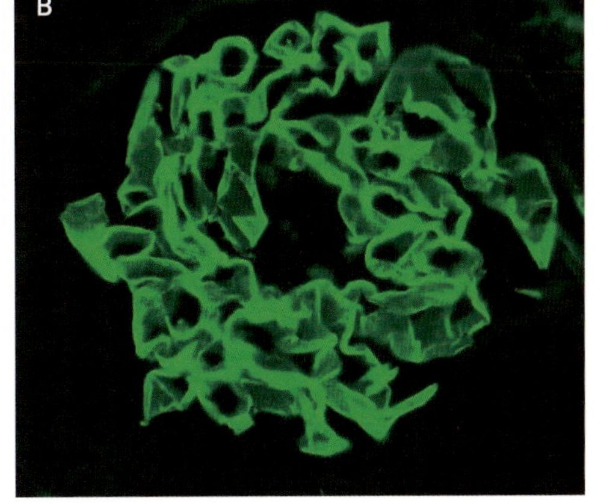

顆粒状沈着（A）と線状沈着（B）で明らかにパターンが異なる。

長田 糸球体，特に係蹄に顆粒状に沈着するパターンをとるのは，免疫複合体型が多いようです。免疫複合体の沈着機序は3つあります。**1つは感染関連腎炎，ループス腎炎で想定されている，循環する免疫複合体（circulating immune complex）が沈着するという説（➡図4-4A）**ですが，本当のところ，免疫複合体としてはなかなか血中に証明できていません。一方で抗GBM病のように，**糸球体に抗原がある，つまり糸球体基底膜の一部（Ⅳ型コラーゲンNC1ドメイン）が抗原となる場合（➡図4-4B）には，もともと抗原が基底膜にあるので，そこに血中の抗体が結合するために複合物は線状になります。いわゆる局所免疫複合体（*in situ* immune complex）で，**Ⅱ型アレルギー反応です。もう1つは，**インプラント型といって，抗原と抗体が別々に血中にあって，基底膜に抗原がインプラントされ，それに対して抗体が後から *in situ* で結合するもの**です**（➡図4-4C）**。また**免疫複合体はつくらないけれど，単クローン性の免疫グロブリンも糸球体に沈着**します**（➡図4-4D）**。注意すべきことは，糖尿病やFSGSでは，基底膜の透過性亢進や基質障害があると，IgGやIgMが免疫複合体をつくらないで単にしみ込んで，線状あるいは塊状にみえることがあります**（➡図4-5）**。つまり沈着の機序を判断するためには，背景となる疾患や沈着を観察している糸球体病変もあわせて考える必要があります。

門川 同じ病気でも背景の糸球体病変で沈着パターンが変わるということですか？

図4-4

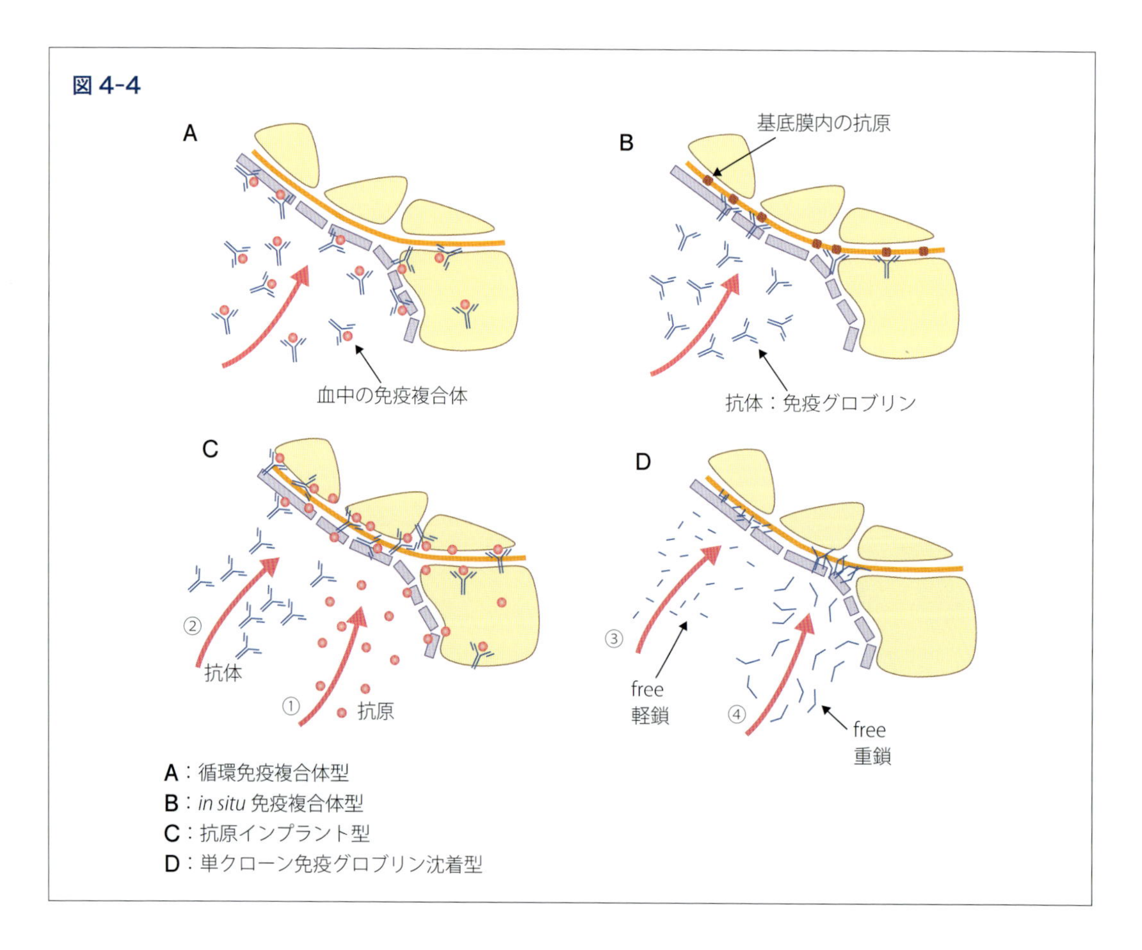

A：循環免疫複合体型
B：*in situ* 免疫複合体型
C：抗原インプラント型
D：単クローン免疫グロブリン沈着型

長田　よくみられるのがIgA腎症や紫斑病性腎炎です。半月体や壊死，滲出性炎症を伴う場合には，血管の透過性が亢進し，同時にマクロファージや好中球などの炎症細胞による反応があり，本来メンサギウムにあった沈着物は細かくなって基底膜に並んで顆粒状になる傾向があります（➡図4-6）。

門川　ということは，沈着パターンと部位を理解するためには，病態や病型パターンも確認する必要があるということですね。

長田　そのとおりです。

図4-5

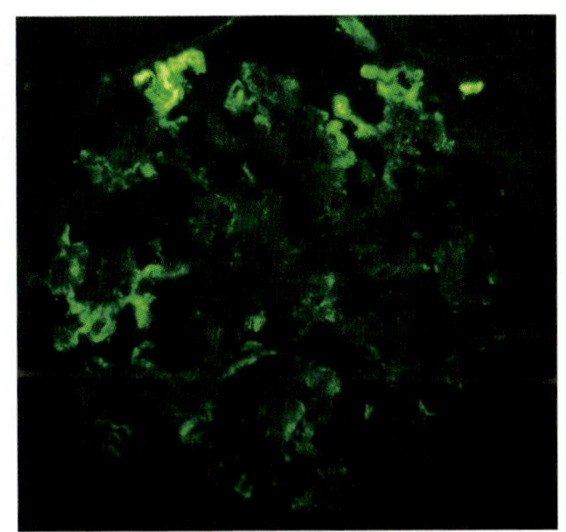

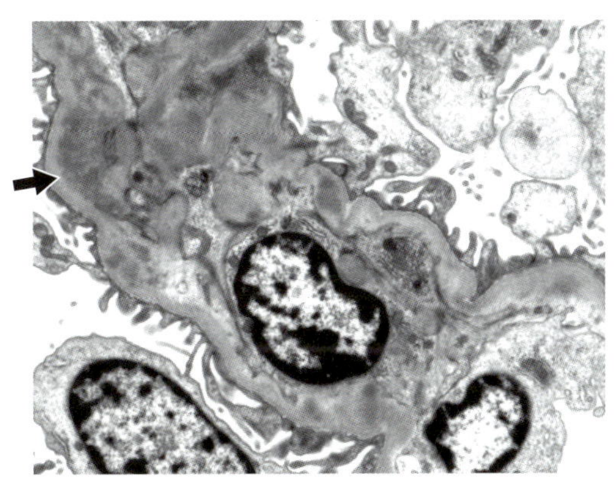

糖尿病性腎症でみられた分節性のIgM沈着（蛍光抗体法）と同症例の電顕所見。IgM沈着は末梢係蹄に軽度みられるが，一部で分節性に塊状に認める。電顕では傍メサンギウムに電子密度のあまり高くない沈着物（矢印）がみられる。この2つの所見を合わせて，蛋白の染み込みによるIgM沈着と推定する。

図4-6

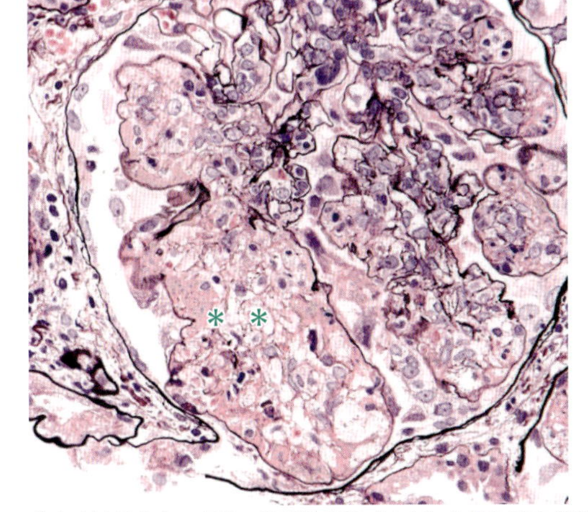

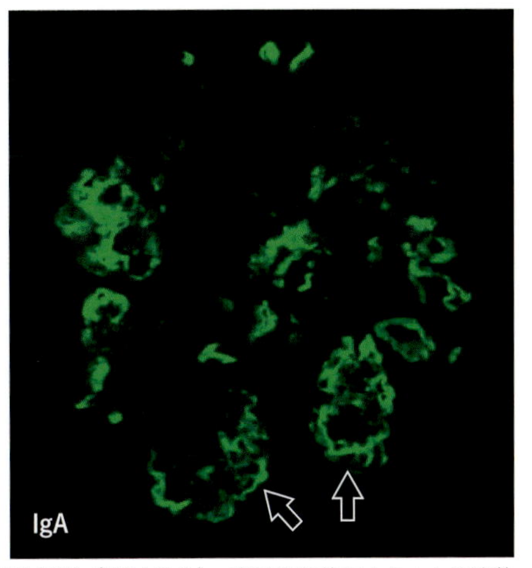

紫斑病性腎炎症の高度の滲出性病変（＊＊）を伴う管内増殖性糸球体腎炎（PAM染色）。蛍光抗体法によるIgAの沈着はメサンギウムから係蹄壁（矢印）に広がっている。

ここまでの「まとめ」

- **蛍光抗体法の所見は疾患名の判断とともに背景のメカニズムを示唆するものであり，治療法の選択に重要な示唆を与える。**
- **糸球体のグロブリン沈着は，免疫複合体である場合，異常な構造を持つグロブリンである場合，それから特異性のない染み込みによる沈着があり，臨床像や病型パターンから見分ける必要がある。**
- **沈着様式には，顆粒状，線状，塊状があるが，パターンに加えて基底膜なのかメサンギウムなのか，沈着部位も病因を示唆する。**
- **骨髄腫など異常免疫グロブリン沈着に伴う腎症の診断にも蛍光抗体法は重要であり，疾患ごとの蛍光抗体法の読み方を知っておくべきである。**

補体沈着の意味は本当にわからない

門川　最近よく補体系の話が腎臓でもされますよね。atypical HUS（aHUS）だとか MPGN だとか。あの補体の沈着って蛍光抗体でどういうふうに病態とつなげて考えるんでしょうか。

長田　これは難しいです。補体には 3 つの経路があるのをご存知ですよね。

門川　古典経路，第二経路とあと……。

長田　レクチン経路ですね。

門川　で，この経路ってどんな意味があるんですか？

長田　経路は確かに 3 つあるのですが **(➡ 図 4-7)**，腎臓病では古典経路と第二経路がよく議論されます。レクチン経路は，まだまだ腎臓での役割はよくわかっていないようです。多くの症例で，実際に蛍光抗体法では補体沈着を認めますが，この沈着によってどの経路が働いているのかは必ずしも明確にはできません。これは沈着に，本来の補体としての機能がその局所で働いているという意味があるのか，などの根源的な問題も含まれています。

門川　では，古典経路と第二経路について教えてください。

長田　面倒な話にならないように，ザックリいいますと，**古典経路は抗体に反応する経路ですからシャント腎炎，ループス腎炎，クリオグロブリン腎症などの免疫複合体型腎炎では主にこれが作動**します。**一方で第二経路の活性による腎炎の代表は，MPGN の一部，最近では C3 腎症と分類されている病気**です。実際には，1 つの疾患でもいくつかの経路が同時に作動することもあります。ただ，どの経路であっても，補体が組織を障害するのは共通の C3 以降ですから，どの経路かということは，C3 腎症のような特殊な場合を除いてあまり病理診断自体には影響はしないと思います。

門川　複雑ですね。でも結局蛍光抗体法でみる補体って C3，C4，C1q くらいですね。

長田　そうですね。C4 はやらない施設もあります。私自身 C4 沈着に意味がありそうだ，とか明らかに陽性だなと思った経験は少ないです。ループス腎炎や膜性腎症の一部では陽性のこともあるようですね。

C3 の沈着をみたら

門川 では C3 の染色を見て，長田先生は何を考えるんですか？

長田 C3 は，古典経路でも第二経路でも，レクチン経路でも働きますから，沈着が明確な場合には多分補体の活性があるんだろうな，という程度には考えます。前にも説明しましたが，C3 の沈着がグロブリンの沈着と一緒かどうかが補体に活性化があるか推

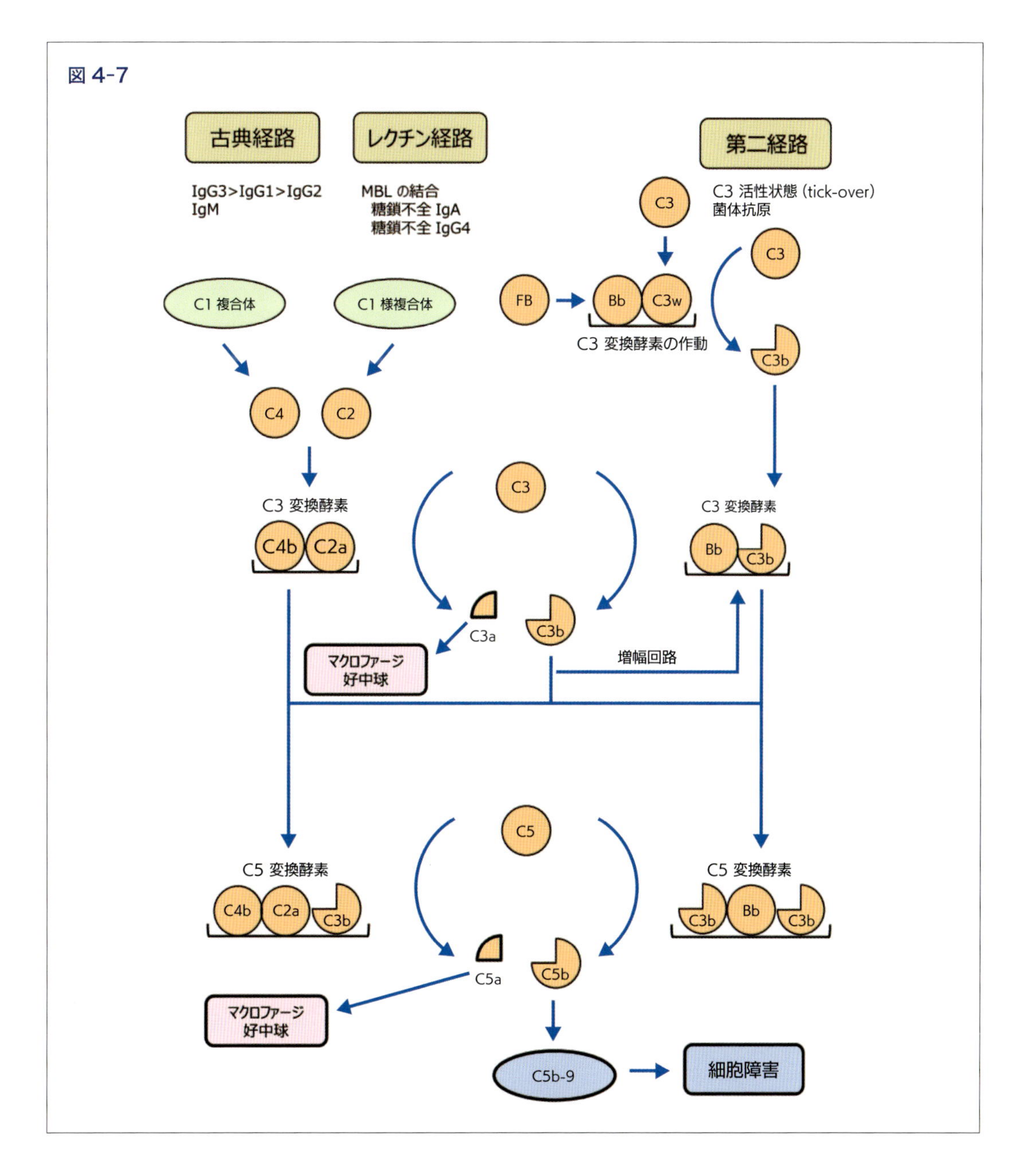

定する根拠とします。蛍光抗体って同じ糸球体の連続切片を染色することがほとんどですから，比較しやすいです。理論上，**古典経路ではグロブリン沈着のパターンとC3のパターンが一緒であるとひとまず考えて，もし同じパターンだったら，免疫複合体型**を考えます。**グロブリン沈着がない場合は，第二経路の活性化と考えてC3腎症**を鑑別にあげます。

門川 グロブリンとC3沈着が一致しないのはC3腎症しかないのですか？

長田 先ほども説明しましたが，感染関連腎炎の場合には，急性期には免疫複合体がたっぷり沈着して，それに反応して補体も結合しますから一致するんですが，しばらくたって血中の補体値が戻るころになると，グロブリンは消えてきてC3だけが残ります。そうすると，C3腎症と区別がつかなくなってくる。膜性腎症でも，慢性期になるとIgGの沈着はあってもC3が沈着しないことがある。さらに困ることは，C3って非特異的にベタベタ沈着することがよくあることです。糖尿病とかFSGSとか，補体は関係ないだろうと思われる疾患でもC3は血管極などに部分的に何となく沈着します。ですから，補体が沈着するって，それだけで病変形成に本質的な意味を持っている場合とそうでない場合があって，病態を考えてこの沈着の意味を理解しないといけないということになるんです。

門川 よくわからなくなってきました。

長田 私も実はよくわかりません。この辺は割り切れないところがあって，いろいろな因子を総合して判断するとしか説明できません。最も重要なことは，腎臓の領域ではC3の沈着があれば，その場で補体が活性化していると信じられて，それを前提として議論されてきましたが，実はそう単純でもないようです。現在蛍光抗体法で使われているC3に対する抗体は，実際には生理活性のあるC3を認識しているわけではないので，C3沈着があるからといってそこで補体が活性化しているということにはならない。このあたりも，腎炎における補体の関与を議論する大きなハードルになっていて，今後改善していく必要があります。

C1qについて

門川 補体にはもう1つC1qがありますね。C1qが染まるとどう考えたらいいんですか？

長田 **C1qというのは，補体の古典経路の最初の反応成分で，実際には急性反応性蛋白**として検出されます。糸球体に沈着する場合は，まずは免疫複合体型腎炎を考えますが，中でもループス腎炎ではほとんどの症例で陽性となり診断に有用です。

門川 C1q腎症というのもありますね。

長田 これは最初は疾患概念のない分類としてスタートしました。ループス腎炎の基準を満たさない症例で，蛍光抗体法でC1qが優位に染色されるものを1つのグループとしたわけです。この中にはネフローゼ症候群で組織学的にはFSGS/MCNSを呈するものと，免疫複合体型の腎炎が含まれています。前者はステロイド抵抗性で，後者は腎機能低下には至らないとされていて，おそらくヘテロな疾患を含み，C1q沈着が病因に直接どう関連しているかは不明なので，現在のところC1q腎症とする臨床的な意味は大きくはないと思っています。

ここまでの「まとめ」

- **腎疾患において，補体の沈着には重要な意味がある場合とそうでない場合がある。**
- **グロブリンとの共局在がある場合には，古典経路が作動しているとしてわかりやすいが，一致しないこともしばしばある。特に自己免疫疾患や，感染関連腎炎でも，治療後や病期が慢性になると，この沈着パターンが変化することも知っておくべきである。**
- **C3 腎症ではグロブリン沈着はないかあってもわずかであり，C3 沈着が顕著である。**
- **C1q 腎症についても, C1q が病因として意味があるか否かさらに検討する必要がある。**

蛍光抗体法陰性の場合には臨床情報と病型診断を見直す

門川　それだけ病因診断が蛍光抗体法に依存しているということは，蛍光抗体法の精度がとても大事ですね。蛍光抗体法がすべて陰性の場合にはどう考えればいいんですか？

長田　困りますよね。病理医としても，病気の原因をどこにするか，考えないといけません。こういう場合は臨床経過に大変意味があるので，申込書の記載が大事です。あとは臨床医と直にコミュニケーションをすることで診断に結びつくことが多いですね。

門川　蛍光抗体法陰性の場合，臨床情報から，どのように考えていくのでしょうか。

長田　蛍光抗体法陰性で腎生検の適応になる程度の尿異常がある場合，**まず年齢，家族歴や合併症を確認**します。年齢は大事で，小児の場合**アルポート症候群など遺伝子異常で先天的に腎臓の構造の変化がある可能性**を考えます。蛋白尿のレベルも参考になります。ネフローゼ症候群の場合は，遺伝子病の可能性があり，小児なら先天性あるいは家族性というのは要チェック項目です。あとは，**ポドサイトが蛋白尿に関連する MCNS，FSGS，Fabry 病**などを考えてみます。**それから腎アミロイドーシス**，これは糸球体にアミロイドの沈着がはっきりしない場合でもネフローゼ症候群になることが多いので，一度は考えないといけませんね。もちろん**糖尿病とかミトコンドリア病，いろんな原因による二次性 FSGS** も考えます。蛋白尿の量があまり多くない場合は，糸球体肥大（過剰濾過）による可能性を考えて，**低出生体重児による低ネフロンでの代償性肥大，成人なら高血圧の既往歴や年齢，喫煙歴が重視されるなら腎硬化症，肥満があるようなら肥満関連腎症**を考えます。あとはまれですが，**Dent 病**や，ときには **Bartter 症候群，髄質嚢胞腎（MCKD）など尿細管疾患**の可能性も考えます。

門川　なるほど，いろいろなことが考えられるんですね。

長田　こういう蛍光抗体法陰性の場合は，臨床経過に合った病態の解釈が大事だから臨床医と話すことが大切です。それによって治療も変わってきますし。形態だけでの決めつけは危険ですから，臨床医が納得できる病態の解釈をいくつか用意することが大事で，そのためには病理医も臨床をよく理解できていないと診断に困ります。最近では，病理ではわからない場合も遺伝子解析から判明することが多くなりました。

ここまでの「まとめ」

- **尿所見があって蛍光抗体法陰性の場合には臨床情報を参考に鑑別疾患を考える。**
- **蛍光抗体法陰性の場合光顕所見が鑑別に重要なのは，二次性 FSGS, 低出生体重児の低ネフロン，尿細管間質疾患，Fabry 病，アルポート症候群など多くの可能性があるため，発症，蛋白尿の経過といった臨床情報は重要である。**
- **蛍光抗体法陰性の場合は，光顕を見直して電顕を参考にすると診断できる場合も多い。**
- **病理ではわからない場合も遺伝子診断で病気が確定することがある。**

電顕は補助診断として有用かつ最終診断となる場合も

長田 電顕診断は意味のある検査ですが，臨床医はあまり関心がなさそうな印象があります。

門川 電顕の基本がわかっていないからですかね。それに電顕って時間がかかるし，診療報酬に見合わないコストがかかるので，最近やらなくなってないですか？

長田 電顕は確かに時間がかかるのですが，時間がかかる理由は，標本の処理を数例ためてまとめてやったほうがコストも手間も抑えられるという点と，電顕写真の撮影に時間がかかるという点です。最近は全例に電顕をする必要があるのかどうか議論され始めているので，今後電顕をどうやって現場で活かしていくのか考えていく必要があります。

門川 ところで，僕は電顕の読み方がわからないので簡単に，Supplement 3のところで教えていただけますか？

長田 了解しました。

蛍光抗体法陰性での電顕の意味

門川 先ほど，蛍光抗体法陰性で困ったときに電顕が役に立つ場合があるって言われましたが，具体的にはどういう場合ですか？

長田 まず，**MCNS の場合あるいは原発性 FSGS** の場合には，電顕でびまん性の足突起の消失があるので，これで見当がつきます。**Fabry 病**ではポドサイトに zebra body とか mulberry body といわれるスフィンゴミエリン小体があるのですぐにわかります。**アミロイド**も光顕ではわからなくても，基底膜やメサンギウムにアミロイド線維が検出できるので，診断ができます。**ミトコンドリア病**の場合も，特に蛋白尿が強い場合にはポドサイトにミトコンドリアの数と形態異常が現れることがあるので，偶然それを検出できれば診断できます。**糖尿病**では，糸球体に明らかな結節がなくても，基底膜の肥厚によって初期の糖尿病と診断できます。また，**腎硬化症**の場合には，光顕で硝子様沈着が明らかでなくても，電顕で傍メサンギウムに電子密度の低い染み込みがあったり，内皮下浮腫があると，高血圧による内皮細胞障害の結果として透過性が亢進して血中の中分子蛋白が組織内に滲出することが想定できますので診断補助となります（➡図4-8）。

沈着物

門川　沈着物がある場合にも電顕はよく出てきますね。

長田　そうですね。まず蛍光抗体法でどんなグロブリンあるいは補体が，どういうパターン

図4-8

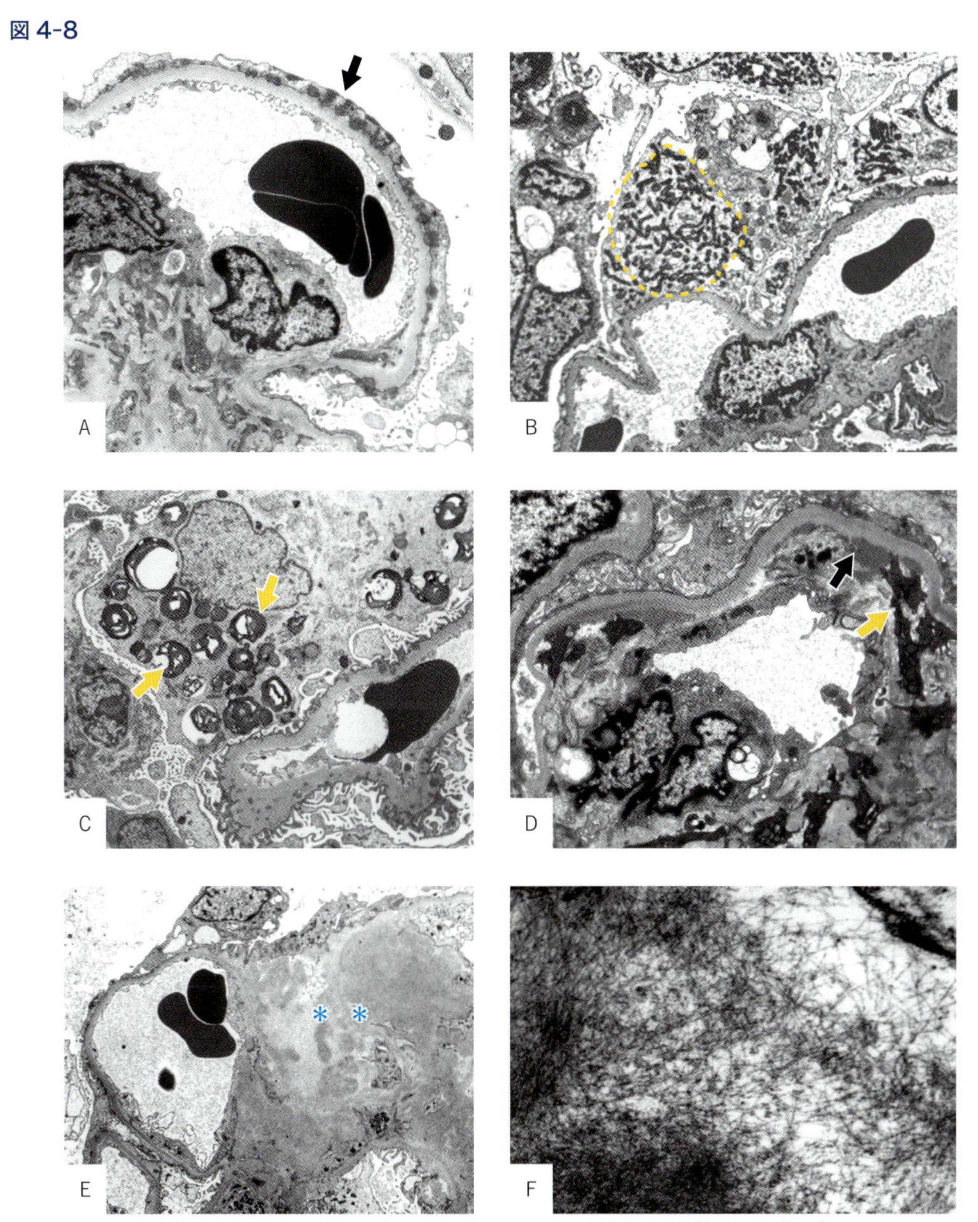

A：MCNS。ポドサイトにびまん性足突起の消失がみられ，アクチン線維の集簇がある（矢印）。
B：ミトコンドリア異常症例。ポドサイトの細胞内に異常な数のミトコンドリアがみられる（黄破線内）。
C：Fabry病。ポドサイト内にzebra bodyがみられる。
D：MPGN。メサンギウム間入　黒矢印：内皮下沈着物，黄色矢印：メサンギウム細胞。
E：アミロイドーシス例。メサンギウムに電子密度の低い沈着がある（＊＊）。
F：Eの拡大像。アミロイド線維は，分岐のない8〜15 nmの線維状構造物として認識される。

で沈着しているのかがわかります。電顕は，沈着物のさらに正確な部位と量的評価ができると同時に，沈着物に構造がある場合には特別な疾患を想定できますから，電顕で沈着物を観察するのはとても意味のあることです。

門川 例をあげていただけますか？

長田 そうですね，C3 腎症を例にとると，**C3 腎症って糸球体に C3 が単独あるいはかなり優位に沈着するものを分類したものです。DDD（dense deposit disease）と C3 腎炎に分かれていることになっていますが，現状では DDD の特徴的電顕所見ではない場合に C3 腎炎とする**，という分け方をしています。蛍光抗体で C3 が単独沈着しているだけではどちらかわからないので，最終的には電顕で判断されます **(➡ 図 4-9)**。

門川 電顕で沈着物に構造がみられることがありますね。

長田 沈着物の中にはきれいな模様を呈するものがあります。たとえば，**ループス腎炎，クリオグロブリン腎症，イムノタクトイド腎症，fibrillary 糸球体腎炎**が知られています。この模様というのは沈着物の性状が局所で変化してできると考えられていて，疾患特異性は明確ではないものの，特殊な構造がみられる疾患がある程度決まっている場合もありますね。また，finger print といわれる指紋のような模様は，ループス腎炎，クリオグロブリン腎症で比較的よくみられて，診断の傍証になり得る。クリオグロブリン腎症ではその他に，パイ皮のような折り畳み構造や，結晶型，チューブ様構造などがあります。**イムノタクトイド腎炎や fibrillary 糸球体腎炎のように，沈着物の模様から疾患を分類している場合は，電顕が最終診断**になります。いずれも，電顕で構造を確認する前に，光顕と蛍光抗体法で推察できますが，確定診断に電顕は必要です **(➡**

図 4-9

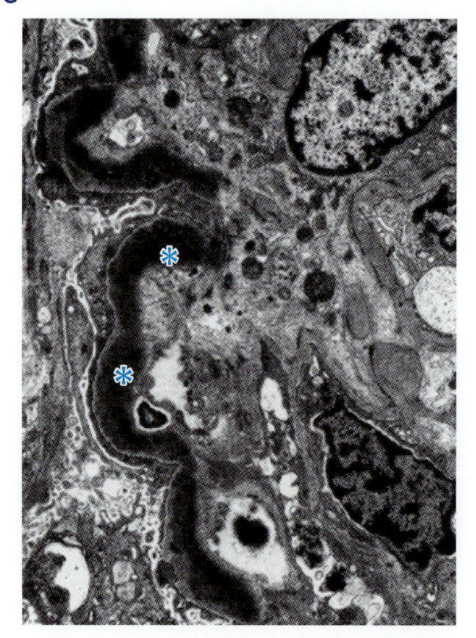

DDD

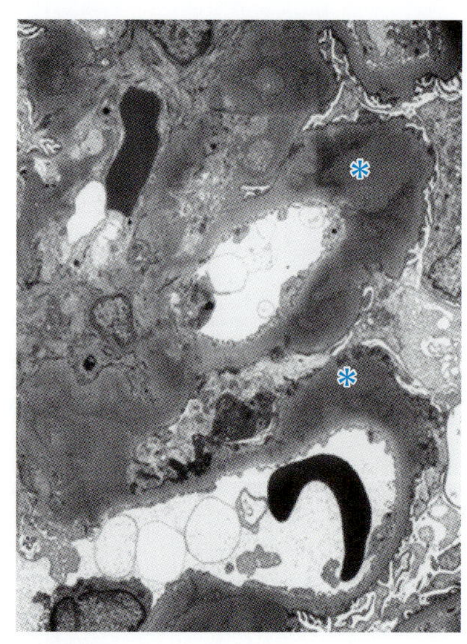

C3 腎炎

DDD と C3 腎炎の電顕像。高度に電子密度が上昇した沈着（*）を糸球体基底膜に認めるのが DDD の特徴であり，C3 腎炎では電子密度がやや低い（*）という違いで，この 2 つの疾患は暫定的に分けられている。一部分では移行するようにみられることも多くどちらにするべきか迷う。

図 4-10)。

補助診断の意味

門川 先ほど電顕は補助診断として有用といわれましたが，この補助という意味についてもう少し詳しく説明してください。

長田 電顕が光顕や蛍光抗体法と違う点は，きわめて詳細な構造を観察できる点です。**この詳細な構造は，病型や病因とは違った点で病態を表すことがあって，これが補助診断の意味です。**たとえば，MPGN や TMA でみられる基底膜の二重化というのがありますね。第 2 章でも説明しましたが，二重化は単に光顕所見で判断しますが，いろい

図 4-10

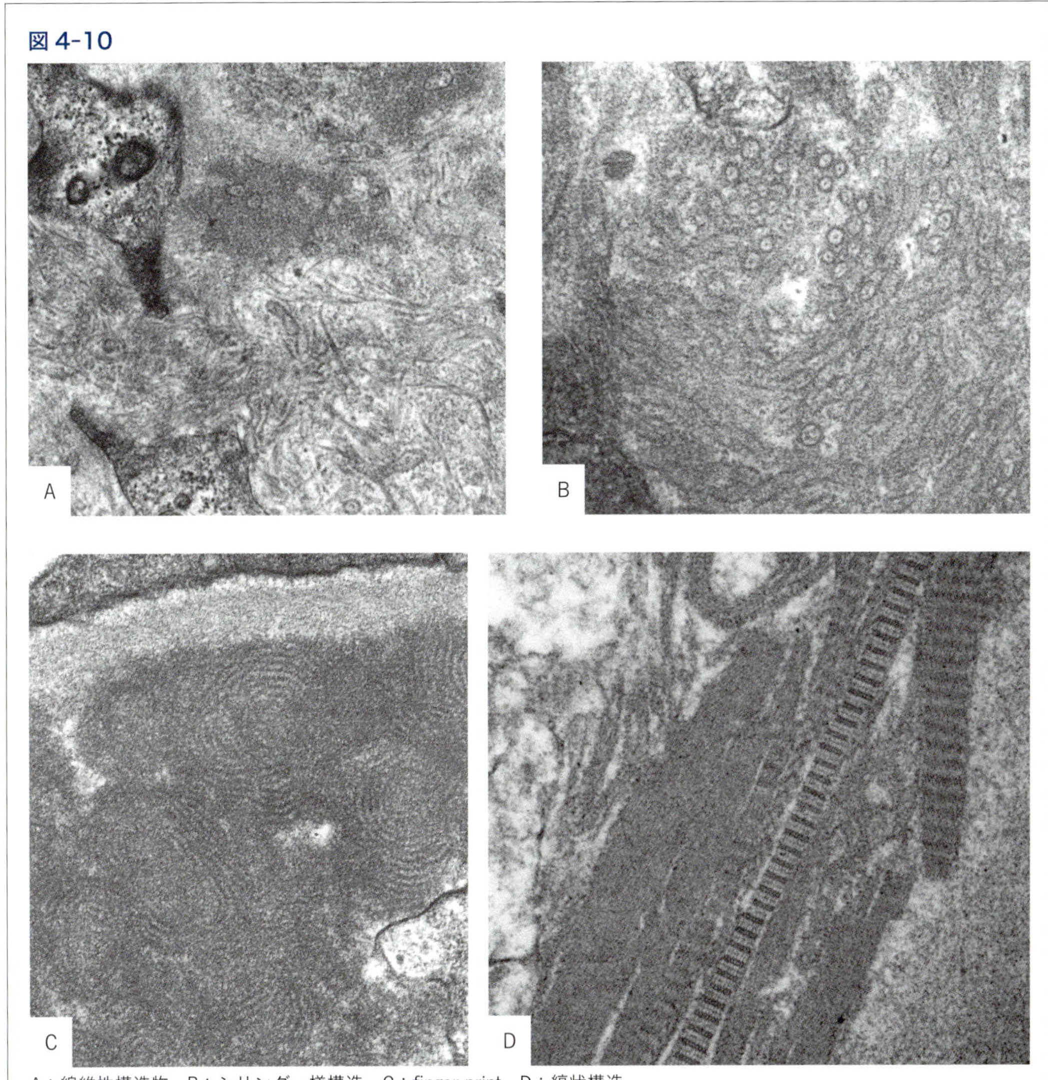

A：線維性構造物。B：シリンダー様構造。C：finger print。D：縞状構造。
電顕で沈着物に模様がある場合に，気をつけるべきことは沈着物の中にあるのかどうか，模様だけではなくその周囲の状況を弱拡大で観察することである。特に線維性構造物は，正常の基質内にもあるのでサイズやパターンなど注意する。誰がみても規則性のある模様でなければ，organoid deposit として認識しないほうがよい。

ろな病態でみられます。一言で二重化といっても，メサンギウム間入，内皮下浮腫，免疫複合体沈着，さらには移植腎慢性拒絶反応のように，基底膜の解離などいろいろな場合があり，区別は電顕でないとできません。そしてこれを区別することで，同じ二重化でも背景の病態の違いを推定していきます。電顕でみる微細構造は，細胞の動きや反応を鮮明に表すことがあり，場合によっては病態を映していると考えています。また，本来の補助診断という意味では，蛍光抗体法の所見を確認したり，免疫複合体なのか非特異的染み込みであるのか判断できて，これによって蛍光抗体法の所見を修正したり，病態の解釈に意味を持たせることができるのです。ただ，限られた小さな部分を引き伸ばしてみているという限界は大きく，所見があっても再現性や広がりがわからないので，病態に関連するかどうかは，臨床経過や病型診断，病因診断などと併せて考えていく必要があります。そういう意味でも補助的診断です。

門川 電顕ってそういう大きな意味があるんですね。あまり考えていませんでしたが，積極的にやっていかなくてはならないことがわかりました。

ここまでの「まとめ」

- **電顕診断は，補助的診断として非常に意味があると同時に，電顕がないと診断できない場合もある。**
- **沈着物そのものを確認するだけでなく，糸球体の微細な構造変化，たとえば基底膜の障害像や細胞外基質の状態，内皮細胞障害，ポドサイトの変化といった病態を反映する可能性のある情報源として有用である。**
- **沈着物の性状，部位から蛍光抗体法の情報を修正するだけでなく，特殊な疾患の診断にも微細な変化に意味があることが多いため，電顕は行う価値がある。ただし，全例に行うべきか否かについては，いろいろな意見がある。**

Supplement 2

単クローン性免疫グロブリン（M 蛋白）関連腎症のおさらい

単クローン性の免疫グロブリンは，M（monoclonal）蛋白あるいはパラプロテインと呼ばれます。免疫グロブリンは体内に 1,010 種程度存在し，各々の蛋白質としての性質は異なります。ただし，各々のグロブリンはわずかに存在するのみで，通常は沈着もしないし腎症を発症することもありません。これが基本です。その一方で，免疫グロブリン産生細胞が腫瘍性に増殖すると，特定の性質をもつ免疫グロブリン（M 蛋白）が増加して腎症を発症することがあります。**“質的に問題のある”免疫グロブリンが“多量”に存在すること，つまり，“質的異常”と“量的異常”が組み合わさることによりM 蛋白関連腎症が発症します。**ここでは，代表的な 5 つの疾患と M 蛋白の関係について説明します。

1. 質的異常による腎症

アミロイドーシスや light chain proximal tubulopathy（LCPT，ファンコニ症候群）では特徴的な“質的異常”が知られています。アミロイドーシスでは分泌された M 蛋白は異常な立体構造を示し，いくつかの蛋白修飾を受けて難溶性の細線維を形成します。つまり，**正常な立体構造をとれない，質的に異常な免疫グロブリンがM 蛋白になることでアミロイドーシスは発症**します。異常な免疫グロブリンの由来により，AL（軽鎖アミロイドーシス），AH（重鎖アミロドーシス），AHL（重鎖軽鎖アミロイドーシス）に分類されますが，腎の病理組織学的には血管や糸球体，間質への沈着がみられ，所見はどの種類でもほぼ同じです。臨床的には腎機能低下やネフローゼ症候群を呈します。単クローン性の証明は，軽鎖か重鎖かを免疫染色で鑑別しますが，染色による鑑別では精度に問題があるため，最近では質量分析も鑑別に用いられます。LCPT では，糸球体基底膜を通過した軽鎖が近位尿細管細胞に取り込まれます。通常では，軽鎖は近位尿細管細胞内で分解代謝されますが，取り込まれたM 蛋白が蛋白分解に抵抗することで細胞内に蓄積します。この特徴的な異常により結晶の形成を引きおこし，ファンコニ症候群を呈します。**アミロイドーシスと LCPT ではM 蛋白の質的な異常が強く，その量が少なくても発症します。**

2. 質的・量的異常による腎症

ランドル型単クローン免疫グロブリン沈着症（monoclonal immunoglobulin deposition disease；MIDD）は**M 蛋白が親水性を喪失する“質的異常”と，凝集／析出しやすくなる“量的異常”により発症**します。M 蛋白となる免疫グロブリンの由来によって，軽鎖沈着症，重鎖沈着症，軽鎖重鎖沈着症に分類されます。また，重鎖沈着症では軽鎖と重鎖の結合部位を欠失する特徴的な構造異常を認めますが，軽鎖沈着症では大きな構造異常は認めません。軽鎖重鎖沈着症では，軽鎖と重鎖が結合した状態で沈着している例と軽鎖沈着症と重鎖沈着症の合併例が存在します。**組織学的には糖尿病性腎症の結節性病変に類似する特徴**があり，三者でほぼ同じです。

3. 量的異常による腎症

M 蛋白量に依存して発症する疾患（多発性骨髄腫など）に **cast nephropathy** があります。Cast nephropathy では尿細管中で軽鎖と THP（Tamm-Horsfall protein）が結合して遠位尿細管に円柱を形成することで急性腎不全をおこします。軽鎖と THP との親和性は，差はあるものの軽鎖に共通した性質であり，尿細管中の M 蛋白濃度が発症を規定します。つまり，**M 蛋白の“量”が閾値を超えることで疾患は発症**します。

4. よくわかっていないもの

MIDD のうちの特に軽鎖重鎖沈着症との鑑別が話題になっているのが単クローン IgG 沈着性増殖性糸球体腎炎（PGNMID）という新しい疾患概念です。PGNMID と MIDD はどちらも糸球体に沈着する M 蛋白が糸球体病変をおこします。しかし，**MIDD に特徴的な結節形成や基底膜に砂を撒いたような電顕所見は PGNMID ではみられず，MIDD に比べて明らかな増殖性腎炎を呈することから鑑別**されます。また，PGNMID では軽鎖と重鎖は結合した状態で沈着します。PGNMID では M 蛋白は微量または検出されず，免疫グロブリン産生細胞の腫瘍性増殖が確認されることは稀です。沈着する M 蛋白，または M 蛋白による免疫複合体の“質的異常”が病変が異なる理由と想定されますが，現在まで明らかでありません。

以上のように M 蛋白関連腎症は“質的異常”と“量的異常”が組み合わさることで発症します。病理組織所見から M 蛋白にどのような異常が存在するか，また M 蛋白を産生する背景としてどのような病態があるかを想定することが大切です。M 蛋白関連腎症の 1 つであるクリオグロブリン腎症に関しては本文中で説明しているので参照してください。

Supplement 3

電顕の読み方のおさらい

電顕の読み方を1ページでおさらいすることは難しいので，所見の取り方や病気での電顕像は教科書的な本を参照してください。一番手に入りやすくて，入門書的なものが岡山大学名誉教授の太田善介先生が書かれた『初心者のための腎臓電顕図譜』です。これは日本腎臓学会の会員ならHPからダウンロードできます。

http://www.jsn.or.jp/academicinfo/denken.php

電顕的観察は，腎臓の限られた一部だけをみているので，その所見にどんな意味があるのかについては，臨床経過や光顕，蛍光抗体法を参考にして判断する必要があります。

ここでは，電顕が全くわからない人のために，とっかかりだけを説明します。

まず，基底膜をみつけます。オリエンテーションの基本は基底膜の内側か外側か，つまり内皮細胞のフェネストラとポドサイトの足突起の区別がつけられることです。大丈夫ですね？　拡大図をつけておきます。

スリット膜があればポドサイトですが，病気のときはよく消失しています。その場合，アクチン線維がみえるほうがポドサイトです〔➡ 図5-10（119頁）〕。基底膜，ポドサイト，内皮細胞の病理学的な変化については図譜を参照してください。ポドサイトの足突起消失と内皮細胞の増殖あるいはフェネストラの消失などは，係蹄にみられる細胞反応として重要です。

次にメサンギウムを探します。血管に囲まれた中心にあります。メサンギウム細胞は，間葉系の細胞ですからちょっと紡錘形をしていて，基質で囲まれています。メサンギウムを観察するポイントはいくつかありますが，まず細胞の種類，炎症細胞があるのかどうか，基質の量と質，沈着物の有無などです。これによって細胞の活動性をみていきます。基質の中にみえる線維様構造は，しばしば問題に

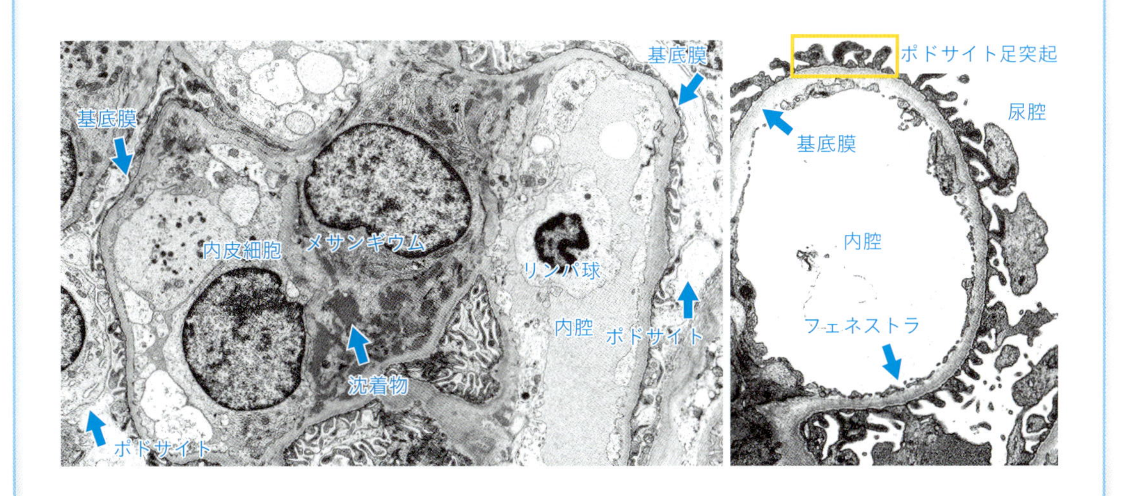

されますが，正常でもメサンギウムには線維性構造物があるので，それと間違えないように。沈着物の位置とサイズというのも，電顕で観察するべきポイントですが，蛍光抗体法の所見が重要ですので，これを確認しながら観察します。疾患に特徴的な構造については成書を参考にしてください。

次は内皮細胞です。腫大や増殖，内皮下浮腫，フェネストラ消失などから，内皮細胞障害を推定します。内皮下沈着や新生基底膜も，病態を反映します。

尿細管間質も観察すると本当は面白いです。たとえば尿細管上皮細胞は，光顕では剥がれたり増殖したりというダイナミックな動きが捉えられますが，電顕では細胞内小器官が観察できます。これまで，単純に空胞変性だとか書かれていたものも，細胞内小器官の変性像であったり，オートファゴゾームとして捉えられたり，まさにミクロの世界です。まあ，これで病態がわかる場合は限られていますから，電顕の楽しみと嗜みというところでしょうか。一方で，ファンコニ症候群などでは，尿細管内に結晶がみられるなど印象的な所見がみられます。少なくとも近位尿細管と遠位尿細管の区別ができて，細胞内小器官としてライソゾームやミトコンドリアなどが判別できるとグッと観える世界が広がります。電顕で間質を観察するのは，炎症細胞の種類，たとえばIgG4関連腎症の活性化された形質細胞や，基質や線維化に加えて間質の沈着物などです。これは電顕の技師さんがどれくらい写真を撮るか，というところが大きいですから，**日頃から電顕の技師さんに腎病理の大切さや電顕の必要性について話す機会を設ける**といいと思います。

外注で電顕を依頼している施設では，電顕の診断書が光顕や蛍光抗体法の所見と併せて電顕を観察したうえで書かれているのか，という点を確認するといいと思います。でないと電顕は，時間とコストをかけた無駄な検査に終わります。

第5章

代表的疾患の病態を理解する病理の読み方

腎生検病理診断の2つの要である病型診断と病因診断を勉強してきた。この2つを統合する考え方も，それが病態の解釈にどういう意味があるのかもわかってきたと思う。この章では，病理診断がどのように臨床にフィードバックできるのかについて，日頃の腎生検カンファレンスでしばしば問題となる点を思い出しながら，代表的疾患について議論していく。ここでは，門川先生の臨床医としての疑問が，病理診断をより臨床に近づけていく。

IgA 腎症

IgA 腎症はアジア人に多い

門川　IgA 腎症というと日本人で一番多い糸球体腎炎ですね。

長田　アジア人では特に多いですね。人種の問題もありますが，日本の健診システムのおかげで，学校検尿や職場健診で無症候のうちに発見され，生検で診断されることが多いので，頻度が高いのだと思います。IgA 腎症は腎臓病のうち難病指定されている数少ない病気ですから，日本では重要な疾患です。

門川　米国や欧州では，IgA 腎症よりも糖尿病性腎症と FSGS に関する論文が多いように思います。

長田　国際的な IgA 腎症の病理分類であるオックスフォード分類は，欧米の病理医と臨床医を中心に組織され策定されていますから，欧米においても IgA 腎症は大事な疾患だと思います。ただ，研究論文として目にとまるのは，糖尿病性腎症と FSGS ですね。これらは米国では患者が多く，腎不全の原疾患として重要であることと，これらの疾患に対する人種・遺伝学的あるいは発症進展についての研究が盛んだからだと思います。糖尿病性腎症と FSGS は研究費が取れる腎疾患でもあり，アメリカ腎臓学会でも，この 2 つの病気の話題が多いですね。

門川　**腎臓学会のレジストリー（JRBR）では，病理診断される腎疾患の約 30％が IgA 腎症**ですから，IgA 腎症を診断できることは大事ですね。

長田　臨床的に IgA 腎症を積極的に疑う所見はありますか？

門川　特に上気道感染後の肉眼的血尿は特徴的だと思います。一方で，血清 IgA 値は必ずしも高くないですね。

長田　カンファレンスで研修医が症例の臨床経過をプレゼンするときに，血尿と蛋白尿があって，他に臨床的な特徴がなければ，まずは IgA 腎症を疑います。でも IgA 腎症は，腎生検しないと絶対に診断ができない病気ですね。

IgA 腎症の病理像

長田　IgA 腎症の組織学的特徴は理解されていますね。

門川　IgA 腎症は蛍光抗体法でメサンギウムを主体に IgA が沈着する病気です。診断基準は糸球体に IgA が沈着していることだけですから **（➡図 5-1）**，IgA 腎症はヘテロな病気の集合体だと思っています。

長田　そうですね。**「蛍光抗体法で IgA がメサンギウムに陽性であること」が唯一の診断基準**です。病型診断はなんでもいい。逆にいえば，IgA 腎症では，病型診断をきちんとしなくてはならないということです。WHO 分類では，ループス腎炎と並んで全身性の糸球体腎炎の枠組みに入れられていました。**IgA 腎症には，二次性におきてくるものも多く**，背景の疾患を検索する意味は大きいと思います。でも，二次性の判断は，病理だけではなかなか難しく，臨床情報が必要です **（➡表 5-1）**。

図 5-1

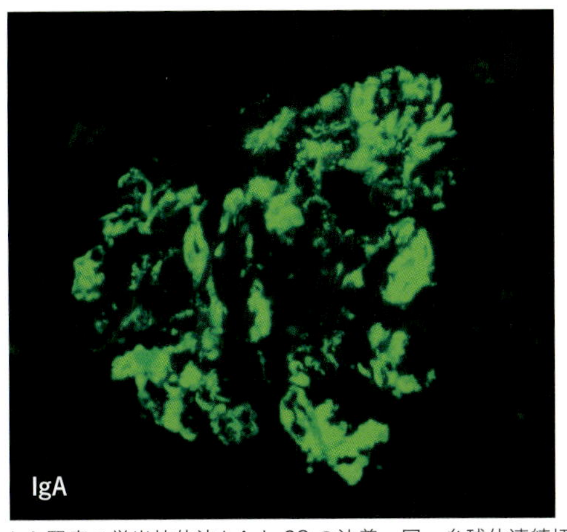

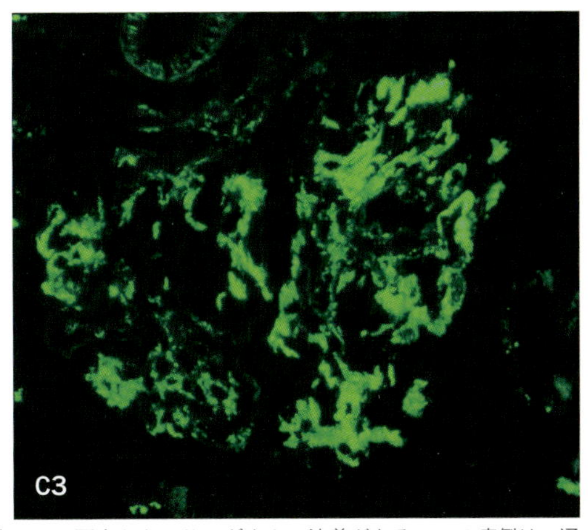

IgA 腎症の蛍光抗体法 IgA と C3 の沈着。同一糸球体連続切片では，両方ともメサンギウムに沈着がある。この症例は，通常の例よりやや沈着量が多い。

表 5-1　二次性に IgA 腎症をおこす全身疾患

肝胆道系疾患	消化管系疾患	肺疾患など
肝硬変	セリアック病	サルコイドーシス
門脈圧亢進症	クローン病	珪肺
IL-2 による治療	潰瘍性大腸炎	閉塞性細気管支炎
皮膚疾患	**感染症**	**腫瘍性疾患**
疱疹状皮膚炎	HIV	腎細胞癌
乾癬	エルシニア	非ホジキンリンパ腫
リウマチ性疾患	キャンピロバクターデフィシル	菌状息肉症
強直性脊椎炎	結核	真性多血症
関節リウマチ	マイコプラズマ	癌
ベーチェット病	**眼科疾患**	
乾癬性関節炎	強膜炎	
	腎血管炎を伴うブドウ膜炎	

(Heptinstall's Pathology of the Kidney　6th ed より)

門川　単純にメサンギウムに IgA が染まっていても，いろいろ違う病態が背景にあるんですね。注意しないといけないな。そもそも，IgA 腎症はどうしておきるんでしょうか。

長田　**IgA 腎症は，全身の粘膜免疫異常により，糖鎖異常をもつ多量体 IgA1 が増加し，糸球体に沈着することで誘発される糸球体腎炎**と考えられています。でも，どうして IgA が沈着するかはわかっていません。IgA の重鎖の一部の糖鎖に異常があることがわかっていて，それがメサンギウムに限局して沈着する理由は，メサンギウムにある受容体に，異常な IgA が沈着することを媒介するいくつかの分子があるらしいのです。一方で，IgA が沈着していても腎炎として発症しない，「IgA 沈着症」というのがあります。事実，剖検の研究では，**日本人の 10 人に 1 人は無症候に IgA が沈着している**

と報告されています。ですから，IgA が沈着することと，それによって腎炎が発症するメカニズムにはまだまだ不明な点が多いんです。

門川 国家試験レベルでは，IgA 腎症の光顕所見はメサンギウム増殖性腎炎，と答えれば正解ですが，必ずしもそうでない場合もあるように思います。これはどう考えたらいいのでしょうか。

長田 IgA 腎症の光顕所見はいろいろです。1 人の患者にもいろんな病理像がみられます。

図 5-2

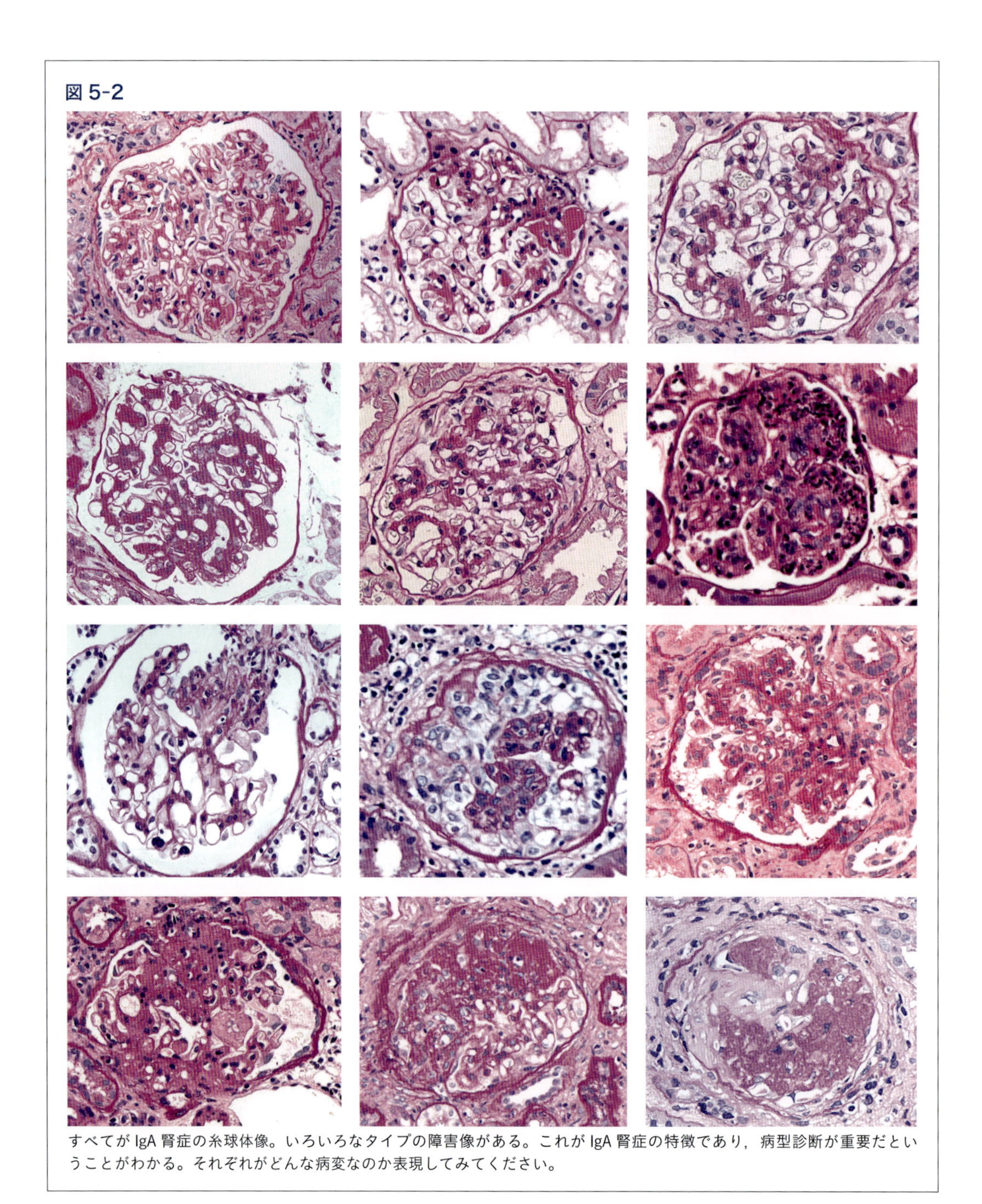

すべてが IgA 腎症の糸球体像。いろいろなタイプの障害像がある。これが IgA 腎症の特徴であり，病型診断が重要だということがわかる。それぞれがどんな病変なのか表現してみてください。

図 5-2 をみてください，全部 IgA 腎症の糸球体なんですよ。

門川 これ全部 IgA 腎症の糸球体なんですか？　アトラスに載っているのは３つくらいだなあ。これじゃあ光顕では IgA 腎症かなんてわからないですね。

長田 光顕で IgA 腎症かなと思うのは，傍メサンギウムに明らかな PAS 陽性の沈着がある場合です **(➡ 図 5-3)**。これも，糸球体の病変が進行するとわからなくなってきますね。

門川 光学顕微鏡所見，つまり病型診断は活動性とか臨床病態に関連があるんですよね。

長田 そうです。**IgA 腎症の光学顕微鏡像は，病気の活動性や進行性など臨床所見や病態を説明するのに大変重要**で，第２章で説明したいくつかのパターンが単独あるいは複合してみられることが多いです。面白いことに小児と成人では違うのです。特に高齢者では，蛍光抗体法で IgA が陽性であっても，光顕では増殖性糸球体腎炎の所見がなくて，虚脱や球状硬化が目立ってくることも多いです。そうすると，IgA 腎症によって慢性病変が進行したのか，そうでないのかわかりにくい。かなり前に IgA 腎症として発症進行したけれど，高齢になって腎炎の活動性はほとんどなくなって，代わりに腎硬化症によって腎機能が低下した可能性も考えられます。その点，小児の IgA 腎症は組織変化が IgA 腎症に直結していてわかりやすいです。

門川 小児の場合は，どのような組織変化が特徴的ですか？

長田 いろいろですが，小児では成人のように背景に病変がなく，病変は IgA 腎症によると考えていいですし，学校検尿で発見され，すぐにフレッシュな状態で生検されますから，IgA 腎症本来の活動性病変がわかりやすいです。**進行性の組織障害は毛細血管炎から小半月体，そして分節性硬化という流れが小児例ではきれいにみえるから，IgA 腎症の活動性は血管炎様である**ことがわかりました。

進行する IgA 腎症と進行しない IgA 腎症の見分け方

門川 IgA 腎症ではどんどん悪くなっていく人とそうでもない人がいます。どんな病理所見が進行性なんでしょうか。沈着の度合いですか，それとも増殖の程度ですか。

図 5-3

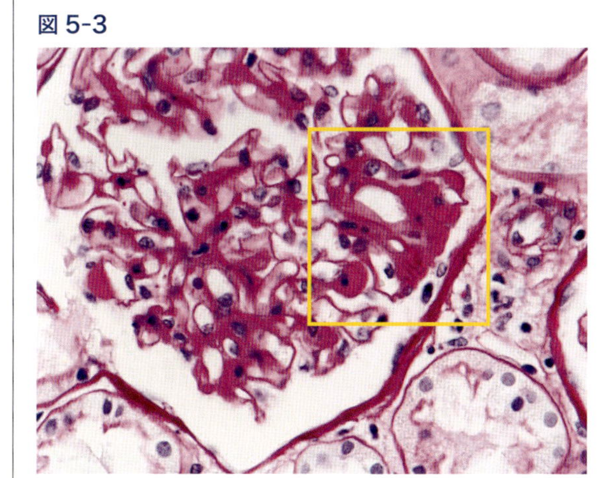

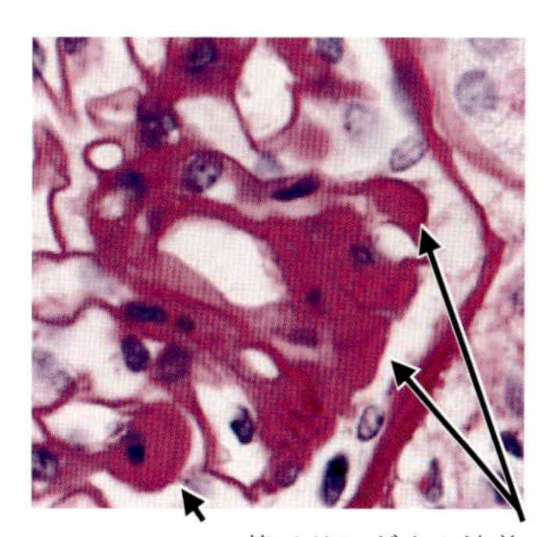

IgA 腎症では傍メサンギウムに突出するような PAS 陽性の沈着物がみられることがある。PAS 染色。

長田 沈着の量は関係がないと思います。半球状の大きな沈着物を持つ症例はあまり進行性ではないですし，進行性の症例は電顕でも沈着がはっきりしないことも多いです。

門川 では，何が進行性を意味する病変ですか？

長田 個人的には**分節性病変を有する症例が治療に反応しにくくて進行性**だと思います。

門川 分節性病変というのは，半月体とか，分節性硬化のことでしょうか？

長田 そうです。『IgA 腎症診療指針第３版』では，IgA 腎症の透析導入と関連する糸球体病変は，急性病変としての細胞性半月体，線維細胞性半月体および慢性病変としての全節性硬化，分節性硬化，線維性半月体と記載されています。これが IgA 腎症の進行のベクトルと考えられます。不可逆性病変である分節性病変は線維性半月体や分節性硬化などです。

門川 その分節性病変ってどうしてできるんですか？

長田 IgA 腎症の分節性病変の多くは，小半月体を形成した後，瘢痕化したものです **(➡図5-4)**。極論をいえば，「**IgA 腎症は，糸球体に毛細血管炎をおこす病気**」だと考えられます。小児の進行性症例を観察すると，メサンギウム増殖がなくても小半月体を形成してそこが癒着や硬化に進行します。その分節にメサンギウム増殖が後からおきてくることも多い。つまり増殖から硬化という順番はもちろんありますが，毛細血管炎から半月体，その後でメサンギウム増殖という順番におこることもあります。また，１人の患者さんの隣り合わせの糸球体に，異なった病変がみられることが多いのも，IgA 腎症の特徴だとも思っています。

門川 だから，IgA 腎症は血管炎のような病態というわけですね。

長田 単一ではないと思いますが，進行性の場合はそういうタイプが多いです。たとえば，１人の患者にみられた隣り合わせのこの２つの糸球体を見て下さい **(➡図5-5)**。

門川 この２つの糸球体って全然違うように僕にはみえるんですけど，どう考えたらいい

図5-4

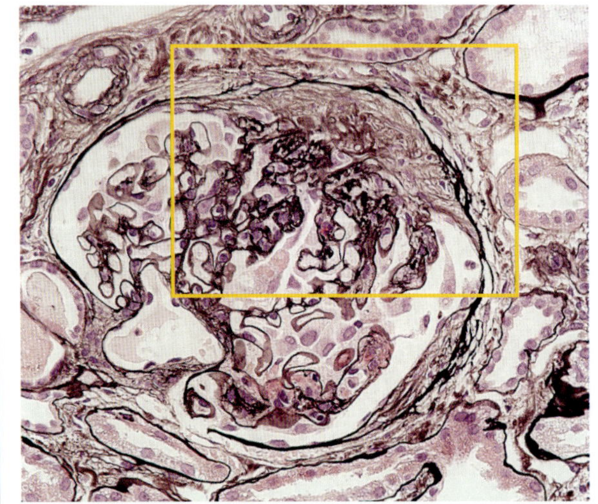

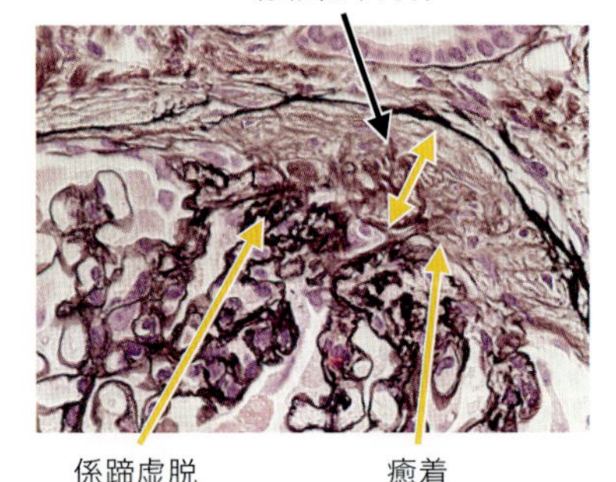

IgA 腎症の分節性病変。線維性半月体が虚脱して毛細血管が消失した糸球体と癒着していることから，細胞性半月体が陳旧化した病変と推定できる。PAM 染色。

んですか？

長田　これは小児 IgA 腎症例の糸球体です。この 2 つの糸球体は基本的に連続する病変として理解可能です。左の細胞性半月体は，血管炎の急性病変です。上半分に細胞性半月体がありますね。係締壊死もある。つまり分節性の係締壊死に伴う細胞性の小半月体です。同じ糸球体の別のところにメサンギウム増殖はありません。右の糸球体はメサンギウムの増殖も目立ち，基質も多いですね。しかも癒着のところに合わせて。左の糸球体の急性病変つまり血管炎が慢性に変化すると瘢痕形成の結果として右のように

図 5-5

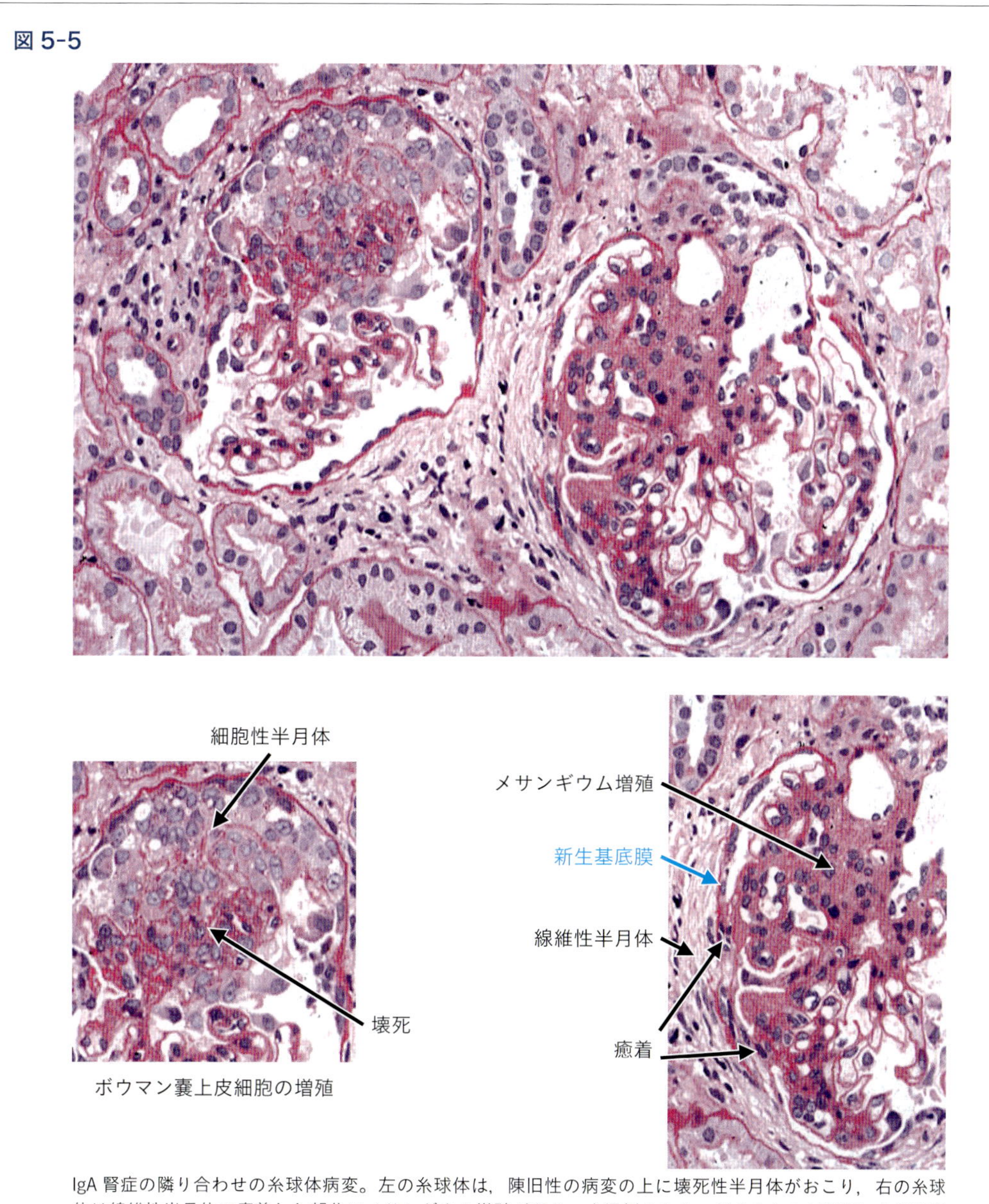

IgA 腎症の隣り合わせの糸球体病変。左の糸球体は，陳旧性の病変の上に壊死性半月体がおこり，右の糸球体は線維性半月体に癒着した部分にメサンギウム増殖がある。小児例のため，どちらも IgA 腎症による時相の違う糸球体病変と考えられる。PAS 染色。

なると考えられます。これは，3章で扱った時相の考え方です。

門川 IgA腎症って右の病変がIgA腎症だと思っていましたが，その前に左のような変化があって，右になるんですね。

長田 そう考えます。特に学校検尿でみつかった小児のIgA腎症は発症早期だから，メサンギウム増殖の目立たない管外増殖（半月体）がよくみられます。成人のIgA腎症でも，細胞性半月体はみられますが，細胞性半月体として観察できる時間は限られています。一方で，慢性化した線維性半月体や分節性メサンギウム硬化はずっと残り，生検で遭遇できる確率は圧倒的に慢性のほうが高い。だから，IgA腎症は右側のようにメサンギウム増殖性腎炎だってことになるんだと思います。

門川 なるほど。だから，IgA腎症は，遭遇する確率の高い慢性病変をみて，メサンギウム増殖性腎炎といわれてきたんですね。

長田 そう考えています。でも，メサンギウム増殖性腎炎というのは表現型だから間違っているわけではありません。IgA腎症の病態の理解に，日本の学校検尿が果たした役割は非常に大きいと思います。自然史という意味でも初期病変を捕まえるという意味でも。

門川 ところでIgA腎症と紫斑病性腎炎はよく似た病気ですね。どちらもIgAが糸球体に沈着しますし，紫斑病性腎炎では，皮膚の末梢血管にもIgAが沈着する血管炎がみられ，新しい血管炎の分類ではIgA血管炎と分類されています。

長田 **多くの進行性IgA腎症例は，紫斑病性腎炎のように，血管炎が糸球体毛細血管に多発するの**だと思います。

門川 反対にゆっくり進行する症例はどのような組織型が特徴ですか？

長田 **ゆっくり進行する症例の病理像として典型的なのは，増殖や炎症が係蹄内に限局して，分節性病変としても半月体ではなく，ポドサイトの脱落を介した癒着とその拡大を呈するもの**です。つまり血管炎がおきないようなタイプですね。癒着と硬化病変はIgA腎症では分けて考えています。

門川 IgA腎症では癒着がよくみられますが，この病変はどんな意味を持っているのですか？

長田 癒着という現象があっても，糸球体側に増殖とか硬化がなければ，癒着は活動性とは考えません（**➡図5-6**）。ただ，判断できない場合もありますし，1人の標本にもいろんな病理像が混在していますから，IgA腎症では時相を読み取りながら，病変の形成過程を推定していく必要があります。

門川 それから，IgA腎症ではオックスフォード分類というのがありますね。説明していただけますか？

長田 ループス腎炎にしてもFSGSにしてもそうですが，光顕所見による組織学的分類というのがあります。どうしてこういう分類が必要かというと，混在する多様な病変を，組織障害としてスコア化や亜分類することで，症例の比較や経時的変化などが一目でわかり，臨床研究を進めて組織所見から治療法あるいは予後を推定するためです。**組織学的分類には重要な点が2つあります。1つは誰が分類しても同じに分類できる再現性であり，もう1つは予後に関連する意味ある分類であること。**オックスフォー

図 5-6

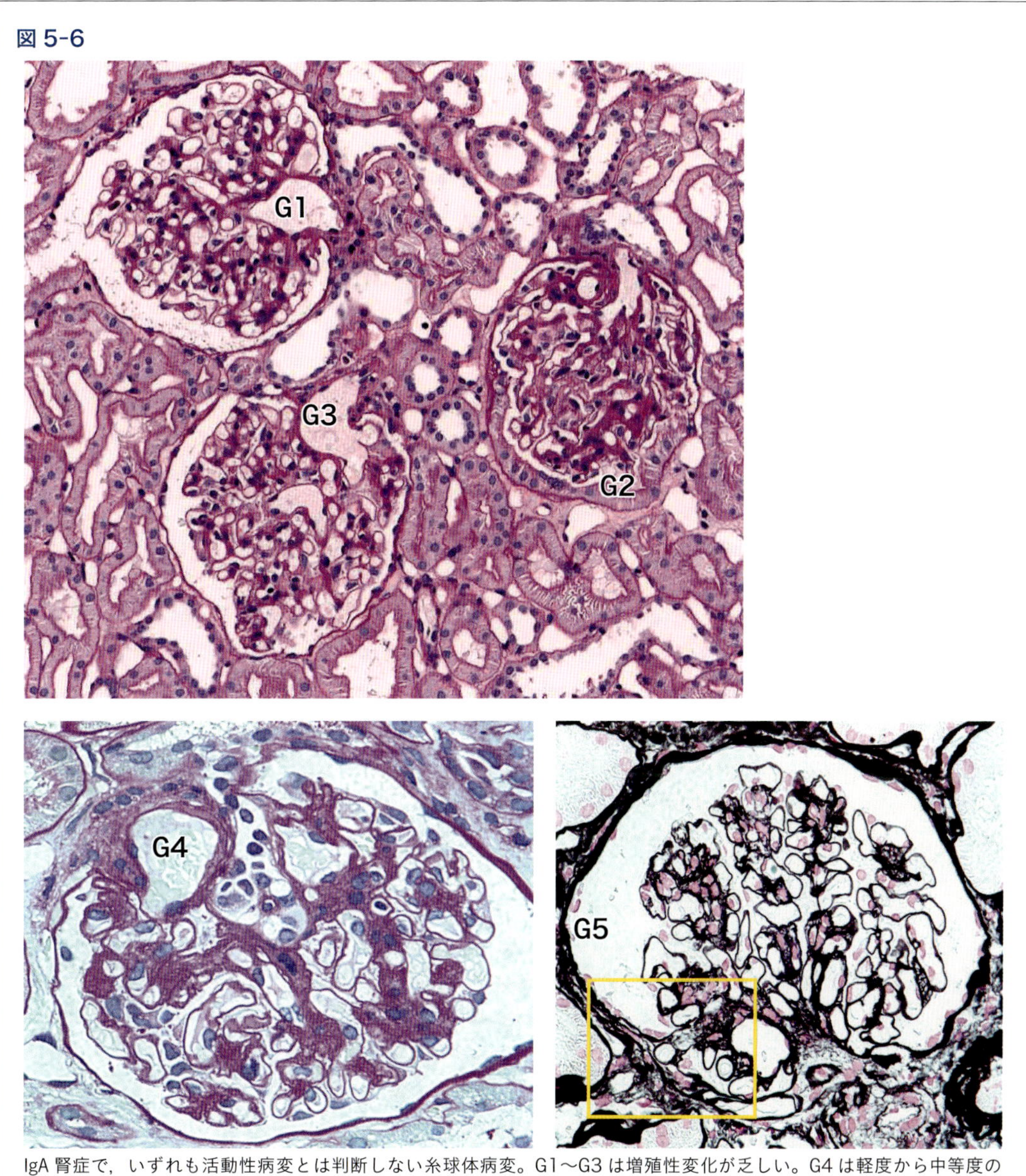

IgA 腎症で，いずれも活動性病変とは判断しない糸球体病変。G1〜G3 は増殖性変化が乏しい。G4 は軽度から中等度のメサンギウム増殖があるが管外病変はなく，現時点では組織学的には進行性ではないと判断する。G5 は硬化を伴わない癒着で進行性病変ではない。

ド分類は，IgA 腎症の病理分類で，病変をスコア化して予後に関連する病変を特定するというものです。この分類がある意味で画期的なのは，観察者間の再現性が高い病変をまず確認しておいて，それを使って予後に関連する病変を抽出したことです。オックスフォード分類には，再現性を上げるために詳細な定義がされています。詳細は『エビデンスに基づく IgA 腎症診療ガイドライン』（東京医学社）を参考にするといいと思います。

門川 具体的に予後に関連する病変はどういうものですか？

長田　急性病変としての細胞性半月体，線維細胞性半月体，慢性病変としては分節性硬化，球状硬化，線維性半月体が予後に関係すると考えられています。メサンギウム増殖や管内増殖は予後とは関係ないと考えられています。つまり，IgA 腎症が血管炎として進行することが，予後に関連すると理解できます。

病理から見た IgA 腎症の症候の理解

門川　IgA 腎症で，蛋白尿や血尿が出る理由がよくわからないんですが。一般的に，尿蛋白が血管係蹄から漏れ出ないようにしているのは，ポドサイト，基底膜，内皮細胞の 3 つのフィルターですから，それらのいずれにも問題のない IgA 腎症で，蛋白尿や血尿が出ることは，なかなか理解しにくいです。特に，血尿が出る病気ってそんなにないのですが，IgA 腎症の蛋白尿，血尿が出現するメカニズムってなんでしょうか。

長田　いろいろなことが考えられますが，ちょっと割り切った感じで説明します。IgA 腎症は無症候性血尿・蛋白尿の代表ですから，この両方が同じ機序で出る，というのを想定すると前述した血管炎，つまり基底膜破壊による出血の結果として捉えられます。この場合，程度にもよりますが，血尿が蛋白尿より目立つという印象を持っています。感染に伴って肉眼的血尿が出て，赤血球円柱が多発して急性腎不全になる IgA 腎症の症例がわかりやすいでしょう。また IgA 腎症は，繰り返す毛細血管炎であると考えるなら，その結果として，分節性硬化病変が原因で蛋白尿が出てくると想像できます。実際に，進行性 IgA 腎症例では，クレアチニンが上がってくると，蛋白尿が増えてきますが，血尿があまり目立たなくなります。これは，他の腎炎と同様，硬化糸球体に加わるいろいろな因子で，糸球体のバリア機能が障害されて蛋白尿が出てくると説明できます。血尿は，慢性に経過する IgA 腎症でも，どこかに新しい小さな毛細血管炎，つまり出血がおきているのではないかと考えます。

門川　血尿は腎予後には関連しないといわれていますが，血尿だけ多くて光顕ではあまり所見のない症例もありますよね。

長田　臨床的にも光顕的にも急性の活動性がないと思う場合でも，IgA 腎症ではよく血尿がみられます。『腎生検病理アトラス』（東京医学社）の表紙は，IgA 腎症例の電顕写真です。炎症がない，でも断裂した基底膜から赤血球が尿腔に出ていますね **(➡ 図 5-7)**。いくつか理由が考えられますが，1 つは，IgA 腎症はしばしば菲薄基底膜病（TMD）を併発するので，IgA がメサンギウムに沈着する TMD をみている可能性です。もう 1 つは，炎症とは関連しない基底膜の異常です。長崎大学病理学講座におられた田口尚先生は，IgA 腎症では，電子顕微鏡で糸球体基底膜の障害像を認めることが，正常腎の 4 倍以上多いと報告しています。私もそのような電顕所見をよくみるので，糸球体基底膜に障害がおこることが，IgA 腎症の血尿の 1 つの原因と思います **(➡ 図 5-7)**。血尿は IgA 腎症の臨床的特徴とされていますが，糸球体基底膜にランダムに断裂がはいって糸球体性血尿が出るという機序はそれらしいですが，IgA 沈着とどう関係するのかはわかっていません。田口先生の報告では，特に半球状の沈着のある例に基底膜障害が多いということで，沈着の大きさと基底膜の脆弱性って関係あるのかなと思っていますが，本当のことはわかりません。

図 5-7

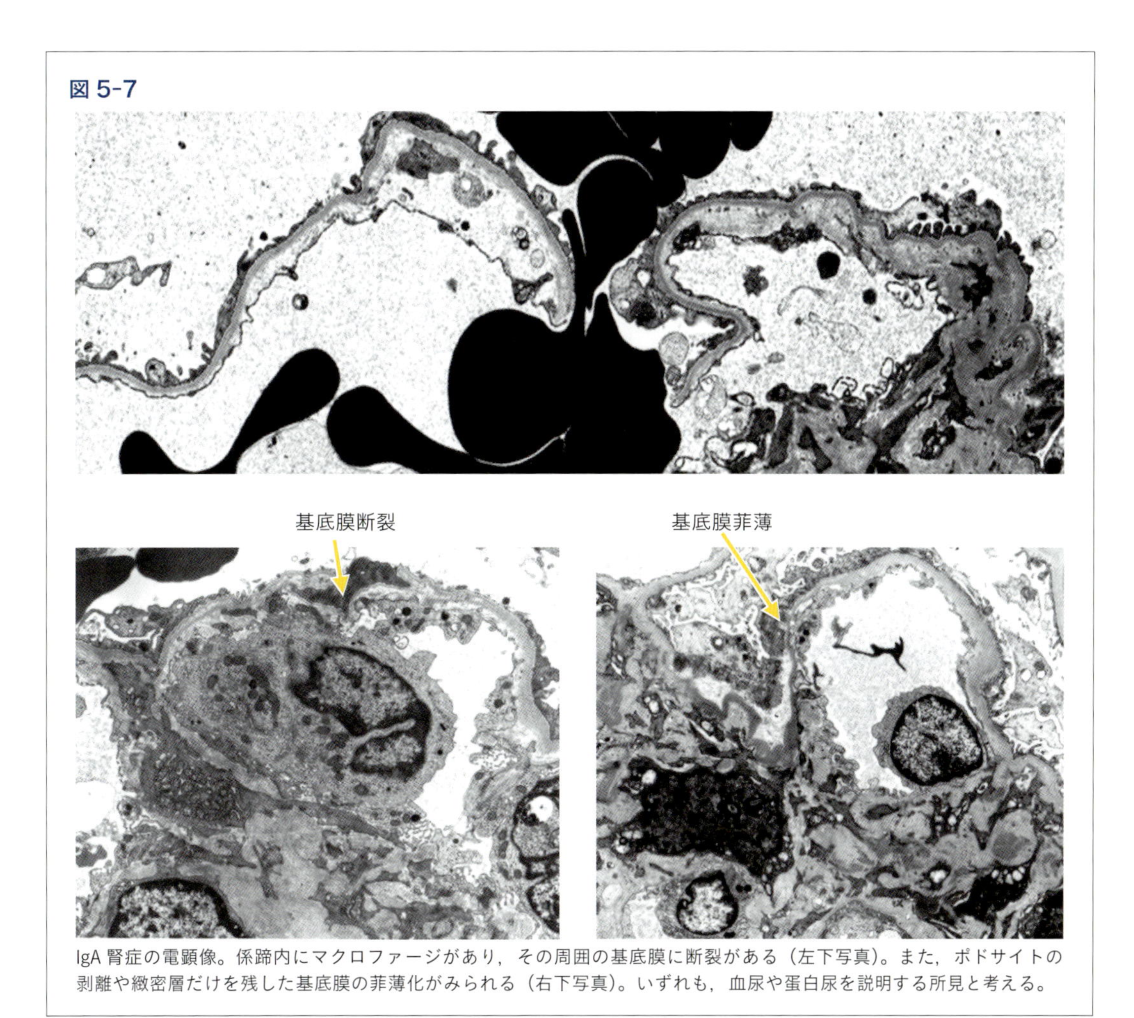

IgA 腎症の電顕像。係蹄内にマクロファージがあり，その周囲の基底膜に断裂がある（左下写真）。また，ポドサイトの剥離や緻密層だけを残した基底膜の菲薄化がみられる（右下写真）。いずれも，血尿や蛋白尿を説明する所見と考える。

門川　では，IgA 腎症の尿細管間質病変はどうしてできるのですか？

長田　**IgA 腎症の間質の線維化は，基本的には病変のある糸球体周囲に始まります。**これは，糸球体内の炎症反応がボウマン嚢を越えて間質に波及するためだと思います。特に小半月体や分節性硬化でボウマン嚢が破綻している場合，その周囲に炎症や線維化がみられます。慢性化してくると，分節性硬化によるネフロン虚血の結果，尿細管萎縮と間質の線維化がおきます。これは，IgA 腎症に限ったことではありません。**IgA 腎症は頻度が高い疾患で，腎硬化症や糖尿病性腎症などのいろいろな腎臓病に合併してきますから，IgA 腎症であっても尿細管間質病変が IgA 腎症以外の因子でおきている可能性も考える**必要があります。稀ですが，IgA 腎症でも紫斑病性腎炎のような病態を呈して，糸球体だけでなく尿細管間質にも活動性の炎症がみられることもあります。

門川　IgA 腎症の治療は，わが国では扁桃摘出とステロイドパルス療法が行われて，寛解する症例が多いですが，病理をみてこの治療が有効かどうか判断できるのでしょうか？

長田　IgA 腎症はサンプルによって病変のばらつきが大きいので，何ともいえませんが，進行して硬化した糸球体が多い場合にはあまり有効性は望めないようです。一方で，**先**

ほど出てきた血管炎様の活動性が高い症例には，扁桃摘出パルス療法が有効だといわれています。扁桃の持続感染巣がIgA腎症の活動性の引き金とされているので，当然，扁桃摘出は一定の効果があると思います。同様に，扁桃摘出しても効果がないと予想される症例の抽出にも，病理は意味を持っていると思います。

門川　日本ではどこでもすぐに扁桃摘出パルスが行われていて，いい治療成績だと信じられているみたいですが，扁桃摘出パルス療法は，なぜいまだに世界的なゴールドスタンダードにならないのでしょう？

長田　これに関してはあまり詳しくはありません。IgA腎症と扁桃との関係は日本では特に注目されていますが，欧米ではむしろ腸管の粘膜免疫との関係が重要視されています。この理由はわかりませんが，1つにはIgA腎症を発症する免疫異常の人種差があるのかもしれません。だから，IgA腎症に対する扁桃摘出パルス療法は国際的ゴールドスタンダードにはまだだということでしょう。日本からたくさんのエビデンスが出ればいいですね。

ここまでの「まとめ」

- **IgA腎症は，蛍光抗体法でIgAがメサンギウム領域に染色されると定義されているが，実際には，いろいろな原因でおきるヘテロな病気の集合体である。**
- **IgA腎症はメサンギウム増殖性腎炎ではあるが，進行性の本態は糸球体にみられる毛細血管炎と考えられる。**
- **進行性のIgA腎症では分節性硬化病変が多発する。**
- **血尿は腎予後には関連しないが，血管炎を反映してIgA腎症の活動性のパラメーターになることがある。**
- **IgA腎症の予後にかかわる組織学的因子は，急性病変としては細胞性半月体，線維細胞性半月体，慢性病変としては全節性硬化，分節性硬化，線維性半月体である。**
- **IgA腎症の組織重症度評価に国際的にはオックスフォード分類が使われている。**

巣状分節性糸球体硬化症（FSGS）

FSGS の病理像

門川 FSGS は，わかりにくい病気だと思っています。今回，先生に臨床所見や病変形成については，いろいろと聞きたいことがあるんです。

長田 FSGS は診断が難しい病気ですね。でも，私が一番好きな腎臓病です。

門川 FSGS が難しい理由はなんでしょうか。

長田 1 つは，病変として分節性に糸球体硬化がみられる場合に，それを FSGS として臨床病理学的に診断していいか，根拠が明確ではないからでしょう。疾患名なのか病変の名前なのか判断しにくいですからね。また，狭義の FSGS とか広義の FSGS とか，FSGS がわからないことを前提とする用語が使われているのも理由の 1 つですね。さらに，FSGS にはいろんな病変があって，collapsing バリアントなど硬化病変がないものも FSGS に分類されることも理由の 1 つです。

門川 FSGSって多くはネフローゼ症候群ですよね。

長田 そうです。ネフローゼ症候群が，FSGS の根幹です。逆にいえば，ネフローゼ症候群ではない場合には FSGS と診断するのは結構難しいです。

門川 FSGS の基本的な病態は，ポドサイトの障害ですよね？

長田 そうです。最近は，**ポドサイト障害による糸球体硬化という，発症機序の観点から FSGS を理解する**ようになっています。

門川 僕の理解では，ポドサイトの障害が強くて，ポドサイトが脱落して，裸の基底膜が露出した部分に硬化巣がつくられると理解していますが，それでよろしいでしょうか？

長田 FSGS の形成過程としては基本的にはそうです。ただ，剥離の機序とかスピードも，硬化糸球体の多様な形態を規定する因子と考えています。

門川 まだ脱落していないポドサイトにも障害はあるので，硬化のみられない糸球体からも蛋白尿は出ていると考えていいですか？

長田 概ねそう考えてよいと思います。特発性 FSGS では，移植後高率に再発して，硬化病変がほとんどない状態でも蛋白尿がたくさん出ることからしても，循環血漿中の血管透過性因子によって，大多数の糸球体にポドサイト障害がおきたことによる蛋白尿と説明できます。硬化のない糸球体からも蛋白尿が出ていると考えるのはそういう理由です。

門川 二次性ではそうではないんですか？

長田 二次性にもいろいろあって，ネフローゼ症候群のことも，そうでないこともあります。**ネフローゼ症候群になる二次性 FSGS の原因は，ウイルス感染や遺伝子異常，薬剤性などで，おそらくほぼすべての糸球体から蛋白が漏れている**と考えられます。**ネフローゼ症候群にはならない二次性の代表は，ネフロン数が少なく糸球体肥大を伴う場合**です。低出生体重児では，ネフロン数が少ないために糸球体過剰濾過がおこり，小学校高学年から中学生の時期に，血尿のない蛋白尿で発見されて，その後もゆっくり蛋白尿が増えていきます。そして，入院すると蛋白尿が減るというパターンです。腎生検をすると糸球体肥大以外には何も所見がないので，過剰濾過によって蛋白尿が出ると考えられます。この場合には，ポドサイト障害はほとんどみられません。アンギオテンシンⅡ受容体拮抗薬（ARB）などによって蛋白尿が消えることもあります。

門川 つまり硬化病変だけでなく，硬化していないところからも蛋白尿が出ているのですね。でもそれがポドサイト障害なのか，血行動態によるものかによって蛋白尿のレベルが違うというわけですか。

長田 そう考えていいと思います。実は硬化病変から蛋白尿が本当に出ているのかについては，わかっていません。

門川 すると，病理でみて硬化病変が多いから蛋白尿が多いという考えは正しくないんですか？

長田 病変はあくまで結果ですから，硬化病変をたくさんつくるような，広範囲の糸球体濾過障壁の障害があるから蛋白尿が多いと解釈するのが妥当だと思います。

門川 それにしても FSGS の病理は難しいです。まだまだわからないことが多いですね。

FSGS のコロンビア分類

門川 **FSGS には，コロンビア分類があります。collapsing，tip，cellular，perihilar，NOS の 5 つのバリアントですね。**コロンビア分類（**➡ 図 5-8，表 5-2**）について，どんな意味があるのか歴史的な背景も含め教えて下さい。

長田 コロンビア分類を理解するためには歴史的に FSGS にどういう概念の変遷があったのかを知るのがいいでしょう。FSGS という疾患概念は，1957 年に Rich によって報告された小児のネフローゼ症候群がもとになっています。昔は MCNS と考えられていた症例の中で，腎不全ではなく敗血症で死亡する症例がありました。病理医の Rich は，そういう症例の剖検で腎臓を観察し，皮質の深部に巣状分節性糸球体硬化像がみられたと報告しました。その後，1970 年代の半ばに腎病理医 Churg と Habib が，solid lesion として分節性硬化について言及し，Churg が 1980 年代に WHO 分類で，focal segmental glomerulosclerosis / hyalinosis として記載しています。この古典的な FSGS は，長いことメサンギウムがつくる硬化病変と考えられていました。臨床的にはステロイド抵抗性ネフローゼ症候群，病理学的にはグロブリン沈着のない分節性硬化があれば FSGS と診断しました。

門川 古典的ということは，あとで新しい概念が出てきたということですね。

長田 1980 年代に，シカゴの Schwartz が cellular FSGS という，上皮細胞の増殖が強いネフローゼ症候群を報告しました。次いで，HIV 患者に合併した，著しい上皮細胞増殖と係蹄の虚脱を特徴とした進行性腎機能障害を伴ったネフローゼ症候群が，collapsing FSGS として報告されました。これらは，古典的な FSGS とは病理学的には異なり，硬化病変がない FSGS なんです。それに巣状でも分節性でもないことがしばしばです。これを FSGS にするのは，ステロイド抵抗性のネフローゼ症候群という共通点があったからです。もちろん時間が経てば硬化病変になるので結果的には FSGS でいいのですが，硬化のみられない時点で FSGS と診断するというのが，FSGS が純粋な病理形

図 5-8

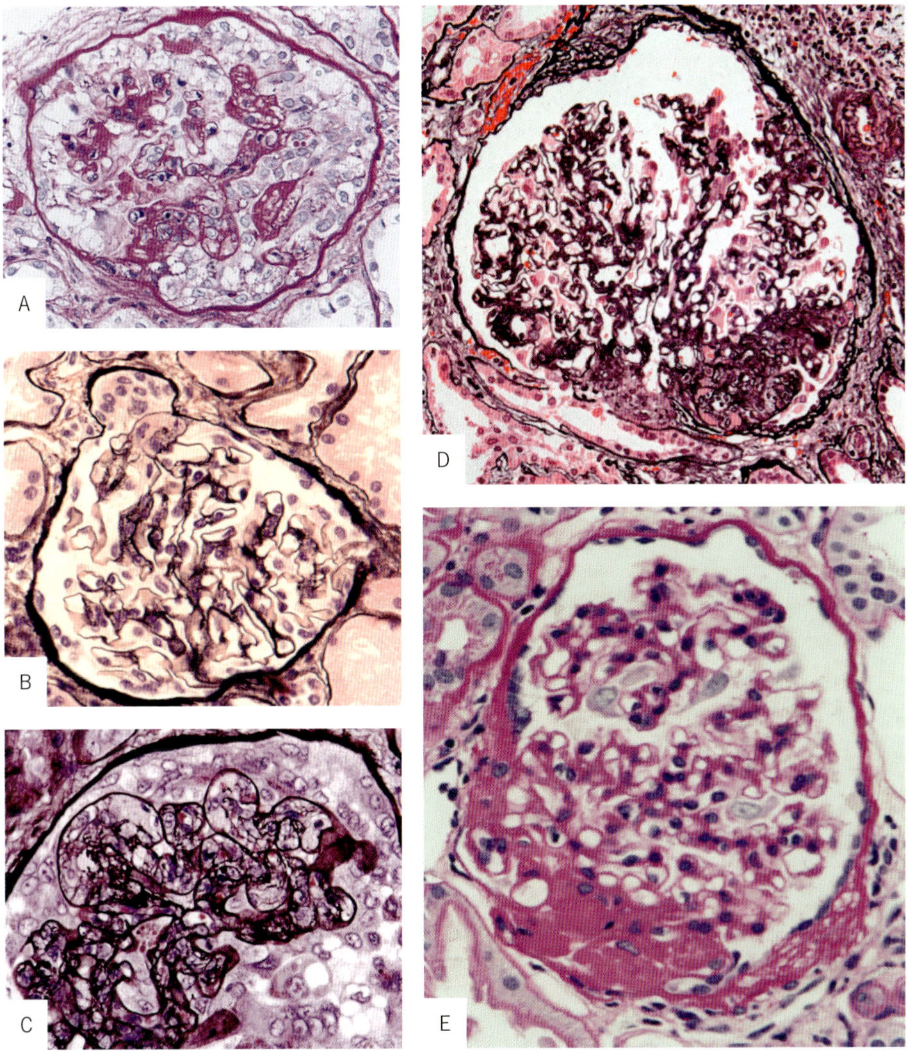

A：collapsing バリアント，B：tip バリアント，C：cellular バリアント，D：perihilar バリアント，
E：NOS バリアント

表 5-2　FSGS のコロンビア分類

1. **虚脱型亜型（collapsing バリアント）**
   少なくとも 1 個の糸球体で虚脱に加えて糸球体上皮細胞の肥大と過形成を認める
2. **尿細管極型亜型（tip バリアント）**
   少なくとも 1 個の糸球体の尿細管極に病変を認める。collapsing バリアントを除外する必要がある
3. **細胞型亜型（cellular バリアント）**
   少なくとも 1 個の糸球体で管内増殖を認める。tip，collapsing の各バリアントを除外する必要がある
4. **血管極型亜型（perihilar バリアント）**
   少なくとも 1 個の糸球体で血管極の硝子化を認める。cellular，tip，collapsing の各バリアントを除外する必要がある
5. **特定の亜型に分類されないもの（not otherwise specified；NOS）**

態学的診断ではないことを如実に表しています。

門川 では，FSGSってどう診断するんですか。

長田 難しいところですが，一言でいえば，「**FSGSは，糸球体濾過障壁の障害による係蹄内あるいは係蹄外の異常が分節性におこり，特異性なく広がって糸球体機能廃絶になるプロセスをたどる病気の総称**」というふうに捉えています。イメージしにくいですね。コロンビア分類って，そのあたりをうまく分類しているんです。

門川 コロンビア分類にはいくつかのバリアントがありますが，分類する意味はどこにあるんですか。

長田 1つは予後が違うことです。もともと予後がよいFSGSと悪いFSGSがわかっていたので，分類しやすかったのだと思います。

門川 バリアントを1つずつ確認していきたいです。まずperihilarバリアントはどう考えればいいですか？

長田 perihilarバリアントは，以前から知られていました。ずいぶん昔ですが，小児例を対象とした検討では，perihilarバリアントは進行性との報告がありましたが，その後，そうではなかったと報告されました。このタイプでよく知られているのが，膀胱尿管逆流現象（VUR）に伴う二次性FSGS病変です。頻度は稀ですが，VURとFSGSの因果関係は熱心に議論されました。結論は出ていませんし，もう議論されません。もともとVURには低形成腎を伴うことがありますが，よく考えれば，FSGSはVURではなく低形成，つまり低ネフロン数に基づく二次性FSGSと考えられます。その後，実験的糸球体過剰濾過モデルにみられる病変と同じであるため，**perihilarバリアントは二次性FSGSの典型像である**ことがコロンビア分類で明確にされました。

門川 perihilarバリアントは糸球体の血管極に硬化がおこるタイプですが，どうして糸球体血管極部にできるんですか？

長田 本当のことはわかりませんが，血管極部の輸入細動脈側にできやすいことから，血管極部の血流や血管拡張などの機械的ストレスと，同部位のポドサイトの脆弱性という局所の因子が，内皮細胞とポドサイト障害を介して硝子様沈着と分節性硬化をおこすと考えています。

門川 perihilarバリアントと診断する意味，いってみれば臨床的特徴はどうなんですか？

長田 今説明したように，診断の意味は，**perihilarバリアントではまず蛋白尿はあまり多くなく，予後は悪くないことが重要で，ステロイドの適応にはならない**と病理から判断できるという点です。典型的な病態は，糸球体過剰濾過の背景になり得る低ネフロン，肥満，低酸素により血管新生が糸球体肥大をおこすチアノーゼ型心疾患ですね。このバリアントをみたら，まずステロイドがいらない，腎不全になりにくいFSGSだなって思います。

門川 tipバリアントは，尿細管極に病変が生じるバリアントですが，予後がよいといわれています。なぜですか？

長田 tipとは，尿細管極のことですが，ここは係蹄との反応がおきやすいようです。その理由はよくわかりません。確かにtipバリアントは予後がよいと考えられています。おそらくステロイドの反応性がよいから予後がよいのだと思います。ただ，ステロイドへの反応は組織像が規定するものではないから，tip バリアントは，MCNS に類似した病態の結果として，一部の人に尿細管の起始部に病変ができるんだろうと思います。

門川　tip バリアントと診断したら，患者さんに大丈夫ですと説明していいんでしょうか。

長田　そうでもないです。tip バリアントでも進行性とそうでないのがあるとする論文があります。

門川　どういうことですか。

長田　tipって場所のことですよね。病変の質は基本的には関係ありません。FSGS は，基本的には全身性の疾患なので，組織でみられるものは単なる表現型です。同じ場所におきても，進行性かそうでないかは，場所が決めるのではなくて，背景の病態が決定すると考えるのが妥当です。その病態が，病変の場所ではなく質に現れていると考えます。実際 tip に病変があっても，係蹄内に泡沫細胞があって，係蹄の外に上皮細胞の反応が目立つ場合には進行性の可能性があって注意が必要です。経験的には，**ステロイドに反応がよい tip バリアントは係蹄内に硝子様沈着があったり，単に虚脱している場合が多くて，係蹄外に細胞反応があまりない**という印象を持っています。まず，ステロイドの反応を確かめてから患者さんに説明するほうがいいでしょうね。

門川　FSGS はどんな症例でも，コロンビア分類のようにキチンときれいにバリアント分類できるんですか？

図 5-9

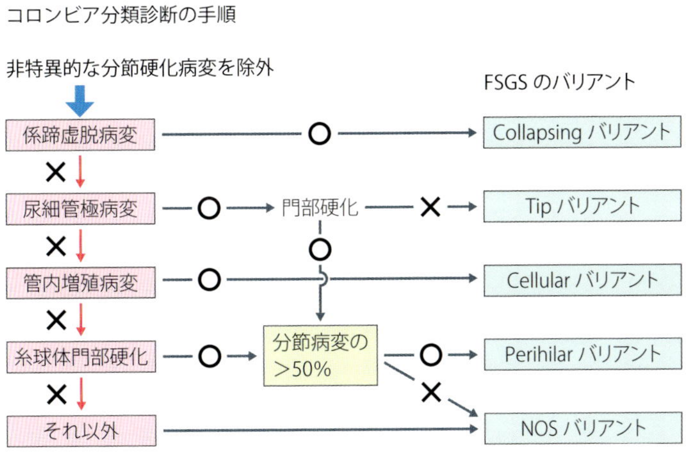

まず，非特異的硬化病変を除外する。しかし本当はこれが一番難しい（NOS との区別は困難）。次に FSGS の亜型の特徴的所見に注目する。はじめに collapsing lesion，次に tip lesion，cellular lesion，その後，分節性病変の分布から perihilar lesion を確認する。それ以外は，NOS に相当する分節性硬化からバリアントを決定する。このようにコロンビア分類のバリアントは，分節性病変の質と分布という異なった因子から決定されることが，一般の分類学とは異なる部分であり，当然，バリアント決定に迷う場合も出てくる。

長田 一応，アルゴリズム上はできることになっています（➡図5-9）。問題は，**このアルゴリズムは，本来FSGSと診断するためのものではなく，FSGSと診断した後に，バリアントを診断するためのもの**だということです。最も難しいのはFSGSと診断するかどうかで，診断してしまえばアルゴリズムに基づいてバリアントを分類するのは比較的簡単です。コロンビア分類に従って分類することの意味は，今のところ“腎の予後をcollapsingバリアントとtipバリアントで比較すると圧倒的にcollapsingバリアントが悪い”ということです。コロンビア分類の巧みだけど難しいところは，collapsingバリアントとかcellularバリアントは“病変の質”によって規定されていますが，tipバリアントとperihilarバリアントは“場所”で規定されているところです。どちらも満たす場合にどちらにすればいいのかわからないことはあり得ます。

門川 そういうときにはどうするんですか？

長田 よくわかりません。ただ，コロンビア分類は今のところcollapsingバリアント，tipバリアント，またはperihilarバリアントを明確にすればよくて，これらの分類は難しくはありません。治療としては，**perihilarバリアントにはステロイドは使わないし，tipバリアントはステロイドの反応に期待する。そしてcollapsingバリアントは，急激に腎機能低下に至るのでそれを理解して医療体制を組む。**これらは臨床的にも違う経過をたどりますから，分類する意味はあるんです。

門川 collapsingバリアントとcellularバリアントの区別って必要でしょうか？　どっちも予後が悪いようですし，治療も似たような感じだと思っています。

長田 HIV感染症以来，米国ではcollapsingバリアントが大きく扱われています。病変もユニークですしね。日本ではcollapsingバリアントは少ないですが，cellularバリアントはよくみます。一方，外国ではcellularバリアントは少ないようで，予後は十分解析されていません。collapsingバリアントだけの病変を呈し進行する症例もありますが，いろんな症例を経験すると，この2つバリアントの一部は，連続する病変からなる1つの病気の可能性があると私は思っています。collapsingバリアントと思って，切片をたくさんつくったらcellularバリアントの病変が出てくることも経験します。要は，病変は表現型なのです。表現型による分類は本質的ではないので，場合によっては違った病態でも似たような組織像を呈すると考えて，無理に違った病気だと形態で分けないほうがいいと思います。

二次性FSGS

門川 FSGSでは，原発性と二次性という言い方をしますけど，よくわからないんですよね。

長田 このあたりもわかりにくいですね。特に特発性ネフローゼ症候群という分類，原発性FSGSという言い方，二次性FSGSというカテゴリー，用語の定義がわかりにくいです。

門川 原発性と特発性は違うのでしょうか？

長田 本来は“原発性（primary）”は，糸球体だけに病変がおきること，“特発性（idiopathic）”は原因不明を意味します。FSGSは，原因が不明で糸球体だけに病変がおきるので，区別しないで使われてきたようです。本当は，Primary FSGS is an idiopathic nephrotic syndrome…とするべきだと思います。ちなみに，コロンビア分類ではprimary（idiopathic）FSGS と書かれています。FSGS の原因は長い間不明でしたが，ポドサイトの研究が進んでくると，それまで原因不明とされてきた FSGS の中に，遺伝子異常やウイルス感染によっておきるものがわかってきて，コロンビア分類では，これら原因が判明したものを二次性に分類するようになりました。ですから，**特発性（原発性）FSGS というのは，現在二次性 FSGS と考えられているものを除外した原因不明のものをまとめたものと**，理解できます。

門川 だったら，FSGS の臨床像として重要視されるネフローゼ症候群というのは，二次性でもあり得るんですね。

長田 もちろんです。ウイルス感染や薬剤性の collapsing FSGS はその典型です **(➡ 表 5-3)**。

門川 ステロイドを投与しない FSGSってどういうのがありますか？

長田 遺伝子変異による FSGS とネフロン数が少ないことによる二次性 FSGS，肥満関連 FSGS ですね。先にも説明しましたが，FSGS の遺伝子検索も相当進んでいますので，最近では FSGS の病因診断に遺伝子検査も行われています。

FSGS の基本はポドサイト障害

門川 先ほども話に出てきたように，FSGS の基本病態は，ポドサイトの障害ですよね。

長田 病態がポドサイト障害というとわかりにくいので，背景となる病態がポドサイト障害をおこした結果，FSGS になると考えたほうがいいでしょう。別の言い方をすると，原因のわからない FSGS 病変，FSGS として収拾のつかなくなった多彩な病変を，ポドサイト障害という病因論で括ったということです。

門川 FSGS が，ポドサイト障害として括られてきた経緯を教えてください。

長田 1970 年代以降，ポドサイト障害と FSGS を結びつけてきたのは，FSGS 患者の糸球

表 5-3　FSGS の分類

特発性（原発性）FSGS **二次性 FSGS** 1. 家族性・遺伝性 1）α-actinin 4 2）Podocin 3）WT-1 4）β-integrin 5）TRPC-6 2. ウイルス性 1）HIV 2）パルボウイルス B19 3. 薬剤性 1）ヘロイン 2）インターフェロン 3）リチウム 4）パミドロン酸 5）タンパク同化ステロイド	4. 機能構造的適応性病態 1）低ネフロン ①オリゴメガネフロニア ②片側腎無形成 ③腎異形成 ④逆流腎症 ⑤腎皮質壊死 ⑥慢性移植腎症 ⑦その他ネフロン数の少ない病態 2）正常腎 ①高血圧（腎硬化症） ②腎動脈塞栓症（血管閉塞） ③肥満 ④チアノーゼ性先天性心疾患 ⑤鎌状赤血球症

体の電子顕微鏡像にポドサイトの剥離があったとか，FSGSの動物モデルでは，硬化になる前の病理像にポドサイト障害があった，といういわゆる“association”（併存）をみてきた経緯があります。associationは因果関係とは違うのはわかりますね。

門川 たまたま同時にみられた，因果関係とするだけの証拠が揃っていないということですね。

長田 そうです。特にヒトでは因果関係は証明できません。1990年代になるとポドサイト関連蛋白が次々と発見され，これらの機能を欠失した動物モデルでは，ネフローゼ症候群になり，FSGSを発症することから，ポドサイト障害とFSGSは因果関係を持っていることが証明されました。だからポドサイト障害からFSGSが括られたわけです。細胞の機能障害と疾患分類が体系づけられた珍しい例で，腎臓の領域では画期的なことです。

門川 FSGSとMCNS（微小変化群）は同じ病気なのかどうかって，昔から議論があるんですが，結論は出ているんでしょうか？　学生に話をするときには，障害がそれほど強くないのがMCNSで，障害が強いのがFSGSで，この2つは連続する病態であると教えると，すごくよく理解してくれるんです。この説明はあっていますか。

長田 クリアカットにいうのは難しいと思います。**FSGSの病因論もだいぶわかってきていて，その点からもMCNSとは考えられないFSGSの症例は多いので，基本的にはFSGSの多くはMCNSとは別の病気**だと思います。確かにステロイドに反応してMCNSとしてずっと管理していた順調な患者が，急に蛋白尿が増えて生検するとFSGSを呈することもあるので，FSGSの一部は，発症初期にはMCNSのような病態と組織所見を呈すると考えられます。また，FSGSでも生検のタイミングやサンプル次第でMCNSにみえることがあり得ます。

門川 要するに病態と組織表現のずれですね。

長田 特に小児ではその傾向があるのですが，その場合でも，本質的には同じ病気かどうか判断できません。一部のFSGSは，MCNSと同様，リンパ球を中心とした免疫異常による疾患と考えられていて，MCNSの経過の途中でFSGSモードにスイッチすることがあるかもしれません。ずいぶん昔に経験した症例ですが，ステロイド依存性でシクロスポリンを使って寛解していたのですが，当時，シクロスポリンは保険で認められていなくて，患者さんの家族がステロイドだけでの治療を希望され，シクロスポリンを中止したとたんにネフローゼが再発，その後FSGSから腎不全になり，移植後にFSGSが再発した症例を経験しました。**病理所見は表現型であるという立場をとれば，MCNSがFSGSに移行したと臨床病理学的に解釈可能な場合はある**のですが，どこまで行っても結果論であって，FSGSの初期にMCNSらしい臨床経過をとる症例をもって，両者が連続した病気であるというのは難しいと思います。

門川 MCNSとFSGSはともにポドサイト障害でおきると考えられていますが，MCNSで指摘される足突起消失は，FSGSの硬化のない部分でもみつかるんでしょうか。なんとなく，学生は足突起消失というとMCNSみたいにパターンで覚えているもんで。

長田 **MCNSの蛋白尿のピーク時では，ポドサイトのびまん性足突起消失が特徴的**です。可逆性で，ステロイドが効けばもとに戻ります。FSGSのいわゆる原発性といわれていたものの中にも，同様にびまん性足突起消失を認めることが多いです。一方で二次性FSGS，特に，perihilar バリアントでは，むしろ足突起消失は稀な点で原発性と鑑別しています。それに膜性腎症でも糖尿病性腎症でも，足突起消失は硬化が進んだ糸球体に二次的にみられます。だから，足突起消失は MCNS の蛋白尿がピークのときにびまん性にみられるという以外は疾患特異的ではないともいえるでしょう。

門川 そもそも足突起消失というのはどういう現象なんでしょうね。蛋白尿の結果なのか，原因なのか。どちらなんでしょうか **(➡ 図 5-10)**。

長田 足突起消失は foot process effacement といい，よく“足突起癒合”と訳されますが，実際には癒合しているわけではなく引っ込む“retraction”とするのが正しく，イメージとしては，指の間に水掻きができるという感じです **(➡ 図 5-11)**。足突起消失は，

図 5-10

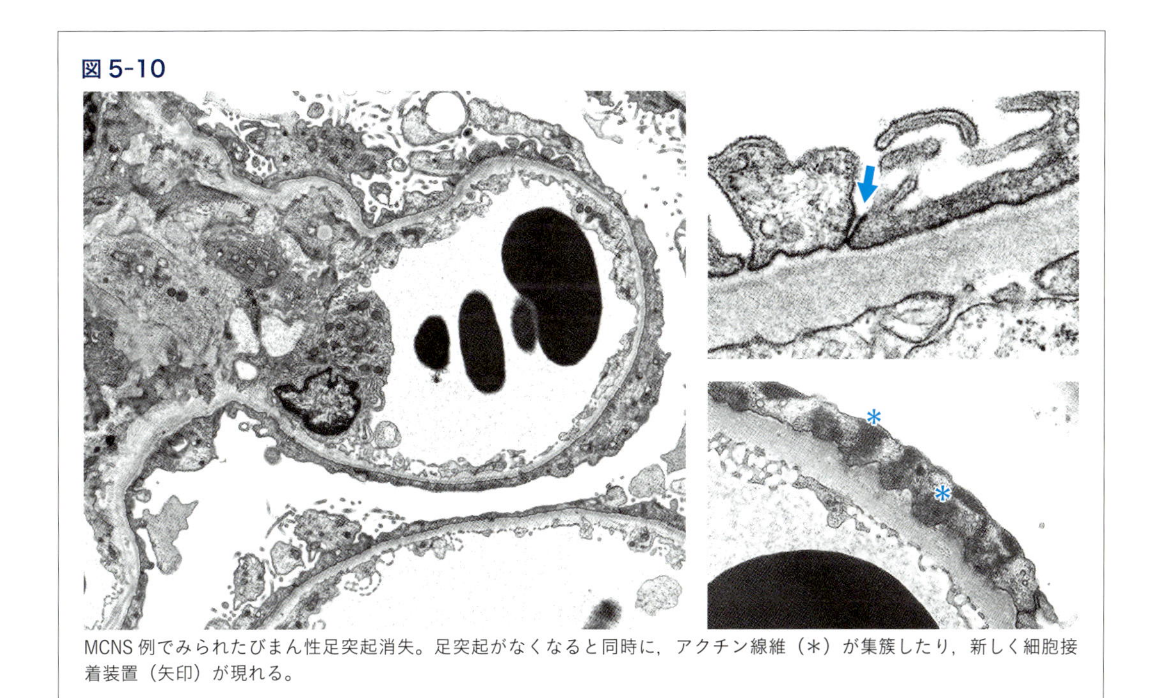

MCNS 例でみられたびまん性足突起消失。足突起がなくなると同時に，アクチン線維（＊）が集簇したり，新しく細胞接着装置（矢印）が現れる。

図 5-11

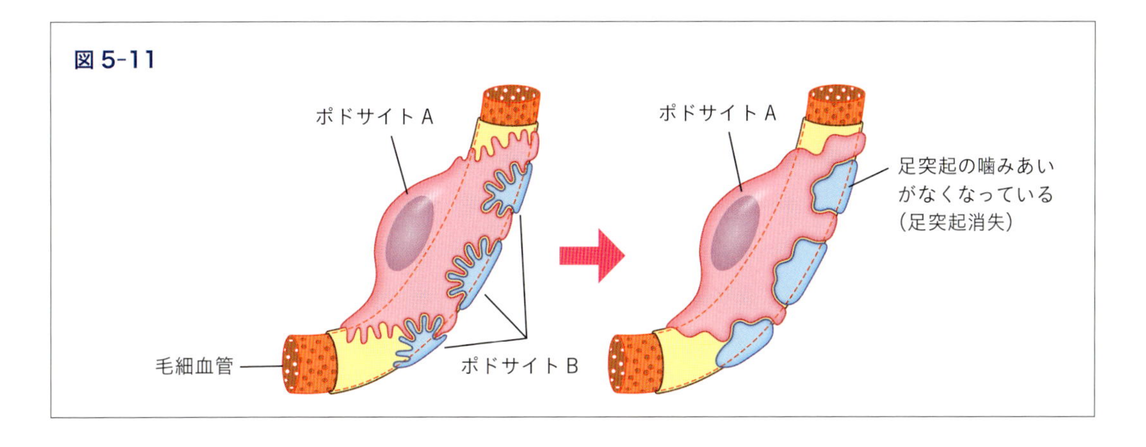

蛋白尿の原因ではないと考えます。確かに蛋白尿の多い疾患では，電子顕微鏡では足突起消失が目立ちますね。一方で極度の栄養失調であるKwashiorkor症候群では，蛋白尿はなくても，びまん性足突起消失がみられます。また，実験的にもアミノヌクレオシドというポドサイトに障害をおこす薬剤を少量投与すると，足突起消失はあるものの蛋白尿はみられないし，同様のモデルでは蛋白尿が出てくる前にすでに足突起消失はあることが知られています。ですから**足突起消失というのは，蛋白尿の原因ではなく，蛋白尿をおこすストレスに対するポドサイトの細胞としてのストレス応答をみていると考えられます。**具体的には，**足突起の形態を維持しているアクチンとそれにリンクしているスリット膜構成分子の障害の結果としてみられるポドサイトの形の異常をみている**と考えています。蛋白尿はその応答の結果です。

門川 では，電顕でみられる足突起消失で蛋白尿の説明をするというのは間違っているんですね。

長田 確かに説明するには便利ですが，あくまで二次的な現象なので正確ではありません。蛋白尿の原因は症例や疾患によってさまざまなので，足突起に蛋白尿の全理由を押しつけるのは正しくないと思います。だって足突起消失があったらそのせいにして，なかったら知らないっていうのはおかしいでしょう。

門川 FSGSって奥が深いのはわかっていましたが，その疾患概念が変わっていることを理解することが大事なんだなってわかりました。ネフローゼ症候群ではない場合や血尿が目立つときなんか診断が難しそうだと思います。

長田 そうですね。特徴的な病理所見もあるのですが，やはり除外診断をどれだけ丁寧にできるかというのも大事なことだと思います。FSGSの診断は難しいですが，臨床的に最も大事なことは，診断そのものがどういう治療に結びつくのかをイメージすることです。

ここまでの「まとめ」

- FSGSは臨床病理学的な概念であるが，その概念は変遷している。
- FSGSはポドサイト障害という病因論で括った概念である。
- FSGSコロンビア分類には，collapsing，tip，cellular，perihilar，NOSの5つのバリアントがある。コロンビア分類は，臨床的予後が異なるという意味で分類する意義がある。
- コロンビア分類は今のところcollapsingバリアント，tipバリアント，perihilarバリアントを明確にすればよく，これらの分類は難しくはない。治療としては，perihilarバリアントにはステロイドは使わないし，tipバリアントはステロイドの反応が期待できる。collapsingバリアントは，急激に腎機能低下に至るのでそれを理解して医療体制を組む。
- 原発性（特発性）FSGSは，原因が明らかとなった二次性FSGSを除外した原因不明のものをまとめたもの。
- FSGSとMCNSは基本的には違う病気であるが，一部の症例はMCNSからFSGSに移行するような臨床病理学的所見を呈する。

膜性腎症

膜性腎症の病理像

門川　**膜性腎症って高齢者のネフローゼ症候群としては，一番先に疑う疾患**ですね。

長田　そうですね。小児のネフローゼ症候群ではMCNSが一番多いのですが，成人，特に高齢者のネフローゼ症候群で，血尿があまりない場合は，まず膜性腎症を疑いながら標本をみます。膜性腎症の病理所見を説明していただけますか？

門川　**膜性腎症では，PAS染色で膜の肥厚を，PAM染色でスパイク形成，点刻像**を認めます。

長田　そうですね。スパイク形成と点刻像は，基底膜の沈着物をみているという点では同じですが，点刻像は基底膜に沈着する免疫複合体がPAM染色で染まらないので，点として抜けてみえるものです。ですから，**スパイクを形成していない早期でも膜性腎症を示唆する所見として点刻像は重要**です。スパイクは沈着物に挟まれたPAM陽性の基底膜が棘のようにみえるのをいいます〔**➡図2-20**（38頁），**21**（39頁）参照〕。

門川　膜性腎症は，ネフローゼ症候群を発症するという点では同じですが，MCNSに比べて徐々に発症する印象がありますね。

長田　実際には，MCNSのように液性因子による急性のポドサイト障害よりも，免疫複合体が次第に沈着して蓄積していくっていう過程を考えると納得できますね。

門川　ところで膜性腎症にはStage分類がありますが，光学顕微鏡でもわかるんですか？

長田　本来Stage分類は電顕所見から診断する（**➡図5-12**）のですが，光顕ではだいたいStage Ⅰ〜Ⅱか Stage Ⅲ〜Ⅳくらいはわかります。Stage Ⅰはスパイクがあまりみえないけど，点刻像があることで推定できます。Stage Ⅱ〜Ⅲではスパイクがよくみえます。

門川　なるほど，スパイクと点刻像ってわずかなずれがあるんですね。

長田　そう思っています。**光顕PAM染色でスパイクがみえるのは，基底膜が沈着物に反応して増加し，免疫複合体の間にPAM陽性の細胞外基質をためている，つまり発症して時間がたって，ポドサイトが基底膜を産生するという過程を経ている**ことを示しています。実際には同じ標本の中に違ったStageがみられます。

門川　膜性腎症のStage分類ってどのような利点があるんですか？

長田　病理分類って形態のバリエーションを記載するところから始まっています。分類学ですね。それに意味を持たせるかどうかは分類した後に検証されます。膜性腎症のStage分類は基本的な病変の進行を表していることは明らかです。早期の病変なのか古い病変なのかを示していますから，1人の患者の病態の推移を知るにはいいでしょう。

門川　膜性腎症って，20〜30％は無治療でも治るといわれていますね。病理で自然治癒する人とそうでない人ってわかりますか？

長田　私にはわかりません。繰り返しになりますが，病変って病態の表現型を切り取ってみているのです。膜性腎症なら，抗原抗体複合物ができなくなることが治る理由ですから，形態学的に予測できるかなんて無理だと思います。ただし，特発性か二次性かと

図 5-12

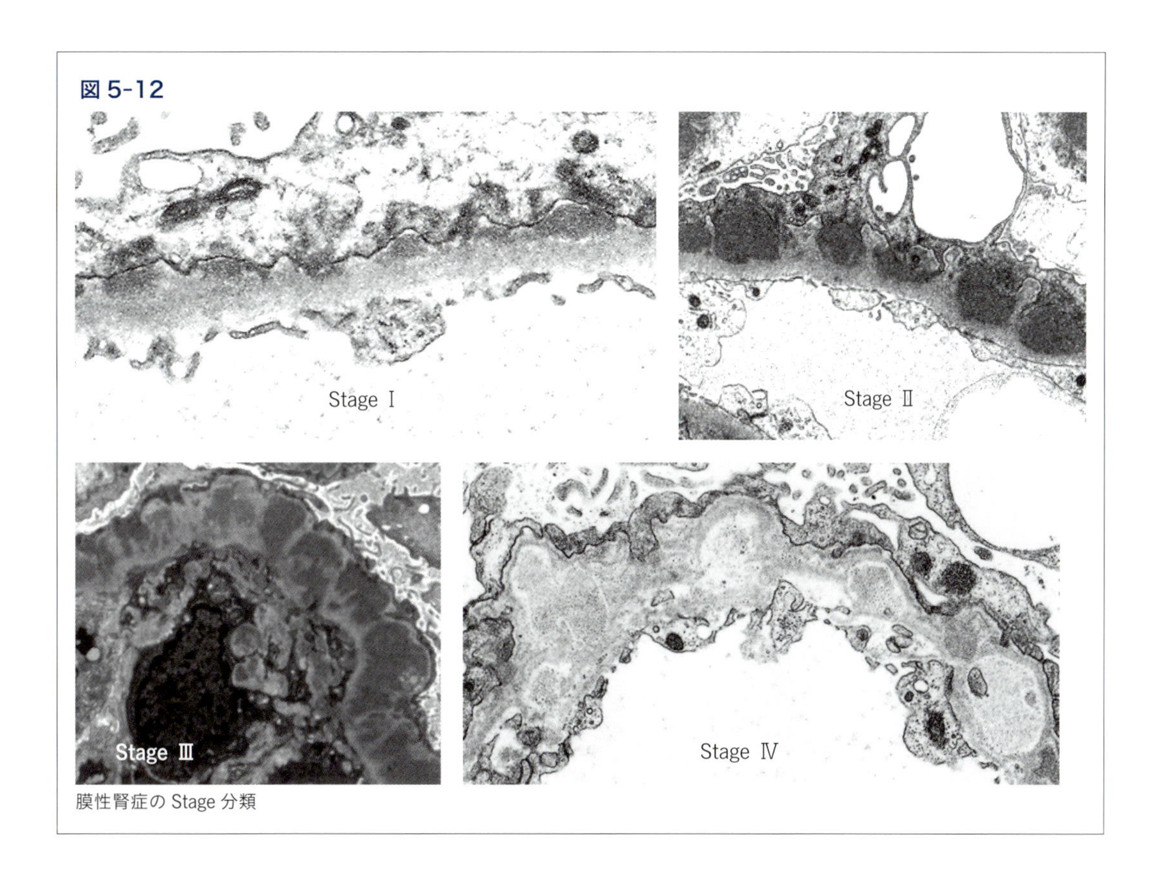

膜性腎症の Stage 分類

いうのはとても大事で，この鑑別はしっかりする必要がありますし，病理組織である程度言及できます。

特発性膜性腎症と二次性膜性腎症

門川 最近，特発性膜性腎症の特異抗原がいくつか同定されましたね。

長田 特発性膜性腎症の抗原は長い間わからなかったのですが，ボストンの Salant のグループが，正常糸球体から蛋白を抽出し，患者血清でウエスタンブロットを行い，バンドの部分を質量分析にかけて多くの候補蛋白の中から phospholipase A2 receptor (PLA2R) を同定しました。抗 PLA2R 抗体は，大部分の特発性膜性腎症の患者糸球体に IgG と一緒に陽性に存在したことから，PLA2R が特発性膜性腎症の原因抗原であると特定しました。この他にも thrombospondin type-1 domain-containing 7A (THSD7A) も原因抗原であると示唆されています。

門川 じゃあ，もう原因がわかったので二次性ではないんですか？

長田 そのあたりが先ほどの FSGS と違うところです。従来，原因不明だから特発性とされたものの原因がわかったら，二次性に分類されるのですが，膜性腎症では特発性とされていた原因の 9 割が PLA2R だとわかったので，特発性膜性腎症というこれまで大事にされた概念は残しています。ですから PLA2R や THSD7A 抗体染色陽性を証明することで，特発性膜性腎症と診断するようになっています。

門川 特発性か二次性かの見分け方はどうすればいいのでしょうか？

長田 光顕像ではわかりません。まず，特発性かどうかを判断します。**特発性の場合はIgG4が抗体ですので，特発性ではIgG4が優位に基底膜に沈着します。IgG4が単独で陽性でも，IgG4関連腎臓病に伴った膜性腎症は二次性**ですから，**特発性の診断には必ず抗PLA2R抗体染色をする**必要があります。二次性の診断には，まず特発性を除外することが大切です。そしてIgGのサブクラス染色です。二次性では，IgG4以外の，特にIgG2やIgG3が染色されます。

門川 電顕ではどうでしょうか？

長田 明らかなのは，**上皮下以外に沈着がある場合**です。**たとえばメサンギウムに沈着があれば，特発性ではない**だろうと考えます。代表的なのはループス腎炎です **(➡図5-13)**。二次性膜性腎症の診断に対して，特発性を否定すると同時に臨床的にも，二次性膜性腎症を示唆する疾患をチェックしないといけませんね。

門川 代表はもちろん先ほどのループス腎炎V型ですが，悪性腫瘍，感染症，あるいは薬剤も大事ですね。特に関節リウマチにブシラミンを投与している場合は，二次性を疑います **(➡表5-4)**。

長田 二次性の原因がわかると，治療のバリエーションが広がりますから，臨床的に検索するのは重要だと思います。実際に膜性腎症から潜在する癌がみつかった例もありますし。

病理所見から見た膜性腎症の症状

門川 膜性腎症って多くはネフローゼ症候群ですよね。どうしてあんなに蛋白尿が出るのですか？

図5-13

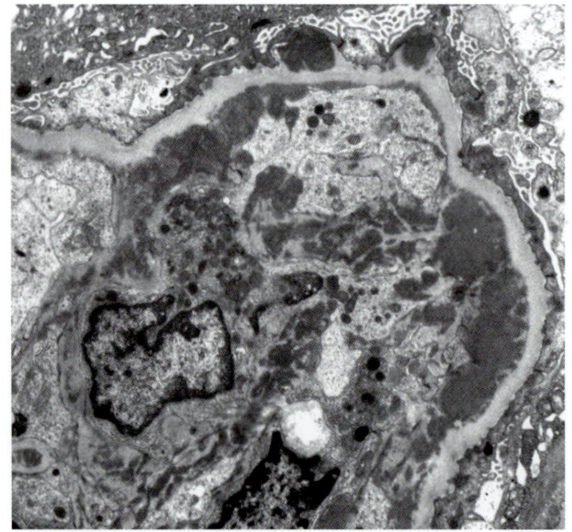

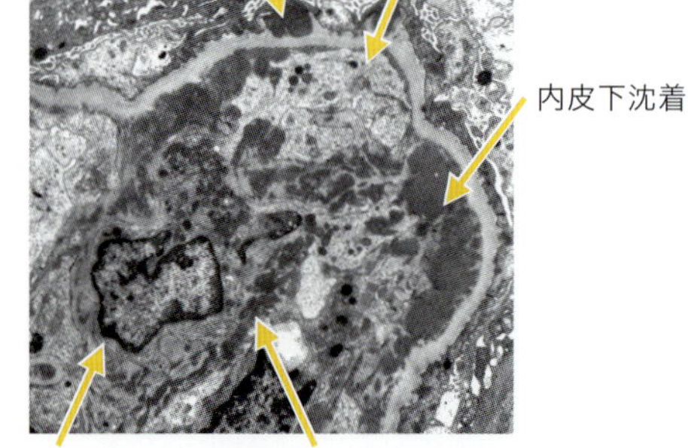

ループス腎炎の電顕所見で，メサンギウム沈着と上皮下沈着を認める。このメサンギウム沈着は，もともと内皮下沈着であったものが，増殖性病変によって毛細血管が潰れたためメサンギウム沈着にみえている可能性もある。

表 5-4　二次性膜性腎症の原因

- **感染症**：B 型肝炎，C 型肝炎，梅毒，マラリア，フィラリア，日本住血吸虫症
- **薬剤性**：ペニシラミン，ブシラミン，NSAIDs，抗 TNF 薬，金製剤，リチウム，カプトプリル，水銀
- **膠原病，免疫疾患**：SLE，関節リウマチ，混合性結合組織病（MCTD），シェーグレン症候群，ANCA 関連血管炎，サルコイドーシス，橋本病，バセドウ病，IgG4 関連腎臓病
- **悪性腫瘍**：癌，肉腫，リンパ腫
- **その他**：移植腎 *de novo*，移植片対宿主病（GVHD），ギラン-バレー症候群

長田　ネフローゼ症候群って 2 個の腎臓にあるほとんどすべての糸球体から蛋白尿が漏れていると私は考えています。つまり，多くの場合は，同様の糸球体変化が万遍なくおきていると理解しています。膜性腎症では，どの糸球体も IgG が沈着していますよね。

門川　沈着すると，どうして蛋白尿が出るのでしょうか？

長田　そのメカニズムは，本当はわかっていませんが，いくつかの説があります。1 つは，**基底膜説。基底膜は陰性荷電で，沈着物は陽性荷電が多いので，沈着により基底膜の電荷が中和されて蛋白尿が出るという説**です。また，沈着によって基底膜は肥厚したり不整になったりするので，これも蛋白尿の原因として基底膜説を支持しています。もう 1 つは，**基底膜の免疫複合体に結合した補体によるポドサイト障害，つまりポドサイト説**です。どちらも十分考えられますが，電顕では沈着物のある部分のポドサイトにほぼ例外なく足突起消失があるので，沈着物による補体を介したポドサイト障害がおこり，アクチン，あるいはスリット膜の機能異常があって，蛋白尿になるのではないかと考えています。

門川　膜性腎症では血尿はみられないのが一般的ですが，そうですか？

長田　膜性腎症の電顕写真で，赤血球が肥厚した基底膜から漏れ出ているのをみたことがあります。ですから膜性腎症の Stage が進むと，基底膜の障害が強くなって一部で断裂するために血尿を生じるのではないかと考えています。特に経過が長い Stage Ⅳ では，膜の障害が強ければ血尿は軽度ならば十分考えられます。

膜性腎症の進行

門川　逆に発症早期の膜性腎症はどんな病理所見ですか？

長田　一般に沈着物が小さく，まばらであり，沈着がある部位でも基底膜の肥厚がありません。早期かどうかは蛍光抗体法ではわからないので，早期の判断に電顕所見は欠かせません。

門川　膜性腎症って進行しないと習ったんですが，実はそうでもないんですね。

長田　**特発性膜性腎症には，増殖性変化はないので，糸球体が壊れる所見として膜性病変による蛋白尿やポドサイト障害で癒着をおこしてそこを核として硬化が進行する**と考えられます。それと，膜性腎症以外の因子というのも，進行に加担しているという報告もあります。

門川　別の腎症が併発するのですか？

長田 1992年に，膜性腎症が腎不全に進行するのは，FSGSを併発するからだという報告がありました。おそらく二次性FSGSで，原因は高血圧などの全身性の因子が背景にあるというものでした。そのときには，欧米ではメタボリック症候群の頻度が高いので，日本とは違うんだろうと考えていましたが，最近では日本でも同様の病態を背景として，膜性腎症に糸球体硬化がみられることが目立ってきています。

門川 メタボリック症候群には注意ですね。どうしてメタボリック症候群が膜性腎症を増悪させるんですか？

長田 膜性腎症に限ったことではないと思いますが，糸球体高血圧，血管障害による虚血や高脂血症，蛋白尿あるいは補体沈着によるポドサイト障害が複合的に関連すると思っています。もちろん，沈着物や基底膜障害という基本的な膜性腎症としての基質障害があることが重要で，それにメタボリックな病態が加わることで濾過障壁の障害が増幅するのでしょう。**臨床的に進行性や血尿のある膜性腎症をみた場合には，膜性腎症とは別の，糸球体硬化を促進する病態にも注意すべき**だと思います。膜性腎症とANCA関連血管炎が併発することも知られています。

ここまでの「まとめ」

- **膜性腎症は，高齢者のネフローゼ症候群としては一番先に疑う疾患である。**
- **膜性腎症では，PAS染色では膜の肥厚を，PAM染色では，スパイク形成，点刻像を認める。**
- **特発性膜性腎症は，IgG4だけが基底膜に沈着し，抗phospholipase A2 receptor (PLA2R) 抗体による免疫染色で確定する。**
- **二次性膜性腎症の原因には，悪性腫瘍，ウイルスあるいは寄生虫感染症やループス腎炎その他があり，特発性の除外，IgGサブクラス染色と電顕によって診断する。**
- **特発性膜性腎症の進行の背景には，メタボリック症候群などの全身性の病態もある。**

膜性増殖性糸球体腎炎（MPGN）

MPGN の病理像

門川　MPGN もいまひとつよくわからないです。臨床的に MPGN と診断することはないので，メサンギウム増殖と基底膜の二重化があって形態学的に MPGN と病理診断されてから，「どうしよう，MPGN は二次性が多いので何か原因があるのかな」，と考えることになります。それに，典型的ではない病変もたくさんあるじゃないですか。アトラスには MPGN の鑑別疾患の表が出ていて役に立ちますが，この 1 つひとつを鑑別しなくちゃいけないのかなと，気が遠くなるんです。どうやって MPGN を考えたらいいのか，教えて下さい。

長田　第 2 章で話しましたが，MPGN は病因診断が病型診断になってきて，現在は病型診断として，病因に関係なく診断されています。

門川　そうすると形態が独り歩きしてしまって，ゴミ箱のような診断になるのですね。

長田　ゴミではありませんが。MPGN をきたす疾患群は，分類基準が形態学的，さらに病因論的というふうに概念が歴史的に変遷してきたために，確かにわかりにくいです。実際にはたくさんの異なった病気が MPGN パターンをとりますから，形態から病態は捉えにくいです。

門川　MPGNってタイプが 3 つありますね。これはどうやって分類されたのですか？

長田　古典的な MPGN は病理学的に 1，2，3 型と 3 つに分けられています。これについては第 1 章でも触れましたが，まず，dense deposit disease（DDD）という病気があることに気づいたのが始めです。これは 1963 年に IgA 腎症を提唱した Berger が，Glomerulonephritis with unique, extremely osmiophilic deposition（とても高電子密度の沈着を特徴とする糸球体腎炎）として報告したもので，MPGN 2 型（DDD）です。同じ頃に米国の West らが，典型的な低補体腎症を MPGN 1 型としました。3 型は，1 型でも 2 型でもないもの，つまり**毛細血管内皮下沈着があまりなくて，上皮下沈着があったり，膜の障害像が目立つという電子顕微鏡所見から，病気として臨床的な意味がはっきりしないまま分類**されました。3 型は，電顕所見でさらに 2 つの亜型に分類されました。

門川　どうして 3 つに分ける必要があるんですか？

長田　電顕所見に特徴があったので，とりあえず電顕で分類されたのだろうと思います。分ける意味は後づけですが，**1 型は割と治療反応性がよく，2 型は予後が悪い。3 型は，1 型よりは予後が悪いけれど 2 型と同じか少しだけよい，という程度**だと思います。実は 3 型についてはあまりよくわかっていないようです。

門川　すべての MPGN の症例が 1～3 型どれかに分類できるんですか。

長田　そうではなくなっています。分類ができた当時は，現在ほど MPGN のスペクトラムが広がっていなかったので，この 1～3 のどれかに当てはめられるものを MPGN としていましたが，最近はどこにも入らないものも多く，たとえば補体が関係しない，糸球体が分葉していないMPGNも増えています。そして最近では，この分類の重要な基盤だった1型は減少し，1型の一部，2型と3型の多くはC3腎症として独立しました。なので，もう意味が少ない分類になってきたと思います。私は典型的でなければこの分類は使いたくないなと思っています。単なるパターンですからね。

門川 確かに電顕だけで区別するのはどこまでいっても病因にはなりませんね。MPGNをきたす疾患を表にまとめていただけますか？

長田 MPGNをきたす疾患は，たくさんあって**表5-5**にしておきますが，やはり病因で1：免疫グロブリン沈着型，2：補体依存型，3：免疫グロブリンも補体も沈着しないものと，3つに分けるとわかりやすいと思います。

免疫複合体型MPGN

門川 免疫複合体型にはどんな疾患があるのですか。

長田 免疫複合体ができるのは，抗体が持続して存在したり，循環血液中に免疫複合体が形成されて糸球体に沈着することで，補体活性がおこり，糸球体腎炎になるというものです。**代表は慢性の感染症と自己免疫疾患，異常蛋白血症（dysproteinemia）です。慢性感染症は，HBV，HCVなどのウイルス感染症や心内膜炎などの細菌感染症，寄生虫感染症で，自己免疫疾患はSLEや関節リウマチ，異常蛋白血症は単クローン免疫グロブリン沈着症，クリオグロブリン血症**です。稀には，悪性リンパ腫や悪性黒色腫などの腫瘍性疾患でも報告されています。でも，沈着したグロブリンすべてが本当に免疫複合体を形成しているのかは不明です。

門川 MPGNというと，鑑別によく出てくるのがクリオグロブリン腎症ですね。これも免疫複合体型なんですね。血中のクリオグロブリンは陰性なのに，病理の先生は「クリオどうですか？」って言われるんです。

長田 で，「陰性です」って言っても「外注でしょ？」「自分の手でやりましたか？」って返ってきませんか？

門川 あ，そうなんですよ。そこまでしてクリオグロブリン腎症を疑うのってどうしてですか？

長田 クリオグロブリンというのは，37℃より低い温度で沈殿する性質の免疫グロブリンですが，これが血中に増加したのがクリオグロブリン血症です。**混合型クリオグロブリン血症では，IgGを抗原，IgMを抗体とする免疫複合体が全身に小型血管炎**をおこします。これが腎臓におきると，糸球体にはMPGNに分類される病変がみられる。クリオグロブリン腎症は，組織学的にMPGNを背景としてマクロファージあるいは好中球の浸潤が強く，IgGとIgMの沈着があって，糸球体係蹄内の蛋白血栓などの特徴があるので，そういう所見があれば，血中のクリオグロブリンが陰性でも，クリオグロブリンの再検査を強く勧めます（➡**図5-14**）。

門川 通常のMPGNとはちょっと違うのですね。

長田 というか，クリオグロブリン腎症と診断する意味は，病型診断のMPGNの中で，珍しく病理で基礎疾患が推定できるからです。C型肝炎やSLEが基礎疾患として代表的ですね。

表 5-5　MPGN の組織パターンを呈する疾患

免疫グロブリン沈着型
- 特発性／原発性糸球体疾患：特発性 MPGN，IgA 腎症
- 感染症：肝炎ウイルス（B，C 型），細菌（心内膜炎，シャント腎炎，膿瘍），真菌，寄生虫
- 自己免疫：ループス腎炎，シェーグレン症候群，関節リウマチ
- 異常蛋白血症：単クローン免疫グロブリン沈着症，慢性リンパ性白血病，混合型クリオグロブリン腎症，イムノタクトイド糸球体症，細線維性糸球体腎炎
- その他：非ホジキンリンパ腫，腎細胞癌，門脈圧亢進症に対する脾腎シャント手術後，α1 アンチトリプシン欠損症

補体依存型
- DDD
- C3 腎炎
- 遺伝性 CFHR5 腎症

免疫グロブリンも補体も沈着しないもの
- HUS，aHUS，TTP の治癒期
- 抗リン脂質抗体症候群
- 骨髄移植関連腎症
- 移植腎慢性拒絶
- 放射線腎症
- 悪性高血圧症
- フィブロネクチン腎症

図 5-14

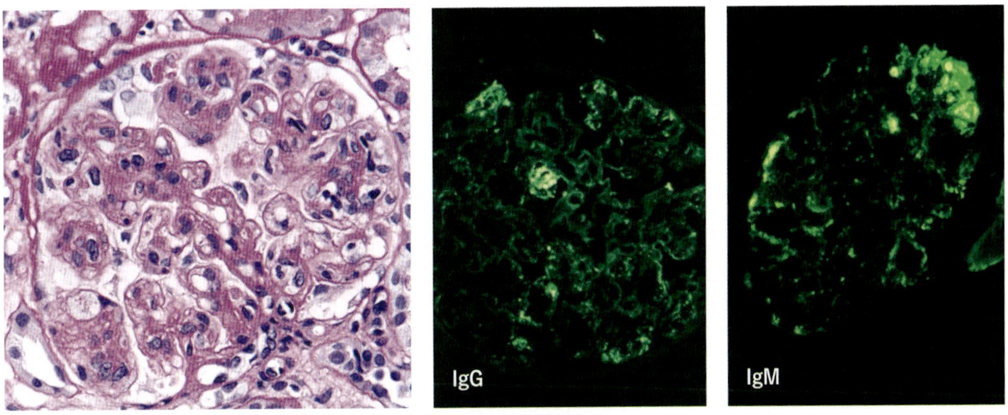

IgG

IgM

MPGN を呈するクリオグロブリン腎症の糸球体。IgG と IgM の沈着がある。

補体依存型 MPGN

門川　補体依存型というのは C3 腎症のことですね。C3 腎症として独立した経緯を教えてください。

長田　MPGN 1〜3 型の症例の中に，低補体があって，C3 が単独で沈着するという一群があることは以前から知られていました。電顕で分類したはずの MPGN の中に，その型とは関係なく，蛍光抗体で C3 単独陽性の症例があり，それらが補体第二経路の異常

活性によっておきることがわかったので，病因で分類しなおしてC3腎症と独立したのです。

門川 そうすると，C3腎症であっても，MPGNの病型をとらないものも出てくるのですね。

長田 はい。典型的なMPGNを呈する前の病変はMPGNではないけれど，補体活性はおきています。だから，免疫グロブリンを伴わないC3単独，あるいはかなり優位なC3沈着があれば，MPGNパターンでなくてもC3腎症と診断します。その場合感染後腎糸球体炎（PIGN）などいくつかの疾患を除外する必要があります **(➡図5-15)**。

門川 確かに，C3腎症は，PIGNと区別が難しいっていいますよね。自然に治る病気と進行性の病気の違いは臨床的に大きいので区別は必要ですね。

長田 **PSAGNの発症は急性腎炎で，C3腎症の多くは亜急性腎炎の臨床像で，どちらも低補体があり，ASO値を含めて臨床的には区別できない**ことがあります。

門川 どうすれば区別できるのでしょうか。

長田 PSAGNでは，自然経過として3〜4か月で補体が正常化するのに対して，C3腎症では低補体があれば持続します。特にC3腎症をPIGNと思って治療しないでいると，補体がなかなか回復しないし，尿所見は持続するので腎生検をして確かめますね。

門川 腎生検ではわかるんですか？

長田 光顕では難しい場合があります。**蛍光抗体法では，病初期はC3腎症ではC3が単独あるいは免疫グロブリンよりも強く陽性で，PIGNではIgGとC3が陽性**なので大体区別はできますが，**PIGNの回復期には免疫グロブリンの沈着が消失してC3だけ**がみられます。**特に鑑別のために腎生検をする時期では，蛍光抗体法でも判断が難しい**場合があります。PIGNの急性期に必ずみられるという電顕でのhump **(➡図5-16)** は，C3腎症でもときに認められます。ただ，PIGNでは，電顕での沈着物の電子密度が高く，比較的小型の沈着物が基底膜内や上皮下，内皮下などに散在している一方で，C3腎症のうちDDDは，電子密度が高い連続性の沈着，C3腎炎では，電子密度の低い沈着が，基底膜やメサンギウムに塊状にみえるので，PIGNとの区別はある程度可能です。でも，PIGNでも補体第二経路の異常があったりするので，このPIGNとC3腎症の鑑別についてはさらに検討する必要があります。

門川 DDDとC3腎炎の区別はどうやってするのでしょうか？

長田 今のところ，電顕の電子密度の違いしかありません。繰り返しになりますが，**DDDでは基底膜の緻密層（lamina densa）に電子密度の異常に濃い沈着物が連続性に認められるのに対して，C3腎炎では電子密度の高くない塊状の沈着物が基底膜やメサンギウムにみられることで鑑別**します。一方で，C3腎炎がDDDに移行した症例や，DDDの初期はC3腎症と診断せざるを得なかった症例があるので，この2つの疾患の一部の症例は，別の病気というより1つの病気の違った病期をみている可能性があります。電顕所見としてはDDDにあと一歩，という症例を“would be DDD”っていうらしいですが，それらをDDDとして扱うのがいいのかどうかはまだよくわかりません。

門川 それなら，C3腎症をDDDとC3腎炎に分ける意味があるのか疑問になりますね。

長田 いいポイントです。あるとするなら，臨床的な意味ですね。今のところ，DDDが予

図 5-15

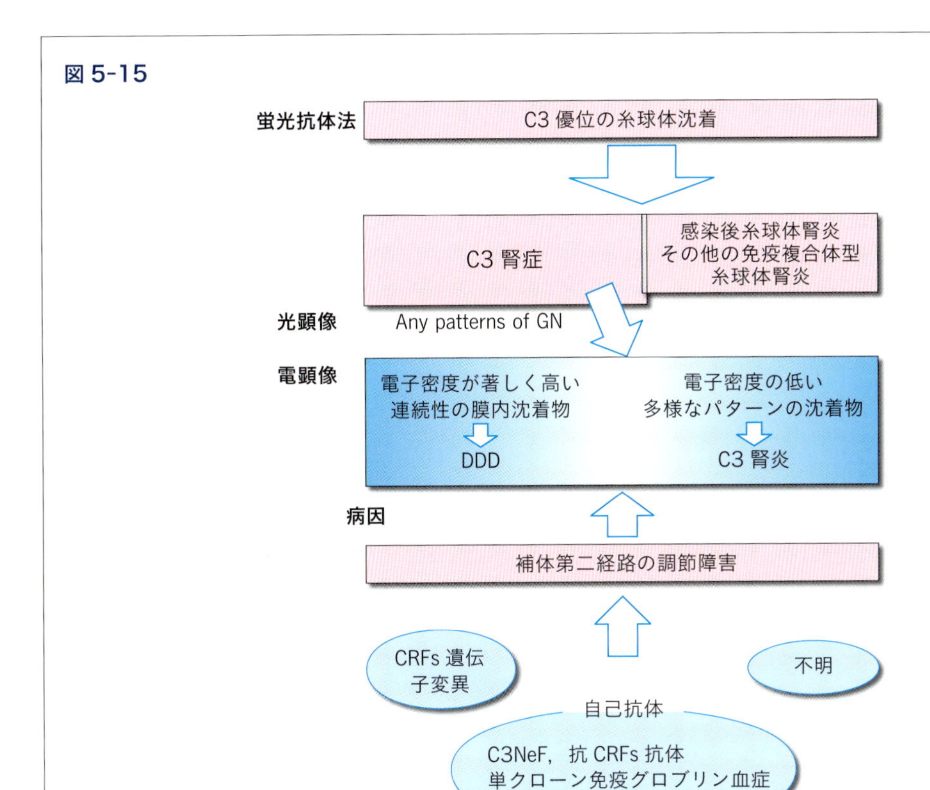

C3 沈着が優位にみられる場合に感染後糸球体腎炎（PIGN）と C3 腎症（C3GP）を鑑別にあげるが，背景には補体の第二経路の制御異常が作動している。C3GP は C3GN と DDD に電顕所見から分けられるが，クリアカットに分別はできないことも多い。
CRFs：complement regulatory factor
〔Ito N, Ohashi R, Nagata M：C3 glomerulopathy and current dilemmas. Clin Exp Nephrol, Nov 23, 2016 より引用〕

図 5-16

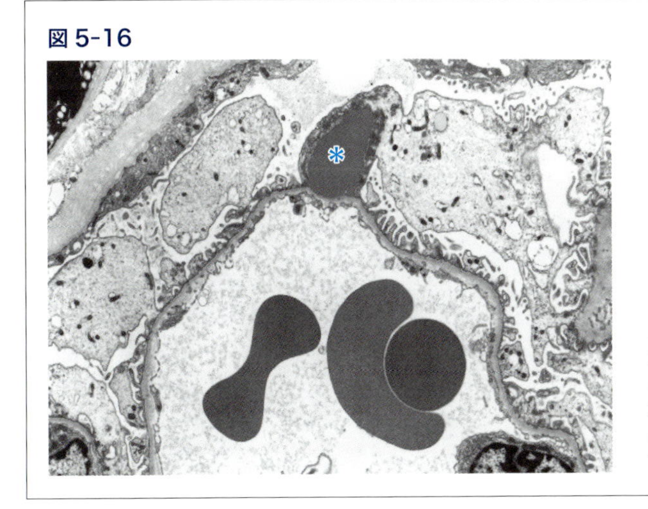

よく知られた hump（＊）。感染後糸球体腎炎の急性期では高頻度に観察される。形態学的特徴は，基底膜の反応性肥厚や，基底膜内への陥入がないこと，連続性にはできないことから膜性腎症の沈着物とは区別できる。Hump は光顕でも観察可能であるが，スパイクにはならない。

後不良というのはよく知られていますが，C3 腎炎の予後がどうなのかについてはあまりよくわかっていません。C3 腎炎は DDD と同じ程度（40〜50%）に腎不全になり，同じ程度（40〜50%）に移植腎に再発するという報告があるので，集団としては同じような病態だと考えられます。だから，無理に区別しないで，補体第二経路の異常による腎症としてまとめようという議論はあるようです。

門川　C3 腎症が補体第二経路の調節障害ということなら，治療は第二経路を押さえればいいということでしょうか？

長田　まあそうですが，原因となる補体因子によって治療標的が違いますから，どうして第二経路が活性化しているかを調べる必要はあります。たとえば，補体活性の原因が，補体活性を抑制する因子に対する自己抗体（抗 H 因子抗体）であれば，免疫抑制薬の適応になりますし，遺伝子異常によって活性化亢進があるなら，腎症のエフェクターとなる C5 に対する抗体療法の選択もありますが，適応は難しいようですね。

門川　同じ病気で括られても，その発症因子を明らかにすれば，個人に合った標的治療ができるという意味では，腎疾患の中でも珍しいのではないでしょうか。

長田　そうですね。C3 腎症は，病因で分類できたという意味で腎疾患病理分類のモデルケースだと思います。今後こういった病因による分類の進歩が期待されます。

免疫グロブリンや補体が関連しない MPGN

門川　免疫グロブリンや補体が関連しないでどうして MPGN になるんでしょうか？

長田　これは，炎症反応によって腎炎になるというより，慢性の内皮細胞障害がおきると光顕で MPGN のようにみえるということで，**抗リン脂質抗体症候群，骨髄移植関連腎症，放射線照射による腎症，ときには悪性高血圧や移植腎慢性拒絶**などでみられます。この場合は，基底膜の二重化が，慢性の内皮細胞障害像としてみえて，反応性のメサンギウム増殖がこれに加わっているために MPGN パターンにみえる。だから，病態としては腎炎ではなく慢性の内皮細胞障害と考えられます。

門川　ところで，光顕で MPGN を病理でみたら，どんな病態を考えますか？

長田　まず，糸球体病変の類似性をみます。多くの糸球体が同じような病変，つまり分葉を伴う増殖性腎炎がある場合には，病変の発症が「よーい。どん！」でほぼ同時におきている，つまり発症の引き金となる因子が，一斉に糸球体を襲ったと考えます。これは病態を示唆する大事な病理所見で，臨床的に病因が推定できる場合があります。炎症細胞が目立ったら，免疫複合体型かなと推測します **（➡ 図 5-17）**。

門川　糸球体病変がバラバラな場合はどうですか？

長田　特に，増殖性変化があまり顕著でなかったり，分葉化や基底膜の二重化が目立たないときには，慢性の TMA を含めた内皮細胞障害が背景にあるのかなと思います。でも，MPGN の光顕所見はバリエーションが広いので，病態を考えるには蛍光抗体法と臨床所見が大切です。

図 5-17

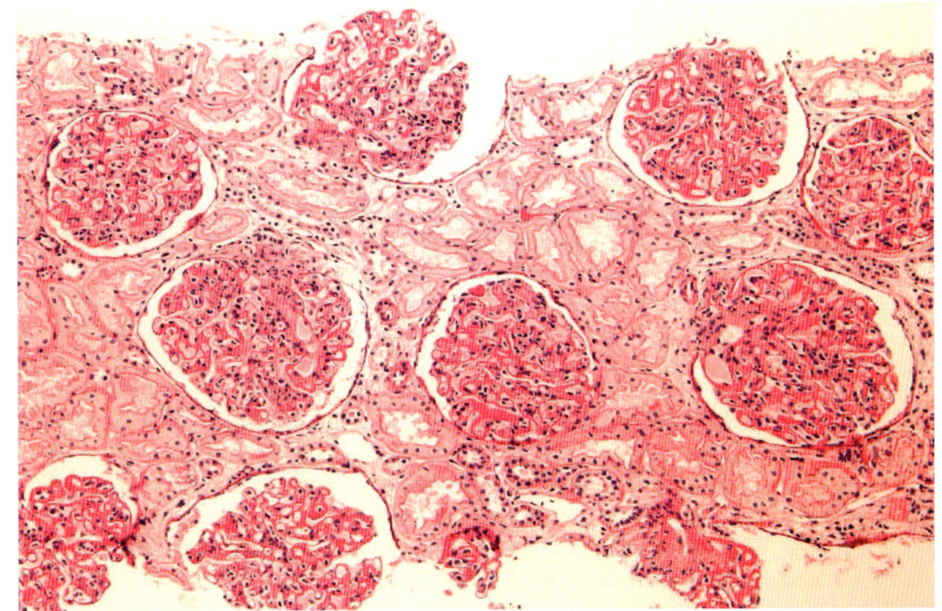

ループス腎炎の発症早期の光顕所見。どの糸球体も同じように，細胞増殖による糸球体肥大がみられる。おそらく急に（大量に？）産生された循環中の自己抗体が，糸球体に沈着したために均一な病変になったと推察される。

ここまでの「まとめ」

- **MPGN は古典的には 3 つに分けられていた。**
- **MPGN 1 型は割と治療反応性がよいが，2 型は予後が悪い。3 型は，1 型よりは予後が悪く 2 型と同じ程度である。**
- **MPGN 3 型は，1 型の特徴である内皮下沈着があまりなく，上皮下沈着を認め，膜の障害像が目立つという電子顕微鏡所見から分類されている。**
- **C3 腎症は，単独あるいは優位に C3 が糸球体に沈着する，補体第二経路の異常という病因で括られた疾患である。**
- **C3 腎炎と DDD の区別は電顕で行われるが，明確な境界はない。**
- **C3 腎炎と PSAGN の鑑別は臨床上重要である。**

ANCA 関連腎炎

ANCA 関連腎炎は血管炎症候群

門川 ANCA 関連腎炎について，簡単にまとめておきますね。**中小型血管をおもな罹患血管とする原発性血管炎の中で，血液中の抗好中球細胞質抗体（antineutrophil cytoplasmic antibodies；ANCA）が陽性となる疾患群を ANCA 関連血管炎**と呼んでいます。その中には，顕微鏡的多発血管炎（microscopic polyangiitis；MPA），多発血管炎性肉芽腫症（granulomatosis with polyangiitis；GPA，旧称ウェゲナー肉芽腫症），好酸球性多発血管炎性肉芽腫症（eosinophilic granulomatosis with polyangiitis；EGPA，旧称チャーグ-ストラウス症候群）の 3 つが含まれます。MPA と GPA の多く，EGPA の一部の症例では腎血管炎を合併し，その際の腎症は ANCA 関連腎炎と呼ばれています。

長田 ANCA 関連腎炎という言い方が慣習的に使われていますが，本来こういう用語はないはずです。Chapel Hill Consensus Conference（CHCC）2012 の血管炎の分類では，小型血管炎に分類される ANCA 関連血管炎の中に上の 3 つがあって，どれにもいわゆる半月体形成性糸球体腎炎がおきて構いません **(➡ 表 5-6)**。**糸球体毛細血管も ANCA の標的で，ここに壊死性血管炎がおきて半月体形成性糸球体腎炎になると考えれば，腎炎と血管炎は分けて考えないほうがわかりやすい**と思います。つまり ANCA 関連でおきる腎炎は血管炎だということです。

表 5-6 CHCC2012 血管炎分類

大型血管炎
- 巨細胞性動脈炎
- 高安動脈炎

中型血管炎
- 結節性多発動脈炎
- 川崎病

小型血管炎
- ANCA 関連血管炎
  - 顕微鏡的多発血管炎
  - 多発血管炎性肉芽腫症
  - 好酸球性多発血管炎性肉芽腫症
- 免疫複合体型血管炎
  - 抗 GBM 病
  - IgA 血管炎
  - クリオグロブリン血症性血管炎
  - 低補体血症性蕁麻疹様血管炎

多彩な血管を侵す血管炎（コーガン症候群，ベーチェット病）

単一臓器の血管炎

全身病に伴う血管炎

病因が判明している血管炎

門川　血管炎症候群という病態ですが，いろいろな原因によっておきますね。腎臓にはどんな形で病変がみられるのですか？

長田　血管炎は文字どおり血管に炎症がおきるのですが，通常の炎症は血管の外におきるのに対して，**血管炎は血管を場とした炎症**がおきます。

門川　どういうことですか？

長田　血管炎は血管を標的とした炎症です。ANCA 関連血管炎は，異常な免疫学的背景が血管を炎症によって障害すると考えています。

門川　免疫学的背景があるから全身に血管炎がおきるんですね。

長田　そうです。血管に責任はないですからね。血管炎は全身型と臓器限局型に分けられて，腎臓ではどちらもおきます。**腎限局型は，よく知られた pauci immune 型壊死性半月体形成性糸球体腎炎**です。**全身型では，いろいろな血管に血管炎**がみられます。たとえば**顕微鏡的多発血管炎，以前はウェゲナー肉芽腫症といわれた多発血管炎性肉芽腫症，チャーグ-ストラウス症候群といわれていた好酸球性多発性血管炎性肉芽腫症**です。それぞれいろんな臓器に血管炎がおきますが，これらにも半月体形成性糸球体腎炎が合併します。

門川　どちらも ANCA 関連血管炎として理解されていますね。

長田　ANCA は 1982 年に Davies らによって最初に報告されましたが，それ以前にもこの病気はあったと考えられます。私が大学 6 年生の臨床実習のときに受け持った患者さんが，今から考えれば腎限局型壊死性半月体形成性糸球体腎炎でした。指導教官だった越川昭三先生が「免疫沈着はどうですか？」と質問されたので「IgA がほんの少し陽性です」って答えたら，「pauci immuneって知っていますか？」と次に質問を受け，何のことかわからなかったことをよく覚えています。

門川　pauci immune 型というのは，蛍光染色で何も染まらないタイプですね。

長田　基本的にはそうです。でも，軽いグロブリン沈着があることも結構あります。**ANCA 関連腎炎でも，免疫複合体が形成されることもあって，それが糸球体に沈着する**ことはありえます。pauci immune で括るのは難しいと思います。

門川　その後，ANCA が発見されたことで，免疫複合体ではなくて好中球が半月体を形成することがわかり，因果関係が理解できたわけですね。

長田　はい。ANCA はそういう意味では，インパクトが大きかったです。もう 1 つ印象に残る症例があります。小児科医時代に，15 歳くらいの女子が，学校検尿で発見された血尿と蛋白尿で来院しました。腎生検をすると，壊死性半月体形成性糸球体腎炎でした。蛍光抗体法は陰性でしたので，当時日本でいち早く ANCA を測定されていた杏林大学の有村義宏先生にお願いして，測定していただいたら高値でした。この患者さんは，甲状腺機能亢進症があって，抗甲状腺薬を服用していたのですが，当時，抗甲状腺薬で ANCA が高値になるという報告はなく，一緒に患者さんを担当していた藤枝幹也先生（現 高知大学小児科教授）と，抗甲状腺薬と ANCA が関連しているのではないかという最初の報告を論文にしました。

門川　なるほど，薬剤によって ANCA が誘導されることもあるんですね。ANCA を誘導する薬剤はどんなものがありますか？

長田 セフォタキシム，ミノサイクリン，カルビマゾール，レバミゾール，メチマゾール，スルファサラジン，アロプリノール，D-ペニシラミン，ヒドララジン，フェニトインなどたくさんあります。

ANCA検査

長田 ANCAはどんな自己抗体ですか。

門川 ANCAは蛍光抗体法で核の周囲に染色されるperinuclear ANCA（P-ANCA）と細胞質に均一に染色されるcytoplasmic ANCA（C-ANCA）に大別されます。**P-ANCAの主な対応抗原はmyeloperoxidase（MPO），C-ANCAの主な対応抗原はproteinase-3（PR3）**であることがわかったので，現在は，血清学的にMPO-ANCAとPR3-ANCAを測定しています。MPO-ANCAが顕微鏡的多発血管炎（microscopic polyangiitis；MPA），PR3-ANCAが多発血管炎性肉芽腫症（ウェゲナー肉芽腫症）を引きおこすという理解でよろしいでしょうか？

長田 一応そう理解されていますが，必ずしも1：1の対応ではありません。PR3-ANCAでMPAがおきてもいいわけですし，多発血管炎性肉芽腫症にMPO-ANCAが高値となることもあります。そしてどの疾患でもどちらのANCAも陰性である症例があるといわれています（➡図5-18）。ANCAの病原性について，MPO-ANCAは実験的には確かめられていますが，PR3-ANCAについてはほとんどわかっていないようで，ANCAの研究のほとんどが実はMPO-ANCAについてなんですね。

門川 MPO-ANCAはMPAだけではなく，いろいろな疾患で高値になりますね。

長田 そうですね。**SLEとか抗GBM病，炎症性腸疾患**でも陽性になります。

門川 そもそも半月体形成性糸球体腎炎はすべてANCAによっておきるんでしょうか？ ときどき，ANCAが陰性なのに半月体形成性糸球体腎炎の症例がありますが，ANCA陰性の場合どう考えたらいいでしょうか。

長田 たまにありますね。ANCA陰性の半月体形成性糸球体腎炎って。これは必ずしもANCAが関係していない，という意味ではありません。

門川 ANCA関連だけど測定できないものがあるのですか？

長田 以前は，測定系が問題になっていました。ANCAのキットが開発された当時，どのキットで測定しているのかというのが話題になりました。

門川 現在測定系は安定しているようですね。

長田 測定系自体は安定していても，今度は血中に，ANCAの測定反応をブロックする物質がある場合には，ANCAは存在しても測定では陽性に出ないらしいんですね。そういう場合，IgGだけを抽出して測定すると陽性になります。もう1つにminor-ANCAの問題があります。ANCAの抗原はもともと好中球が持っている蛋白です。だから，MPOやPR3以外にもANCAの抗原になるものがたくさんあって，これをminor-ANCAと呼んでいますが，これらのANCAは病原性があっても，一般のANCAの測定系では測定できないのです。

門川 臨床医としては何かできることはありませんか？

長田 もし**血中のANCAが陰性でpauci-immuneの半月体形成性糸球体腎炎や血管炎がある**

図 5-18

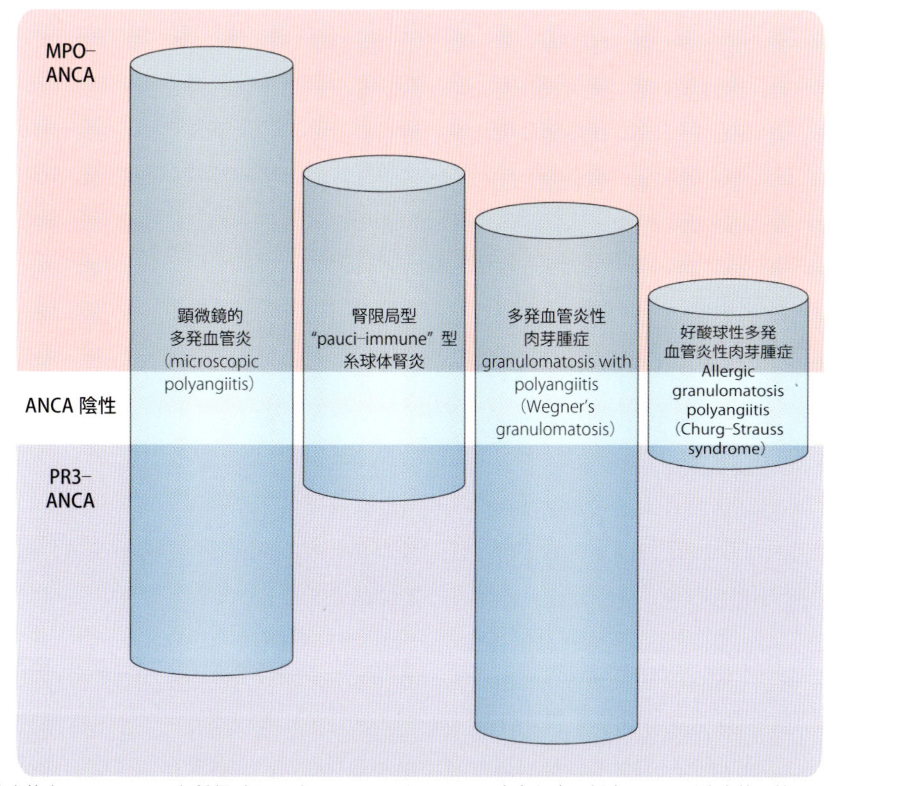

ANCA 関連血管炎にはいろいろな種類があるが，MPO，PR3 それぞれ疾患発症に傾向はあるが疾患特異性はなく，またどちらも検出できない症例もある。〔Falk RJ, Jennette JC：J Am Soc Nephrol 21（5）：745-752, 2010 より引用〕

ときには，間接蛍光抗体法による P-ANCA，C-ANCA を調べてみるというのが大事です。それと minor-ANCA のキットを使って調べることです。

門川　ANCA の値と半月体形成性糸球体腎炎が一致しないことって結構ありますよね。

長田　ANCA に病原性があるかないか，というのは ANCA の特性によって決まっているようです。MPO に MPO-ANCA が結合して病原性が出てくるわけですが，同じ MPO-ANCA であっても，MPO に結合する部位によって病原性が異なるらしいのです。でも，ANCA の検査では，これを区別できないために，ANCA 高値であっても MPO に結合する部位が病原活性の少ない部位だと血管炎がおきない，逆に ANCA が低値であっても，MPO への結合部位が病原性に関連する部分であれば激烈な腎炎がおきると理解しています。だから，**同一患者であれば，ANCA 値の推移は，臨床的には活動性の指標**になります。

門川　なるほど。では病原性のある ANCA に特定して検査できるようになると，もっといいバイオマーカーになりますね。

長田　それが次の方向性だと思います。

ANCA関連血管炎の進行性は病理で判断できるか

門川 ところで，腎生検で血管炎がみられたら，どう考えますか？

長田 血管炎の急性像は，数ある腎病理の形態像の中で，最も華々しく激しい病変です。血管炎をみたら，重症だなと神妙な気持ちになります。基本的には，糸球体の毛細血管炎と糸球体以外の血管炎に分けて見ますが，全身性の血管炎の一部としてどちらもおきてくるし，どちらが肺病変を伴いやすいということもないようですから，私がこの2つを分けてみていくのは腎機能との関連や病変の可逆性など，腎の病態を考えるためです。

門川 半月体形成と血管炎は一緒にないことも多いのですか？

長田 なんとなくそう感じるのですが，これは腎生検で得られるサンプルには，糸球体はたくさん入っていますが血管は少なくて，しかも血管炎はランダムにおきるため，血管炎の病変に遭遇する機会は半月体に対して圧倒的に少ないからかもしれません。でも糸球体炎がなくて血管炎が目立つこともあります。

門川 確かに半月体形成性糸球体腎炎は，臨床としては尿所見に現れやすいし腎機能低下があることも多いですから，そういう頭で病理をみると半月体は最初に目につきますね。ANCA関連血管炎でみられる腎炎で，進行性の特徴は何でしょうか？

長田 激烈で頻度の高い血管炎はどんな年齢でも進行性ですが，高齢者では，「燻り型」というちょっと変わった状態があります。これは，発症がはっきりせず微熱や疲労感が長く続いて，説明できない咳や貧血がある場合で，ANCAを調べたら少しだけ高い。生検すると線維性半月体や球状硬化が多数あって，その中に新鮮な半月体が少し混じっているという像を呈します。**燻り型では，すでに腎機能低下があって，可逆性のない変化が大部分ですから，治療するチャンスがなかったという意味でも進行性**だと思います。

門川 ANCA関連血管炎の腎予後って病理からはどう考えますか？

長田 **ANCA関連血管炎の糸球体病変は，壊死性半月体に代表される激しい炎症のある糸球体の隣には何もおきていない糸球体があるというのが特徴**です。障害された糸球体は，分節性の病変であっても，最終的には潰れてしまいます。**腎予後に関連するのは，正常な糸球体の割合だけ**です。つまり，腎機能の予後が望めるのは，正常な糸球体がある程度残っている症例ということです。

門川 硬化糸球体が多い場合は，あまり積極的な治療はしないようにする，という見解もありますね。

長田 免疫抑制剤による感染症のリスクを考えると，腎臓の予後を改善できる可能性が低ければ，免疫抑制剤の使用は控えるでしょうか。

門川 そうですね。治療選択も，もろ刃の剣ということです。

病理所見からみたANCA関連血管炎の治療

門川 ANCA関連血管炎の治療ですが，病理所見から治療をどう考えていけばいいですか？

長田 欧州血管炎研究グループ（EUVAS）からANCA関連糸球体腎炎の組織分類が出されて，

糸球体だけをスコア化して評価しています（➡図 5-19）。でも，これが治療選択の因子としてエビデンスを持つまでには至っていません。基本的には，2002 年の急速進行性腎炎症候群（RPGN）の診療指針ガイドラインから，今日まで一貫して，ANCA 関連血管炎の治療は病理所見ではなく，臨床所見から選択するようになっています。

門川 病理は関係ないんですか？　でも，腎臓内科医としては，硬化病変が強い病理所見の高齢患者に免疫抑制薬は避けたいなって思うんですよね。感染症の副作用のリスクが高くなりますから。

長田 欧米では，ANCA 関連血管炎は全身病と考えられていて，病理はあまり関係なく，腎生検はしないで，ステロイド＋免疫抑制薬というのがスタンダードです。腎臓医よりリウマチ医が治療の中心だからでしょう。一方で，わが国では，腎臓内科医が腎炎として治療することも多く，私のいる筑波大学でも，腎臓内科では病理を大事にして，治療をしています。

門川 興味ありますね。教えてください。

長田 あくまで病理カンファから私が学んだことですから，エビデンスはありませんけど。

門川 いいですよ。

図 5-19

5 年腎生存率
50% 以上に
球状硬化
○
硬化型
50%
×
50% 以上に
正常糸球体
○
巣状型
93%
×
50% 以上に
細胞性半月体
○
半月体型
76%
×
混合型
61%

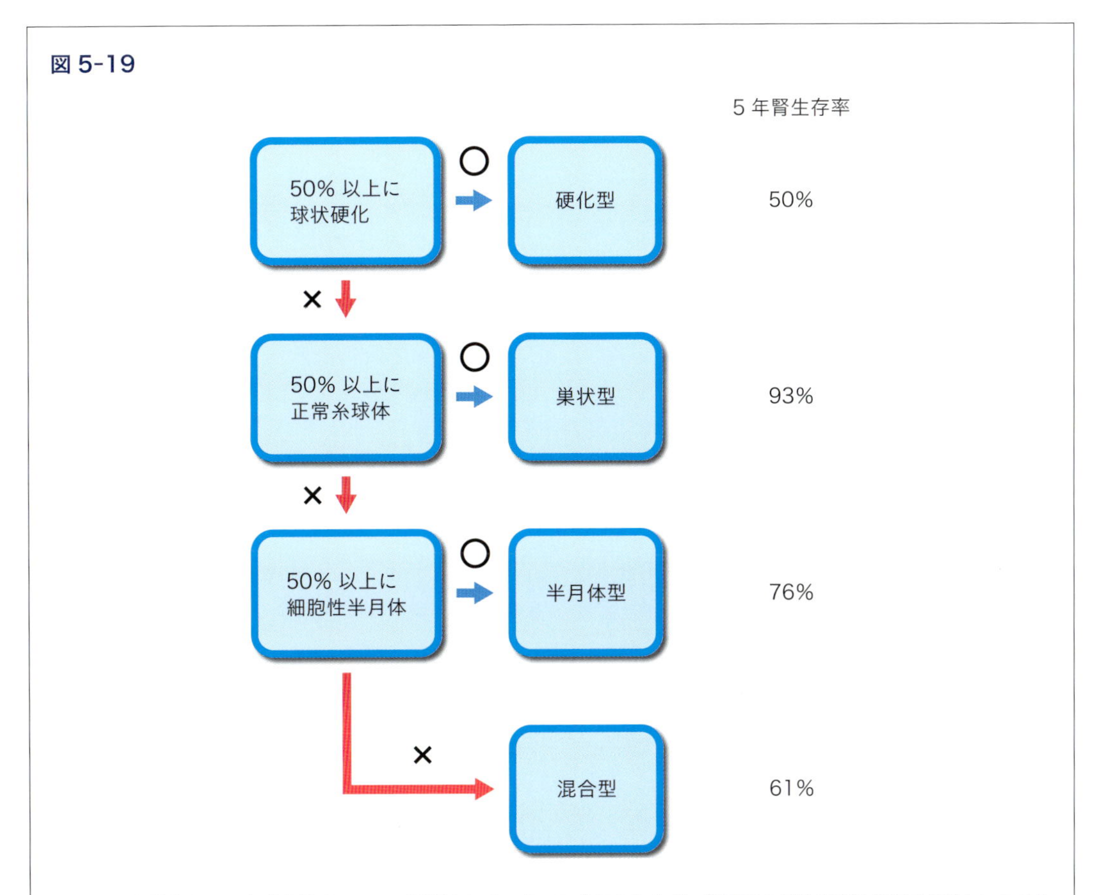

EUVAS の組織分類は，糸球体だけについて評価される。4 つに分けられるが，巣状型の予後が特に良好であるということは正常な糸球体の % が予後に関連することを示している。

長田 わが国のANCA関連腎炎の患者は，ほとんどが高齢者で，先ほど説明したような，腎不全様，つまり腎硬化症が背景にあって，炎症としての活動性が少ない症例が多いです。この場合は治療は経口ステロイドだけという選択肢があります。一方で，高齢でも急性活動性が目立つ場合には，ステロイドパルス療法とかシクロホスファミドを含めた，比較的強い免疫抑制を考慮します。ここで重要なのが，わが国の診療指針では高齢者や腎不全例で比較的強い免疫抑制を行う場合を考慮して，感染症などの副作用を避けるためにステロイドの減量を確実に行う方針をとる工夫がなされていることです。

門川 欧米に比べてずいぶんときめ細かいですね。ところで，興味があるのは，「半月体は治せるか？」です。病理をみて治る半月体と治らない半月体はどう区別しますか？細胞性半月体はまだ治せる可能性があるけど，線維性半月体になってしまうと治らないと考えていますが。

長田 半月体形成性糸球体腎炎が治せるか治せないかというのは難しい議論です。なぜかというと，半月体形成性糸球体腎炎に対して，短期間で再生検をすることがほとんどないために，この疑問に対するエビデンスのある答えがないからです。だから，本当に半月体の糸球体が治ったのかどうかはわかりません。病理医として自由に言わせていただくと，**ANCA関連血管炎の場合，新鮮な細胞性半月体で，ボウマン嚢が破綻していない糸球体は，一応可逆性**かなと考えます。**一方で，ボウマン嚢が破綻したり，線維細胞性で糸球体の1/4以上に半月体が拡大する場合には，不可逆**だろうと思っています。

門川 ちなみに，抗GBM病の場合はどうですか？

長田 抗GBM病は，とにかく病変が激烈で半月というより，満月のような増殖病変がびまん性にみられることが多いです。そしてボウマン嚢の破壊もしばしば伴うので，病変としての重篤度は高いです（➡図5-20）。急速進行性糸球体腎炎として発症し，すぐに全身症状に現れますから，すぐに腎生検をすれば，治療によって可逆性のフレッシュな糸球体病変なものも含まれていて，治療効果が望めるのではないかと思います。実際，抗GBM病で早期の症例の約3割は，治療に反応したという報告もあります。

ANCA関連血管炎と抗GBM病で半月体ができやすい理由

門川 ANCA関連血管炎と抗GBM病はなぜ，半月体ができやすいのでしょうか。

長田 どちらも糸球体基底膜を直接破壊する病気だからです。ANCA関連血管炎は，係蹄内に浸潤したANCAにより活性化した好中球が濾過障壁を障害することでフィブリノイド壊死，つまり基底膜破壊がおきる。よく好中球の核崩壊をみますが，活性化した好中球がフィブリノイド壊死をおこしているのがわかります〔➡図2-18（35頁）〕。一方の抗GBM病は糸球体基底膜の成分のⅣ型コラーゲンのNC1ドメインを抗原として，そこに抗体が結合するタイプの抗原抗体反応によっておきます。基底膜内にできた抗原抗体複合物に対して補体が結合してⅡ型のアレルギー反応として，マクロファージを主体とした炎症細胞が浸潤してきて，係蹄を傷害して半月体ができると考えられています。

図 5-20

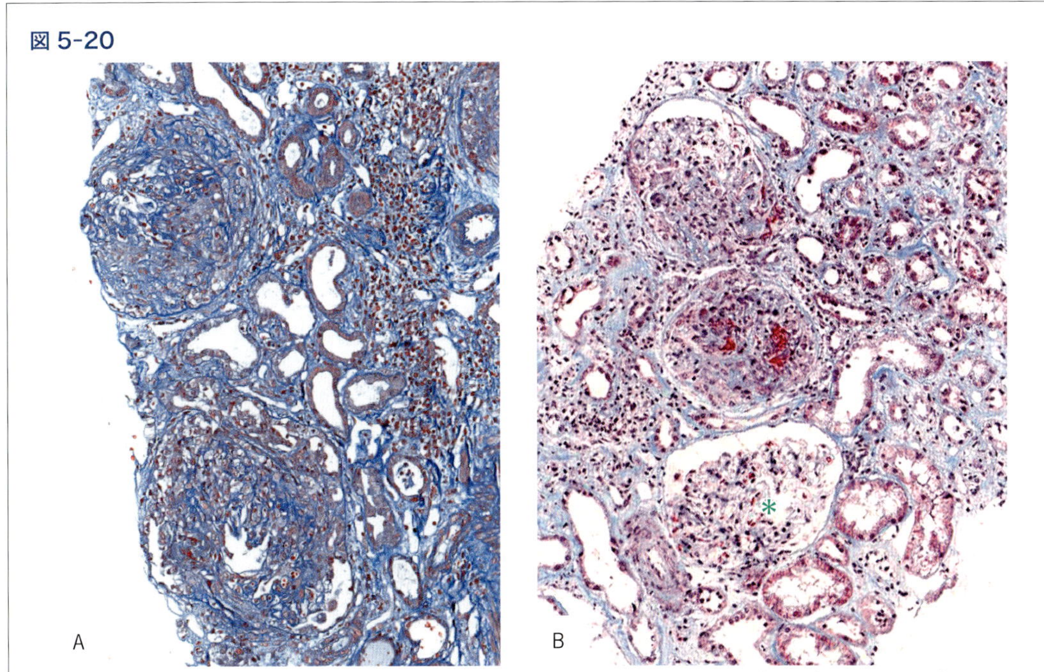

抗 GBM 病（A）と ANCA 関連血管炎（B）の組織病変の比較。抗 GBM 病では糸球体を充満する半月体がびまん性にみられ，ボウマン嚢破壊と周囲の炎症細胞浸潤を伴う。ANCA 関連血管炎では，正常な糸球体（*）の隣に壊死を伴う糸球体があり，糸球体障害がランダムにおきているという特徴がある。マッソントリクローム染色。

ANCA と抗 GBM 抗体の重複陽性の考え方

門川 ANCA 関連腎炎と抗 GBM 病は重複することがあると思うのですが，そういう場合はどう考えるのですか？

長田 よく臨床とのカンファレンスで話題になります。**MPO-ANCA 陽性患者の 10% に抗 GBM が陽性で，抗 GBM 陽性患者の 30% に MPO-ANCA がみられる**ことから，「両方が陽性の場合に，どっちの腎炎なのか？」という問題です。もちろん，組織学的に確認する必要があります。一般に血中の抗 GBM 抗体よりも，蛍光抗体法のほうが感度は高いといわれているので，蛍光抗体法で IgG 陽性であれば抗 GBM 病と考えます。ですから IgG の糸球体沈着を認める重複陽性例は，ANCA 関連血管炎に抗 GBM 抗体が陽性とするのではなく，抗 GBM 病に ANCA が陽性だと考えるのが妥当です。

門川 蛍光抗体法だけで十分ですか？

長田 IgG が沈着していない重複陽性例をどう考えるか，ということですね。光顕も重要だと思っています。2 つの疾患がおきる機序の違いから考えてみるとわかります。抗 GBM 病は，抗原が糸球体基底膜にすでに存在しているわけです。でも，正常では抗原となるエピトープが剥き出しになっていない，つまり基底膜の中に納まっているので，免疫細胞がこれを認識せず抗体ができることはありません。しかし，たとえば別の腎炎などで基底膜に何らかの変化がおきると，隠れていたエピトープが剥き出しになって，生体は非自己と認識して抗体をつくります。**抗 GBM 病の発症は，もともと**

基底膜にある抗原に対して抗体が結合することでおきます。抗原はどの糸球体にも存在するので，ほとんどの糸球体に同じ時相の，しかも大きな半月体ができる。発症も劇的ですし，腎機能低下のスピードも速い。

門川 一方のANCA関連血管炎はどうなるのでしょうか？

長田 ANCA関連血管炎の場合は，好中球によるピンポイントの係蹄破壊なので，障害される糸球体にはとても強い障害がおきるけれども，そうでない糸球体には一見何もおこっていない。つまり，**ANCA関連血管炎では障害の度合いが，糸球体によって異なる場合が多い**です。それにANCAの場合，臨床的に発症がはっきりしない燻り型が比較的多く，組織学的にも時相の違いがはっきりしている。私は，このあたりで2つの疾患の区別をして，これに検査所見や蛍光抗体法の所見を合わせてどちらか判断しています。

門川 なるほど，複数の糸球体での病変をみて，判断するわけですね。これもアトラスでは理解できない話ですね。

ここまでの「まとめ」

- **ANCA関連血管炎には3つの疾患があり，どの疾患でも半月体形成性糸球体腎炎がおきる。**
- **ANCA関連血管炎は，基本的には免疫複合体の沈着がないpauci immune型の腎炎を呈するが，実際には少量の免疫グロブリン沈着がみられることがある。**
- **血中ANCA値と，血管炎の病勢は必ずしも並行しないが，同一患者でのANCA値の推移には臨床的に意味がある。**
- **腎硬化症が背景にあって，炎症としての活動性が少ない場合は経口ステロイドだけで治療する。急性活動性が目立つ場合には，ステロイドパルス療法やシクロホスファミドなどの，比較的強い免疫抑制を考慮し，ステロイドの減量に注意を払う必要がある。**
- **抗GBM病の発症は，もともと基底膜にある抗原に対して抗体が結合するが，抗原はどの糸球体にも存在するので，ほとんどの糸球体に同じ時相の，しかも大きな半月体ができる。一方，ANCAは障害の度合いと時相が糸球体によって異なる。**

ループス腎炎

ループス腎炎の病理像

門川 ループス腎炎って臨床的には重要な病気ですけど，いまひとつよくわからないのは，病理で何をもってループス腎炎とするのかです。

長田 ループス腎炎の病理組織像って確かにいろいろですね。私が臨床医だった頃，学会で「臨床的にSLEと診断しきれなかったループス腎炎の2例」という発表をきいていて，どうしてループス腎炎って診断できるんだろうと思ったことがありました。「ループス腎炎の組織は何でもアリ」なんてちょっと乱暴なことを言っていた腎臓内科の先生もおられましたね。要はSLEという全身病と腎炎との因果関係がどこで確認できるのかです。

門川 で，どうなんですか？

長田 **SLEという全身性の自己免疫疾患の腎を場とした臓器障害なので，腎炎とするなら免疫複合体の沈着が基本**です。

門川 沈着があったらもうそれだけでループスなんですか？

長田 話を難しくしないようにしますが，**まずはSLEの臨床診断があって，尿所見があり，腎生検をすると光顕では増殖性病変と沈着があって，蛍光抗体法では少なくともIgGとC3の沈着があって，その他IgA，IgM，C1qの沈着を認めれば，診断はできます。低補体血症があれば，なお典型的**ですね。

門川 なるほど，診断にはまずは沈着が大事なんですね。光顕像のバリエーションはどう考えたらいいんですか？　僕なんか，ループス腎炎は増殖性病変とワイヤーループって思っています。それでいいんでしょうか？

長田 ちょっとマズいですね（笑）。光顕のパターンは，「**増殖，沈着，滲出，硬化など多様な質の病変が，ある一定のパターンを呈さずに均一性を欠いて，しばしば混在して糸球体係蹄に病変を形成する**」と要約できます**（➡ 図5-21）**。また，発症直後と治療後では組織像が変わってくることはよく知られています。昔は，ループス腎炎がSLEの死因の多くを占めていましたが，最近では治療が進んできて，予後がよくなっていますし，それだけ病理像もいろいろ変化しています。

ループス腎炎のISN/RPS分類

門川 ループス腎炎も治療選択には病理所見が重要なんでしょうか。

長田 少なくとも診断を確定するために腎生検は必須ですし，病勢も病理組織から把握するので，腎生検は治療にも意味があります。治療も，私の周囲の腎臓内科医は病理を基本に考えています。

門川 組織でみるポイントは何ですか。

長田 光顕によるループス腎炎としての組織活動性です。それと背景となる免疫グロブリンや補体の沈着です。組織活動性については，ループス腎炎の病理分類を理解するのが

図 5-21

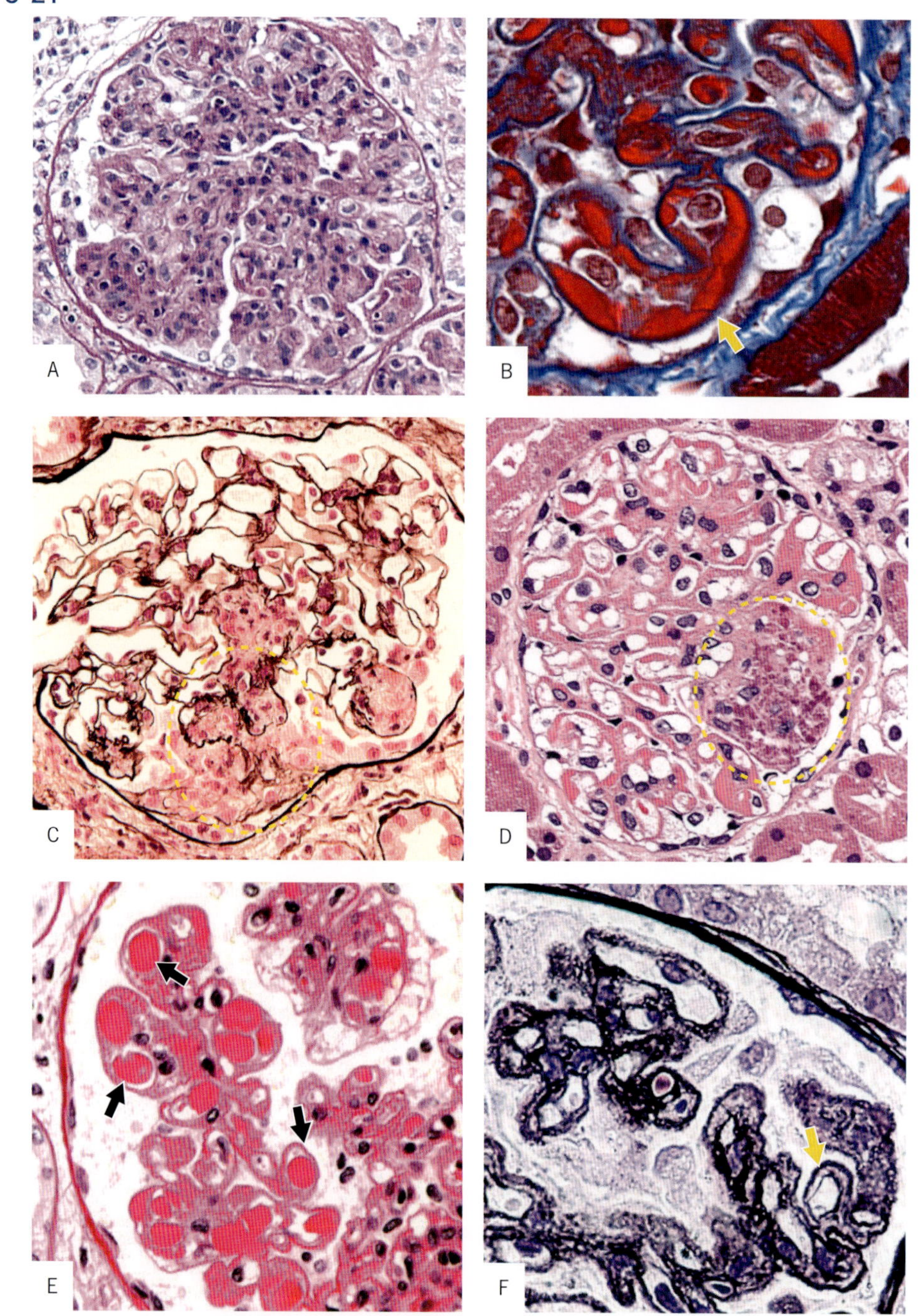

A：MPGN タイプの糸球体。著しい増殖を伴う分葉化がみられる。
B：ワイヤーループが顕著で増殖がみられない。
C：分節性に壊死性変化と細胞性半月体を伴う。
D：ヘマトキシリン体。多くは管内増殖に伴うマクロファージの反応。
E：クリオグロブリン腎症を伴ったループス腎炎。PAS 陽性の蛋白血栓がみられる（矢印）。
F：膜性腎症を呈しながらも，一部に内皮下沈着がみられる（矢印）。

いいと思います。

門川 ループス腎炎病理分類（2003 ISN/RPS 分類）ですね **(➡ 表 5-7)**。International Society of Nephrology（ISN；国際腎臓学会）と Renal Pathology Society（RPS；腎病理協会）のコンセンサスカンファレンスで作成したものですね。そういえば，長田先生は，この分類作成会議のメンバーでしたね。ちょっと説明していただけますか？

長田 この分類は 2002 年にコロンビア大学でつくられたのですが，病理からは Charles Jennette，Vivette D'Agati，Agnes Fogo など 14 名，臨床からは Gerald Appel や James Balow など 9 名，日本からは私と岡山大学の槇野博史先生が参加しました。

門川 この分類はどういう経緯でつくられたのですか？

長田 それまでは，WHO 分類 **(➡ 表 5-8)** というのがあったのですが，これはコンセンサスカンファレンスで討論されたのではなく，腎病理の第一人者の Churg を中心に数名で決めて，医学書院の『Renal Disease』という本に掲載されました。でも，peer review のある雑誌に論文として発表されたものではなかったのです。この本がどれくらい広く読まれたかはわかりませんが，世界中の人がこの分類を使うようになったのですから，Churg の影響力はすごいなと思います。

門川 表を理解しやすいために ISN/RPS 分類のⅠ型からⅥ型をざっと，簡単に説明して下さいますか？

長田 簡単にいきます。Class Ⅰは免疫沈着はあるけど光顕で腎炎とする病変がないもの。Class Ⅱは光顕でメサンギウム増殖だけ，Class Ⅲは活動性病変が巣状，つまり全糸

表 5-7 ISN/RPS によるループス腎炎分類(2003)

Class Ⅰ Minimal mesangial LN
Class Ⅱ Mesangial proliferative LN
- a. Normal by LM, mesangial deposits by IF/EM
- b. Mesangial hypercellularity and deposits by IF/EM

Class Ⅲ Focal LN
- Ⅲ (A)
- Ⅲ (A/C)
- Ⅲ (C)

Class Ⅳ Diffuse LN
- Ⅳ-S (A)
- Ⅳ-G (A)
- Ⅳ-S (A/C)
- Ⅳ-G (A/C)
- Ⅳ-S (C)
- Ⅳ-G (C)

Class Ⅴ Membranous LN
Class Ⅴ membranous LN may occur in combination with Class Ⅲ or Class Ⅳ
Class Ⅵ Advanced sclerotic LN

表 5-8 WHO によるループス腎炎分類（1995）

Class Ⅰ Normal glomeruli (by LM, IF, EM)
Class Ⅱ Pure mesangial alterations
- a. Normal by LM, mesangial deposits by IF/EM
- b. Mesangial hypercellularity and deposits by IF/EM

Class Ⅲ Focal segmental glomerulonephritis
- a. Active necrotizing lesions
- b. Active and sclerosing lesions
- c. Sclerosing lesions

Class Ⅳ Diffuse glomerulonephritis (severe mesangial, endocapillary or mesangiocapillary proliferation, and/or extensive subendothelial deposits)
- a. Without segmental lesions
- b. With active necrotizing lesions
- c. With active and sclerosing lesions
- d. With sclerosing lesions

Class Ⅴ Membranous glomerulonephritis
- a. Pure membranous glomerulonephritis
- b. Associated with lesions of category Ⅱ (a or b)
- c. Associated with lesions of category Ⅲ (a, b or c)
- d. Associated with lesions of category Ⅳ (a, b, c or d)

Class Ⅵ Advanced sclerosing glomerulonephritis

球体の50％以下のもの，その中に活動性と非活動性病変の有無でactive（A），active and chronic（A/C），chronic（C）と分けています。Class Ⅳは，Class Ⅲの連続病変で広がりが50％を超えるもの。これは，分節性病変Sと全節性病変Gのどちらを主体とするかで分け，さらにA，A/C，Cで分類します。Class Ⅴは膜性腎症のパターンを呈するもの。Class Ⅵは全節硬化が90％以上を占める場合です。

門川 WHO分類はどこがいけなかったのですか？

長田 一番は病変の定義がはっきりしなかったので，同じ病変をみても観察者が異なった見解を持ってしまうことです。組織診断だけだと再現性が悪いという問題。これでは分類にならない。だから，世界中からこの分類を使った臨床病理の論文が出ても，それぞれの診断医が違った捉え方をしているために，論文相互の比較ができませんでした。それから，WHO分類で最も問題だったのは，Class ⅢとClass Ⅳとが異なった質の病変だと認識されてしまい，Class ⅢのほうがⅣよりも予後が悪いと考える人が結構多かったんです。

門川 そのClass ⅢとⅣについてもう少し詳しくお願いします。

長田 もともと，シカゴのLewisとSchwartzのグループが，病変の広がりはあまりないけれど，係蹄壊死を伴う症例にsevere segmental lupus nephritisとして，いわゆるMPGNパターンをとる増殖性ループス腎炎と同じ，あるいはそれよりも腎予後が悪いという論文を発表していました。これを重んじてMPGNパターンのループス腎炎と分ける必要がある，という考えのもと，WHO分類では病変の広がりの少ないClass Ⅲにこの分節性壊死を伴うものを亜分類として入れました。Class Ⅲは，巣状分節性腎炎（軽度から中等度のメサンギウム病変を伴う）と分類され，さらにa）“活動性”のある壊死性病変，b）“活動性”と硬化性病変，c）硬化性病変，というふうに活動性を中心に分けられました。特にa）は壊死性病変を持つものとして分類され，これはsevere segmental lupus nephritisを想定したものと考えられます。

門川 そうすると「活動性あるいは壊死はClass Ⅲだ」，という刷り込みがおきたんですね。

長田 そういうことです。でも，こういうsevere segmental lupus nephritisに該当する症例は，実は少なく，ISN/RPS分類のために全国から100例くらい標本を集めて観察したのですが1例だけでした。その後も私はこのタイプのループス腎炎は数例しかみたことがないので，少なくとも日本では頻度は低いと思います。ちなみにこのsevere segmental lupus nephritisは免疫グロブリン沈着が少ないと記載されていて，こういう症例を集めたらANCA陽性のことがある，という報告が後で出てきました。

門川 つまり，SLEでは自己抗体沈着以外の機序でも腎炎は発症するのですね。では，他に似たような場合がありますか？

長田 代表的なのは**抗リン脂質抗体陽性の症例で，蛍光抗体は陰性あるいはほんの少しの沈着を認めるにすぎず，光顕ではMPGNに似たメサンギウム増殖と基底膜の二重化が**みられます。尿所見は軽いことが多いです。病態として考えるとMPGNにはみえても，TMAの糸球体病変というほうがいいように思います。基底膜の二重化はMPGNの典型であるメサンギウム間入ではなく，亜急性あるいは慢性の内皮細胞障害による内皮下腔の拡大（浮腫）で，機序が違います。これは，大事な疾患ですが，ISN/RPS分類には入っていません。今後検討されるべきだと思います。

門川 もう1つわかりにくいのが膜病変です。これはいろいろなClassにみられますが，Class Ⅴにする場合としない場合はどう判断したらいいのでしょうか？

長田 Class Ⅴについて，定義上は連続する上皮下沈着ですが，光顕でわからないこともあります。一方で，蛍光抗体法の膜性腎症のパターンは，他に沈着が多いループス腎炎では実際にはわかりにくいです。だから電子顕微鏡で連続していればClass Ⅴとしています。2003 ISN/RPS分類では，Class Ⅰ，Ⅱに膜性病変があってもClass Ⅴ+Ⅰ，Ⅱにはしませんが，Class Ⅲ，Ⅳに，電顕で明らかな連続性の上皮下沈着があればClass Ⅲ+Ⅴとします。電子顕微鏡所見の連続性の定義も，なかなか難しいところですが，私は観察された半数以上の係蹄に連続性に沈着があればClass Ⅴとしています。

門川 結局ISN/RPS分類のメリットって何なんでしょうか？

長田 まず，**病変の定義づけを明確にしたことで，診断者間の不一致が少なくなる**ことです。特にⅠ～Ⅳ型までの分類が，病変の広がりでまず分類し，連続性が保てたことで，多くの論文を比較できるようになりました。病理分類で定義づけを明確にすることはとても大事で，このループス腎炎の分類が，現在の腎病理標準化の第一歩となりました。もともと，臨床的に意味があるのかわからない分類としてスタートして，その後に多施設の症例で検討するという手順なので，再現性は非常に大事です。これがある程度担保されたので，この10年間に新しい分類と予後は相関するという論文が出ています。ただ，Class ⅣのSとGは分類しても予後には影響しないという報告もあって，今後さらに整理されると思います。

腎病理組織像と治療反応性

長田 ループス腎炎では，組織像と治療反応性に関しては，たくさんの論文がありますね。

門川 組織をみて，ステロイドが効くのが予想されるのはどんなときですか？

長田 まず**フレッシュな症例で，増殖や半月体が目立たずワイヤーループの沈着が目立つ場合**です。これは，免疫抑制すれば抗体産生が低下するので，循環血液中の抗体がぐっと減り，新しい免疫複合物の沈着はなくなって，古い沈着が消退していくためだと理解しています。

門川 反対に効かないことが予想されるのはどんなときですか？

長田 これはもうややこしい病変，**特に線維性半月体とか硬化病変が目立つ場合です**。それから間質病変が高度のものです。メサンギウム増殖は，Class Ⅱ程度の，分節性病変を伴わないものなら有効ですが，硬化性変化を持つ糸球体のメサンギウム増殖にはあまり期待できないように思います。Class Ⅴの膜性腎症は，特発性膜性腎症に比べて予後がよいと考えられていますが，**Class Ⅴの膜性腎症の中には結構治りにくいものがある**ようです。SLEでは1症例の中でも自己抗体は通常複数あって，免疫抑制をしても，抗体がゼロにはならないとすれば抗体は血中から消えず，免疫複合物のサイズが小さく持続性に沈着する。こういう患者さんは，多量の蛋白尿が止まらず難渋することがあるようです。

門川 ループス腎炎は治療をすると組織型が変わるっていいますよね。実際どうなんですか？

長田 Class 分類が変わっていくことを transformっていいますが，実際には増殖性病変が消退したり，細胞性半月体が分節性硬化になったりという一般の腎炎の治療後の変化とかわりません。特徴的だなと思うのは，沈着の強い症例に免疫抑制をすると，膜性パターン，特に膜性腎症に移行することです。これは，抗体産生系を抑制することで，抗原と抗体の比率が変わって Arthus 反応から血清病にかわってくるためと考えられます。

ここまでの「まとめ」

- **ループス腎炎は，SLE という全身性の自己免疫疾患の腎を場とした臓器障害なので，免疫複合体の沈着が基本。**
- **ループス腎炎の診断は，SLE の臨床診断，尿所見，腎生検光顕では増殖性病変と沈着，蛍光抗体法では少なくとも IgG と C3 の沈着があって，その他 IgA，IgM，C1q の沈着を認めればできる。**
- **ループス腎炎の光顕像は，増殖，沈着，滲出，硬化など多様な質の病変が，ある一定のパターンを呈さずに均一性を欠いて，しばしば混在して糸球体係蹄に病変を形成する。**
- **ループス腎炎の組織分類は ISN/RPS 分類があり，組織活動性を表わす。**
- **ループス腎炎の組織像は，治療によって変化するが，膜性腎症に移行するものの中に難治性の例がある。**

糖尿病性腎症

糖尿病がなくて糖尿病結節がある病気

門川 ループス腎炎と同じで，臨床病名と組織診断名が同じなのが糖尿病性腎症ですね。病理では結節が大事だと学生には教えています。

長田 確かに糖尿病性腎症の病理診断は結節のような典型像があれば，ちょっと気をつけさえすれば簡単ですが，典型でない場合は小さな所見をかき集めて，糖尿病性腎症に矛盾しないって感じになることが多いですね。

門川 その典型像でもちょっと気をつけることってなんですか？

長田 糖尿病性腎症の糸球体病変の典型は，ご存じ「結節」ですね。昔はKW（Kimmelstiel-Wilson）結節っていいました。これがみえれば，糖尿病性腎症だって簡単に診断できると思いがちですが，逆に臨床的に糖尿病がないときに，結節がみられただけで糖尿病性腎症とする自信はありますか？

門川 糖尿病性腎症を発症するには，一定レベルの高血糖が長い年月続く必要があります。また，糖尿病性腎症と糖尿病性網膜症は相関が強く，糖尿病性網膜症がないのに，腎症があれば，純粋な糖尿病性腎症だけではなく，高血圧とか，そういうものが加味されていると考えます。ですから，臨床的に糖尿病がなくて，糖尿病性腎症に典型的な腎病理像がみられれば，糖尿病性腎症以外の他の病変を考えます。

長田 そうですね。昔は病理医が結節をみつけて絶対糖尿病があるはずだって言い張って，臨床医がそんなもの全然ないのに，「なんで糖尿病性腎症なのか？」って言い合いになったこともありましたが，最近はなくなったようです。臨床と病理が仲よくなったってことと，糖尿病性腎症にみえてもそうではないことがある，という認識が広まったためだと思います。

門川 糖尿病性腎症以外で糖尿病結節類似の病変がある病気ってなんですか？

長田 まず，**骨髄腫に合併する軽鎖沈着症**，次に**喫煙者にみられるので有名な特発性結節性糸球体硬化症（idiopathic nodular glomerulosclerosis）**，あとは**腎アミロイドーシス**や**イムノタクトイド腎症**，**慢性のTMA**です。いずれも蛍光抗体法やアミロイド染色，電顕で鑑別ができますから，糖尿病のときにはこれらの疾患を必ず頭の隅に置いて鑑別する必要がありますね。

門川 わかりました。

結節がないときにどうやって糖尿病性腎症と診断するか

門川 ところで，結節が明らかでない場合に，長田先生はどうやって糖尿病性腎症って診断するのですか？

長田 糖尿病って血管病ですね。血管の増生と内皮細胞障害が基本です。まず，血管新生が糸球体毛細血管にあるかをみます。メサンギウムの周囲に細かい毛細血管が増えている，ヒマワリのように真ん中に塊があってその周りに花弁のように血管が増えているというイメージです。この血管増生は，よく知られているドーナツ病変という濾過表面を持たない毛細血管がメサンギウムの真ん中に出てくる所見や，polar vasculosis という糸球体門部に小血管が増える所見と機序的におそらくリンクします。polar vasculosis は糖尿病以外でもときどきみられる特異性のない変化ですが，糖尿病では比較的目につきます。それから，糖尿病では内皮細胞障害と基質障害がおきるので，メサンギウム融解があるかというのもポイントですね。あとは血管の硝子様沈着が目立つとか，尿細管基底膜の著しい蛇行と肥厚があるというのも参考所見です **(➡ 図 5-22)**。

門川 つまり，**結節がない場合は，血管増生，メサンギウム融解，それに関連した微小血管瘤（microaneurysm），血管の硝子様沈着，尿細管基底膜の著しい蛇行と肥厚に注目する**ということですね。

長田 それから，ボウマン嚢に基質が増加してキャップ状になる場合があります。結節をつくらない場合でも，メサンギウムのびまん性増殖と基質の増加があると糖尿病性腎症と診断しますが，増殖所見があまりない場合には，糖尿病性変化としておきます。臨床的に意味のある糖尿病性腎症と，糖尿病の影響という程度の糖尿病性変化とは，できれば分けるほうが臨床に返すときにはいいと思っています。糖尿病と別の腎疾患が合併するような場合に，最終的に糖尿病性変化として頼りになるのが電顕による基底膜の肥厚です **(➡ 図 5-23)**。

糖尿病性腎症で腎生検をするとき

長田 ところで，糖尿病性腎症が臨床的に明らかな場合に，どうして腎生検をするんですか？

門川 典型的経過の症例や，すでに腎機能がかなり低下している症例では腎生検はしません。でも，**今まで蛋白尿の量が少なかったのに，急激に増加したり，血尿が出てきたり，急激に腎機能低下になったり，糖尿病性網膜症の所見がないときは，糖尿病性腎症に別の腎臓病が発症している可能性**を考えて腎生検をします。**特に腎機能低下が急な場合は，糸球体腎炎の併発や尿細管間質性腎炎**を考えて生検します。

長田 そうですね。糖尿病の患者さんは急性糸球体腎炎を合併しやすいといわれています。易感染性ですから。オーストラリアにアボリジニという民族がいて，人種的に糖尿病を発症しやすく，腎不全になる率が高いそうです。オーストラリアの病理医から，糖尿病性腎症で腎不全になる前に感染性糸球体腎炎を併発して腎機能が急激に低下することが多いと聞きました。

門川 糖尿病に合併するそのほかの腎症にはどのようなものがありますか？

長田 まあ，メタボリック関連の腎臓病ですね。そもそも糖尿病自体，頻度が高い病気なので，どんな腎症が併発しても不思議ではありません。蛋白尿が多い場合は，MCNS とか膜性腎症。血尿がある場合は菲薄基底膜病や IgA 腎症の合併が考えられるので，そういう症例では腎生検をする意味は大きいです。

門川 糖尿病性腎症は蛋白尿のレベルと腎組織の重篤度には関連がありますか？

長田 一応，蛋白尿が多ければ病変は強いと考えられています。ですから，蛋白尿が少ないのに腎機能低下がある場合などは軽い糖尿病性腎症に腎硬化症や尿細管間質性腎炎が

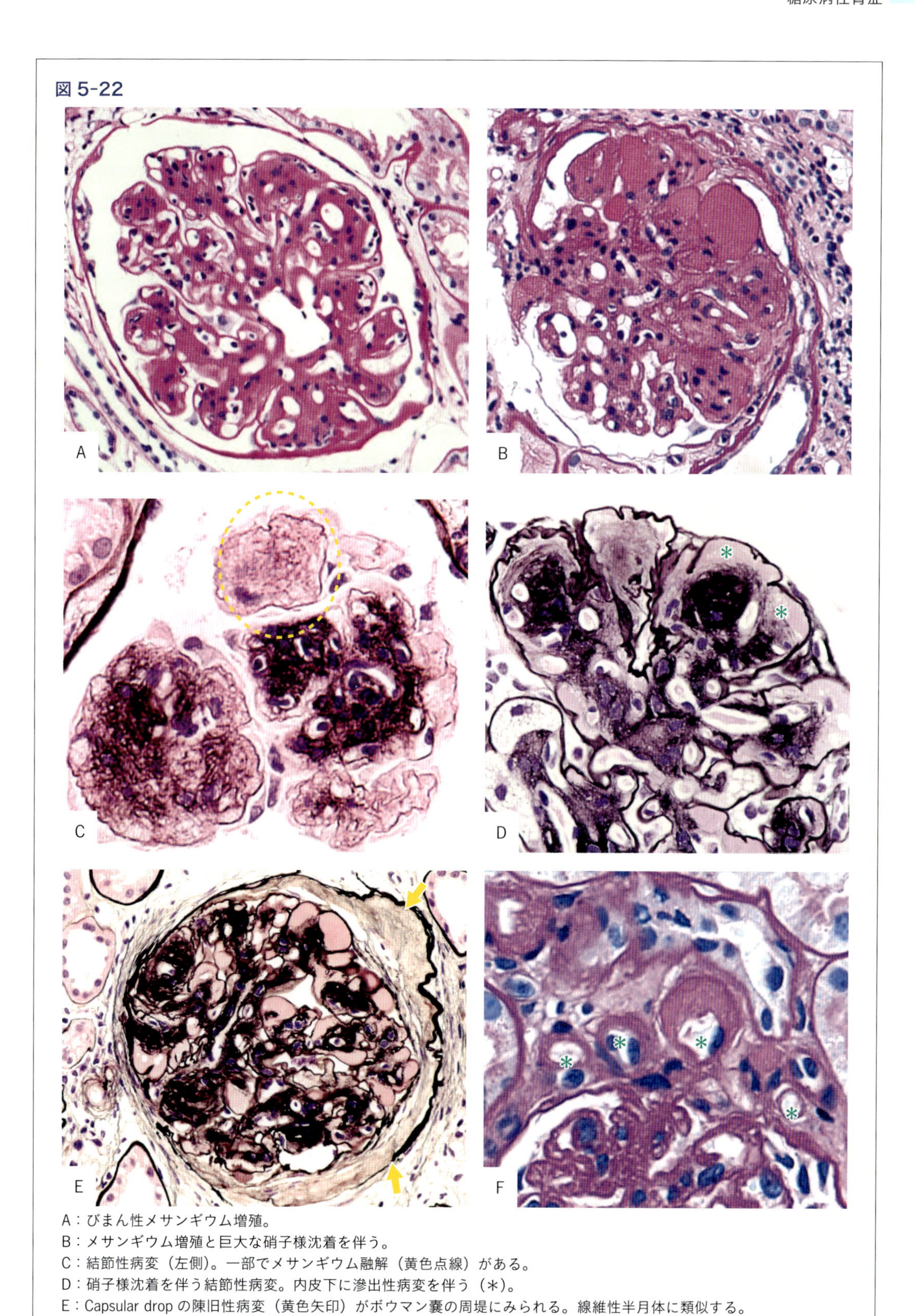

図 5-22

A：びまん性メサンギウム増殖。
B：メサンギウム増殖と巨大な硝子様沈着を伴う。
C：結節性病変（左側）。一部でメサンギウム融解（黄色点線）がある。
D：硝子様沈着を伴う結節性病変。内皮下に滲出性病変を伴う（＊）。
E：Capsular drop の陳旧性病変（黄色矢印）がボウマン嚢の周堤にみられる。線維性半月体に類似する。
F：Polar vasculosis。糸球体門部に硝子様沈着を伴う血管が増生する（＊）。

図 5-23

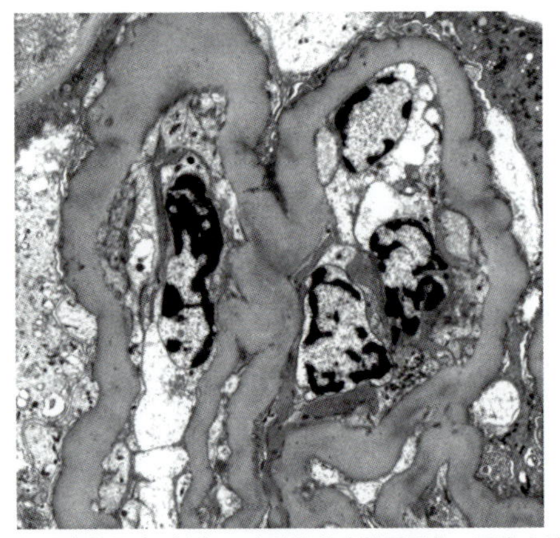
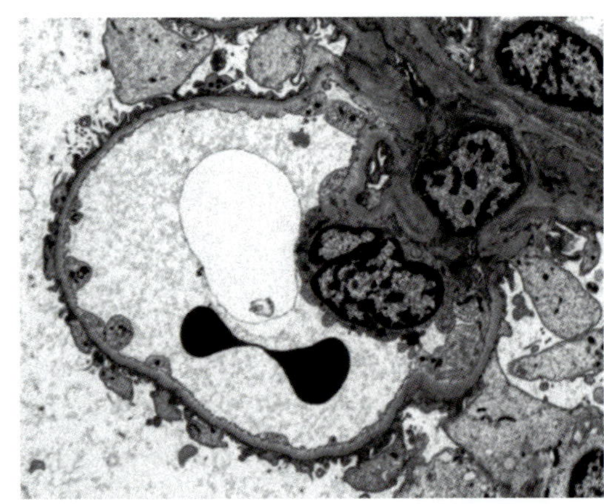

糖尿病性腎症（左）の糸球体基底膜電顕像。正常糸球体（右）に比べて著しい肥厚がみられる。基底膜の肥厚は，内腔が確認できる係蹄で観察することが望ましい。

加わり，そちらが腎機能低下に影響していると考えます。糖尿病性腎症の経過に合わない腎機能低下の場合にも腎生検は必要だと思います。

門川 糖尿病性腎症の腎生検って，いろいろな理由で行うべきだということがわかりました。糖尿病性腎症は進行してしまったら，どうすることもできないので，なるべく早期に発見して，患者さんにしっかり説明して糖尿病のコントロールをよくしていく以外にないですね。

糖尿病と高血圧の合併

門川 糖尿病で問題になるのが，高血圧症の合併です。全部の腎症状が糖尿病だけで説明できるのか，高血圧が関連して糸球体硬化になるとか，FSGS 様の病変を呈しているのかなどを考えます。腎病理組織で糖尿病が主体なのか，高血圧が主体なのかを鑑別することはできますか？

長田 その前に，臨床的に鑑別する必要があるんでしょうか？　気持ちはよくわかるのですが。

門川 どちらが主体だとわかったとしても，治療法が変わるわけではないのですが。実際のところ，糖尿病性腎症で高血圧があったら，ARB を投与します。それを糖尿病に使っているのか，高血圧に使っているのか分けませんね。高血圧のない糖尿病にも腎保護といって ARB を使うくらいですからね。

長田 動脈硬化病変と一括りにされますが，なんとなく腎臓の細動脈には柔らかい障害という感じで，糖尿病という病態に関連した何らかの代謝産物の蓄積と，当然のことながら血管内皮細胞障害による，血管透過性亢進と内皮下への血中の蛋白の滲出もおきるわけです。ちょっと主観的ですが，**小血管の壁が PAS 陽性の沈着で溶けるような病変が目立つと糖尿病による病変**だろうと考えます。一方で，少し太い血管の内膜肥厚は血行動態による慢性的な内皮細胞ストレスで，高血圧の可能性を考えます。多くの糖尿病は高血圧を合併し，どうちらも内皮細胞障害を基盤とする病変ですから，どちらもあってしかるべきだと思いますし，相乗効果として血管障害が強くなると考えています。

ここまでの「まとめ」

- **糖尿病性腎症の発症は，糖尿病歴や合併症の重篤度によく関連している。**
- **典型的な結節性病変がみられても糖尿病性腎症ではない場合がある。糖尿病性腎症以外で糖尿病結節類似の病変があるのは，骨髄腫に合併する軽鎖沈着症，特発性結節性糸球体硬化症，腎アミロイド症，イムノタクトイド腎症などである。**
- **結節がない場合は，血管増生，微小血管瘤，メサンギウム融解，血管の硝子様沈着，尿細管基底膜の著しい蛇行と肥厚，電顕で糸球体基底膜の肥厚に注目して糖尿病性腎症を診断する。**
- **今まで尿蛋白量が少なかったのに，急激に増加したり，血尿が出てきたり，急激に腎機能が低下したり，糖尿病性網膜症の所見がないときは，糖尿病性腎症に，別の腎臓病が発症している可能性を考えて腎生検をする。**
- **糖尿病では，その背景にしばしば腎硬化症があるので，血管病変や糸球体病変がどういう病態によるのかを病理学的に考える必要がある。**

血栓性微小血管症（TMA）

TMAって最近多すぎませんか?

門川 血栓性微小血管症（thrombotic microangiopathy；TMA）っていろんな場合に出てきますね。最近多い気がします。

長田 TMAを有する疾患，たとえば二次性にTMAを呈する疾患が増えてきたこともあります。でも，一番の理由は，TMAという概念が形態学的所見に基づいて広い意味で使われるようになったために，形態学的にTMAに合致するという理由だけでTMAと診断することが増えたのだと思います。第2章でも説明しましたが，TMAを病態と切り離してしまうと，いろいろな病変の中にTMAと診断したくなるような病変がみられます。だから，私は形態だけでTMAと診断するのはよくないと思っています。

門川 第2章にあったように，**TMAの定義は，高度の血管内皮細胞障害と血栓を特徴とする病変**ですが実際には血栓がない場合もありますよね。

長田 内皮細胞障害はいろいろな病態でおこりえます。腎炎でも，高血圧でも，糖尿病でも。でも，これらの病気でみられる内皮細胞障害はTMAとは診断しません。やはり病態がTMAであることが大事です。

門川 病態としてのTMAというのは，全身性の血栓を形成するような強い内皮細胞障害をおこす病態という意味ですか？

長田 そう考えています。腎臓局所に強い内皮細胞障害を呈してくるような病態であれば，全身に血栓がみられないとしても，病変はTMAでいいと思います。強調したいのは，二重化＝内皮細胞障害＝TMAではないということです。

門川 TMAと形態診断されても，病態がTMAでないものも含んでいるということですね。確かにメサンギウム融解と膜の二重化があってTMAとしても，MPGNだと困りますね。腎局所に血栓がなくてもTMAの病態があると考えるのはどういう場合ですか？

長田 たとえば薬剤性や感染に関連するTMA，骨髄移植のGVHDや放射線による内皮細胞障害など，病態としてTMAをおこすことが知られている場合には血栓がなくてもTMAと病型診断します。特に最近では生物学的製剤によるTMAが話題になっていますね。いずれにしても，臨床所見が重要になります。

門川 **つまり，すでに知られている腎局所のTMAをきたす原因があれば，血栓がなくても内皮障害が強ければTMAとするわけですね。**

長田 少なくとも病態がわからないまま形態でTMAと診断するのは，問題だと思います。

生物学的製剤によるTMA

門川 先ほどの，生物学的製剤によるTMAについて教えて下さい。

長田 がんの血管新生を止める薬としてベバシズマブというVEGFに対する抗体を投与した患者の糸球体にTMAがみられたとの報告がNEJMに発表されました。この理由としてポドサイトのVEGFをブロックするために，ポドサイト由来のVEGFに依存して生存している内皮細胞の機能低下，つまり障害がおきることでTMAになると考えられます。似たような病理所見は他の生物学的製剤でもみられることがあるので，こういう場合には腎生検してTMAをチェックする必要があります（➡図5-24）。

TMAで蛋白尿が出るメカニズム

門川 TMAって血尿が主だと思いますが，蛋白尿の原因にもなるんですか？

長田 HUSとかTTPでは，血尿が目立ちますね。血尿というより出血というイメージを持っているのですが，蛋白尿も伴うことがあります。ネフローゼ症候群のこともありますが，そういう場合にTMAの背景にFSGSが隠れていることもあり得るのでしっかり標本を観察しなければなりません。

門川 TMAの背景にFSGSですか。

長田 先ほどもお話ししましたが，TMAって基本的には病型診断で，いろいろな原因でおきます。ベバシズマブのTMAでは，ポドサイトのVEGFがブロックされたためにおこっていますが，同様に考えるとポドサイトの障害でもVEGF産生低下によって血管内皮細胞障害がおきます。で，それがやがてFSGSになる。ですから，ポドサイト障害の比較的急性でしかも障害が強い場合に，TMA様の病変がみられることは十分あり得ることです。つまり，ネフローゼ症候群ではTMAを呈することがあると理解できますが，その逆があり得るのかどうかはわかりません。

門川 そういえば，内皮細胞障害で蛋白尿が出る機序というのもわかっていないですよね。

長田 蛋白尿の原因がポドサイトにあるのはわかっていますが，内皮細胞障害だけで蛋白尿が出るのか，あるいは内皮細胞障害を起点として基底膜やポドサイト障害がおきた結果なのかはわかっていません。この問題は長いことディベートされてきましたが，どうも内皮細胞には分が悪いように思います。

図5-24

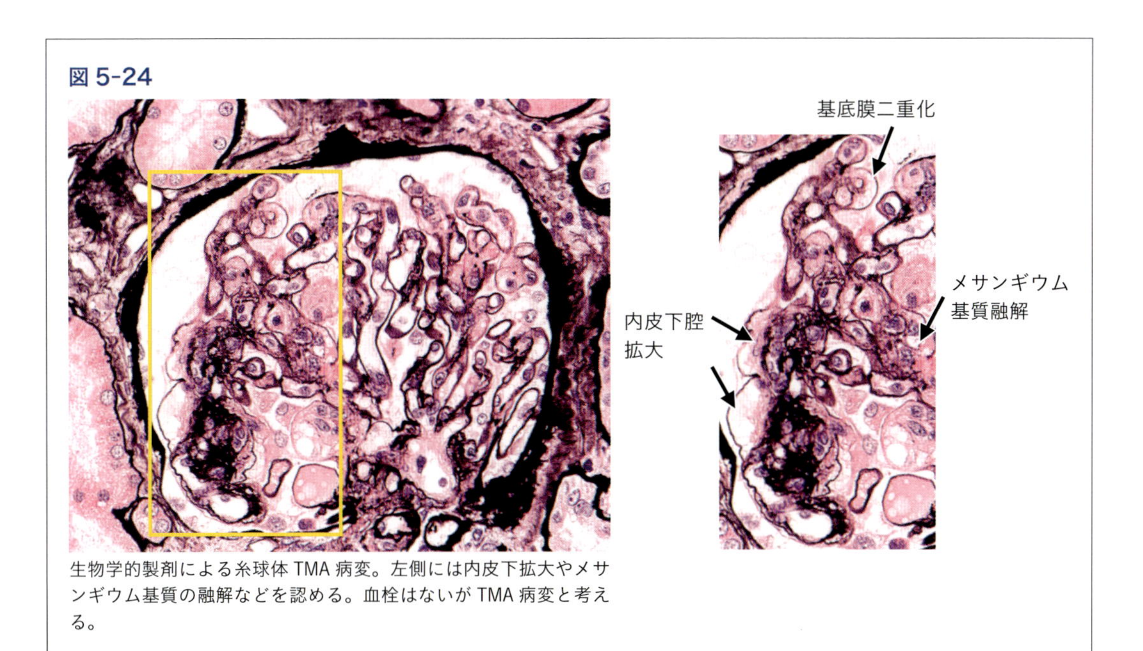

生物学的製剤による糸球体TMA病変。左側には内皮下拡大やメサンギウム基質の融解などを認める。血栓はないがTMA病変と考える。

門川　妊娠高血圧症候群は内皮細胞障害といわれますよね。それでネフローゼ症候群になる。で，お産が終わったら蛋白尿が消えるというわけですね。ネフローゼになるくらいにポドサイト障害があるのなら，お産でスーッと消えるのって不思議ですね。

長田　妊娠高血圧症候群で蛋白尿のある妊婦さんの尿にはポドサイトがたくさん出ますが，お産が終わると蛋白尿が消えるのと同時に尿中ポドサイトがなくなります。これは，可逆性の濾過障壁障害に糸球体高血圧が加わったための蛋白尿だと思います。ポドサイトが一時的になくなっても，その数が20%以下ならば濾過障壁は修復されるという動物実験の結果からそう考えています。

門川　TMAでは，どうして腎機能が低下するんでしょうか？

長田　結局は腎局所の微小循環障害だと思います。TMAは急性と慢性の病変に分けられます。急性のいわゆるAKIのような場合では，血栓や内皮細胞の腫大による糸球体濾過の低下と，低酸素による尿細管壊死，間質出血や虚血で腎機能は低下し得る。慢性TMAは，この急性障害の陳旧性変化によって，糸球体硬化や尿細管の脱落，間質の線維化などいろいろな病変をつくり，そのどれもが腎機能低下の原因になります。

門川　TMAって難しいですね。これからもTMAに気をつけて標本をみる癖をつけようと思います。

長田　私も何でもすぐにTMAにしてしまわないように気をつけようと思います。

ここまでの「まとめ」

- **TMAは高度の血管内皮細胞障害による病変である。**
- **TMAは病型として形態診断されるが，血栓を形成する病態があることを確認する必要がある。**
- **TMAには血栓を伴う急性病変と，小血管の内膜変化を伴う慢性病変があるが，どちらも循環障害をおこして腎機能低下に関与する。**
- **生物学製剤のベバシズマブなど，薬剤によってもTMAがおきる。**

尿細管間質障害

門川　尿細管間質の病変って，把握しにくいですね。パターンがいろいろあるようでよくわからないんです。アトラスもやはり各論的なので標本をみてもどう応用していいのかわかりません。

長田　第1章で紹介した，Silvaの本を参考にすると，**尿細管間質障害の病理は，尿細管上皮細胞の変性，尿細管と間質の炎症細胞浸潤，間質の線維化の3つを基本に考える**とわかりやすいです。もちろんこれらは相互に関連する病変になっていくのですが，ここでは「変性か，炎症か，線維化か？」で考えていきましょう。

尿細管間質性腎炎

門川　炎症，つまり，尿細管間質性腎炎について質問します。ズバリ病理を見て尿細管間質性腎炎の原因がわかるんでしょうか？

長田　いきなり来ましたね。これは難しいといわざるを得ない，あるいはできません，というのが私の答えです。

門川　無理なんですね。

長田　組織反応としては，1つのパターンですからね。最も多い原因は薬剤，あるいは感染性微生物，何らかの毒物，異物が循環を通して腎臓に入ってきて，それにより障害をうけた尿細管からサイトカインが分泌され，これに反応した炎症細胞が，尿細管周囲にある毛細血管から間質に浸潤するという機序が推定されています（➡ 表5-9）。でもほんとかな（笑）。

門川　それでも薬剤性かどうか，何か手がかりはないのでしょうか？

長田　まずは臨床経過ですね。**それと原因となる薬剤を知っていることです。**

表5-9　急性尿細管間質性腎炎の原因

薬剤性	**感染性微生物**
非ステロイド系消炎鎮痛薬	溶血性連鎖球菌
抗菌薬／抗生物質（ペニシリン系，セファロスポリン系，リファンピシン，シプロフロキサシン）	エルシニア
スルフォン酸	ジフテリア
サイアザイド系利尿薬	レジオネラ
ループ利尿薬	レプトスピラ
シメチジン	ウイルス（サイトメガロ，ポリオーマ，アデノ）
アロプリノール	**サルコイドーシス**
プロトンポンプ阻害薬	**免疫異常**
5-アミノサリチル酸製剤（メサラジン）	抗尿細管基底膜抗体病
	ブドウ膜炎を伴う間質性腎炎
	移植腎拒絶反応
	原因不明

門川　でも，必ずしも服用してすぐに尿細管間質性腎炎がおきるものでもなく，だいぶ時間が経ってから出てくることもあります。リンパ球刺激試験も偽陰性が多くてなかなか当たらないし。そうなると因果関係はわかりませんし，慢性に経過していたら不可逆性病変が増えてきて，薬剤をやめても腎機能は戻らないこともあります。

長田　困りますね。薬剤性の場合，炎症はある意味過敏反応です。多くの場合，Ⅳ型アレルギーです。まず，糸球体に病変がないことを確認して，次は浸潤している細胞をみます。急性期には好中球が出てくることも多いです。好酸球が目立って出てくる場合もありますが，だからといって薬剤性とは断定できません。また，Ⅳ型アレルギーなので，肉芽腫形成を伴うこともありますが，これは他の原因でもよくみられるので，やはり薬剤性尿細管間質性腎炎の組織診断は本当に難しいです。臨床的には，薬剤性を考えたらすぐに生検しますか？

門川　しませんね，おそらく。まず考えられる薬剤を中止できれば中止して，1 週間ぐらい腎機能の推移をみると思います。それでだめだったら，ステロイド投与でしょうね。

長田　それでもダメだったら，腎生検をしますね。その場合，何を目的とするのでしょうか？　腎生検しても結局薬剤性かどうかの区別はできないですし。

門川　本当に間質性腎炎なのか，可逆性かどうか，それに何か薬剤以外の原因を示唆するものはないかと思って生検します。先ほど出てきましたが肉芽腫性尿細管間質性腎炎ってありますよね。あれは，どう考えたらいいんですか？

長田　肉芽腫って炎症としては特殊性炎症の部類に入ります。何が特殊かっていうと，病変から炎症の原因が想定できる，つまり普通の炎症ではない像があったら，それをおこす細菌や病態はイメージできるという意味で特殊なんです（➡ 図 5-25）。

図 5-25

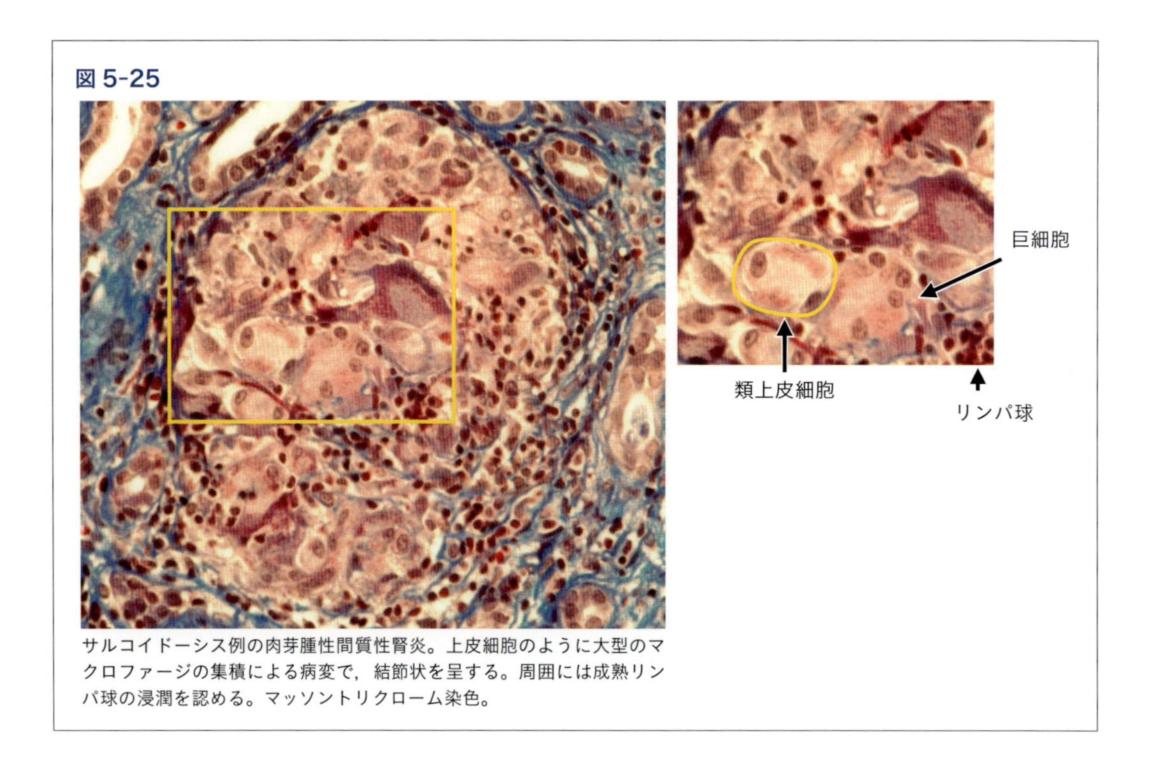

サルコイドーシス例の肉芽腫性間質性腎炎。上皮細胞のように大型のマクロファージの集積による病変で，結節状を呈する。周囲には成熟リンパ球の浸潤を認める。マッソントリクローム染色。

門川 肉芽腫性尿細管間質性腎炎にはどんな原因がありますか？

長田 たくさんあります。代表はサルコイドーシス，利尿薬や抗菌薬などの薬剤です。それからエルシニア，抗酸菌，カンジダ，アデノウイルス，ポリオーマウイルスの感染。それと間質の異物ですね，尿酸やシュウ酸などの沈着も原因です。

門川 病変はどのようにみえるんですか？

長田 肉芽腫は，ラングハンス巨細胞がみられれば，誰でもわかります。巨細胞がないこともしばしばで，そういう場合はちょっとごちゃごちゃしている，尿細管上皮の塊のようにみえるところを注意深くみます。肉芽腫はマクロファージの形質変換でできているので，免疫染色ですぐにわかります。それから肉芽腫性尿細管間質性腎炎で気をつけなければならないのが結核です。

門川 腎結核って腎生検で診断されることはあるんですか？

長田 今まで２例みたことがあります。少ないですが怖いです。どちらも尿所見のほとんどない腎機能低下例で，腎生検ではリンパ球浸潤が強く一部に小さい肉芽腫がある症例でした。臨床的には薬剤性あるいは原因不明なので，ステロイドを投与したら急に肺病変が出て状態が悪くなりました。だから，肉芽腫性尿細管間質性腎炎で，ステロイドを使うときは，まさかと思いながらも結核の既往やツベルクリン反応，胸部X線を確認する必要があると感じています。

門川 怖いですね。ところで，サルコイドーシスと結核の病理像はどう違うんですか？

長田 サルコイドーシスには乾酪壊死がありません。腎機能低下は肉芽腫でおきるというより，背景の特異性のない炎症，つまりリンパ球やマクロファージを主体とする炎症細胞が，血管閉塞や尿細管萎縮，間質線維化を進行させるためだと思います。

門川 肉芽腫性尿細管間質性腎炎は蛋白尿があまり出ないように思いますが？

長田 そうですね，一般の尿細管間質性腎炎と同じような尿所見だと思います。

門川 だとすると，なかなか治療のマーカーが尿所見というわけにもいかないんでしょうね。

長田 尿所見があまりないぶん，治療の反応は腎機能とあとは尿細管機能とか尿細管性蛋白になるのでしょうか？

門川 尿細管間質性腎炎の活動性指標をみるために測定するのは，N-acetyl-beta-D-glucosaminidase（NAG）やβ2-microglobulin（β2-MG）ですね。**β2-MG は，尿細管性蛋白の代表で，一度糸球体から濾過されて近位尿細管で再吸収されますから，近位尿細管障害では尿中β2-MG が上昇します。NAG はこれとは違って，近位尿細管に豊富に分布する蛋白で，同じく近位尿細管障害で尿中に逸脱**してきます。一般的には NAG のほうが早期に逸脱し，尿細管間質障害の早期マーカーと考えられています。また，新しいものとしては，NGAL（リポカリン２）や L-FABP などがあります。

長田 腎生検カンファレンスでも尿細管性蛋白は必ず測定されていますが，私の感覚だと急性尿細管間質性腎炎で高値のことはよくありますが，慢性だとあまり上がってこないように思います。尿細管間質性腎炎は，診断も治療もつくづく難しいと思います。

ここまでの「まとめ」

- **尿細管間質性腎炎は，蛋白尿の少ない腎機能低下から臨床的に推察される**
- **尿細管間質性腎炎は，組織像からは原因がわからないことが多い。**
- **薬剤性間質性腎炎の原因薬剤は多様である。**
- **肉芽腫性間質性腎炎の原因としてサルコイドーシスは代表的であるが，稀に結核のこともあるので治療には注意を要する。**

尿細管の変性と壊死

門川　尿細管にはいろいろな上皮細胞障害がおきると聞きますが，病理ではどう考えたらいいのですか？

長田　尿細管は，尿中に含まれるいろいろな物質を取り込んで分解する機能があります。上皮細胞としてはかなり代謝が盛んな細胞だと思います。病理学総論では，細胞変性を細胞内小器官の変化と，処理できないいろいろな物質の蓄積という，細胞内代謝の面から説明しています。**特に近位尿細管は，エネルギー代謝が高く物質の取り込みや代謝が活発で，細胞変性は近位尿細管によくみられ**ます。

門川　どんなふうにみられるんですか。

長田　まず，蛋白尿が多量の場合，近位尿細管でそれを再吸収してライソゾームで処理するわけですが，あまりに多いとライソゾームの許容能力を超えてしまい，細胞内にライソゾーム滴が増加した結果細胞が膨化します。薬剤性にみられる空胞変性も変性像の1つです。これは，細胞内小器官の膨化だと捉えることができます。また，リポフスチンなどの過酸化脂質が溜まったり，石灰化したりいろいろな変性像もみられます〔➡ **図 2-33**（53 頁）を参照〕。

門川　変性像を顕微鏡でみたら原因の特定はできますか？

長田　変性は，それを標的としておきる場合は少なくて，多くの場合は細胞の変性という一般的な現象の範疇なので，原因物質がそこにない限り特定は難しいです。でも，**特定の物質が上皮細胞内に溜まっているような場合，たとえばシュウ酸結晶の沈着だとか，免疫グロブリンの結晶が溜まる場合は，臨床経過を参考にすれば物質の形態や性質から推定は可能**です。

門川　そのほかに尿細管の変性をおこす機序はありますか？

長田　近位尿細管はオートファジーも活発で，この障害で変性や機能障害になると考えられています。また，低酸素では細胞壊死，剥離がおきます。

門川　いわゆる急性尿細管壊死ですね。

長田　そうです。臨床的に急性腎不全の場合は，バイアスがかかりますから急性尿細管壊死と診断しやすいですが，必ずしも腎機能低下と一致しない，つまり機能低下があるのに壊死がないことがあります。腎機能と組織障害，再生の時相は一致しないことも頭に入れて標本を見ていきます。

門川 尿細管の変性や壊死は可逆性ですか？

長田 変性が進むと細胞壊死となりますが，その尿細管に再生可能な細胞が残っていたら，それが基底膜に沿って増殖して再生ができると考えています。急性尿細管壊死の後に，細胞が再生性増殖を呈することがあります。腎機能は，細胞の再生に遅れて戻ってきますから，再生性の変化があれば細胞の壊死がなくても，腎機能低下には尿細管壊死があった可能性があると解釈できます。

門川 遠位尿細管や集合管はどうですか？

長田 遠位尿細管にも細胞脱落というのもありますし，それに伴った再生像もみることはあります。でも，近位尿細管ほどダイナミックではないように思います。また，ヘンレループには，再生性変化をみたことはないので，たぶん再生しにくいだろうと思います。集合管には，変性や脱落という像に注目したことはないのですが，事実集合管の密度が減っているような生検をみることはあるので，注意深くみていこうと思います。

門川 尿細管の変性壊死って注意してみたことがないですが，結構いろんな所見があって意味のあるものも多いようなのでこれからはよくみるようにしていきます。

ここまでの「まとめ」

- **尿細管の変性や壊死はさまざまな原因でおきるが近位尿細管にみられることが多い。**
- **尿細管変性像から原因を特定するのは難しい。**
- **尿細管壊死は，尿細管上皮細胞の再生性増殖により可逆性である。**

第6章

実際に病理診断をしてみる

ここまでで，腎生検病理診断がどういう作業（思考）過程を経ているのか，基本は理解できたはずである。では，病理診断が実際にできるようになるのだろうか？　確かに，頭でわかることと，実際にできることの間には結構な距離がある。そう簡単ではないと思われるかもしれない。

第１章で，アトラスを読んでなんとなくわかった気分になっても実際には診断が難しいと言っていた門川先生が，では実際に診断できるかどうか，この本の効果を試してみる。本章では，比較的わかりやすい２疾患について病型診断，病因診断のステップを踏んで，病態の解釈をしていく。これをとおして，頭で理解した診断過程を実践に移すときに遭遇するちょっとしたハードルについて考えていく。このハードルこそが，病理診断のスキルを身に着けるための次の課題なので，読者も一緒に診断過程をたどっていただきたい。

症例①

28 歳女性。24 歳の健康診断で血尿，蛋白尿指摘され，それ以後持続。高血圧歴なし。
血清 IgA　425 mg/dL，蛋白尿 0.8 g/日，尿中赤血球 50～100/HPF

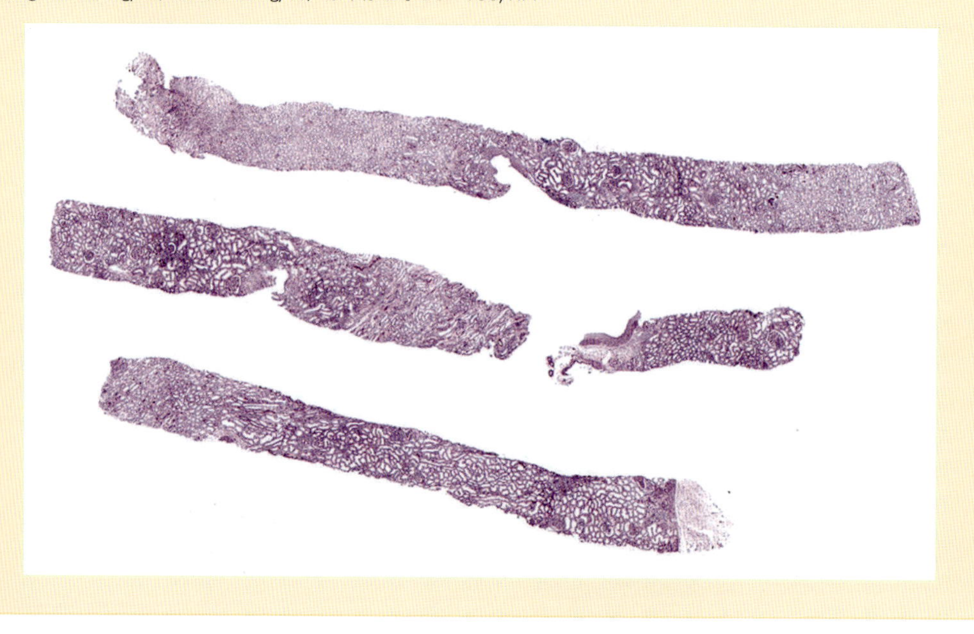

弱拡大

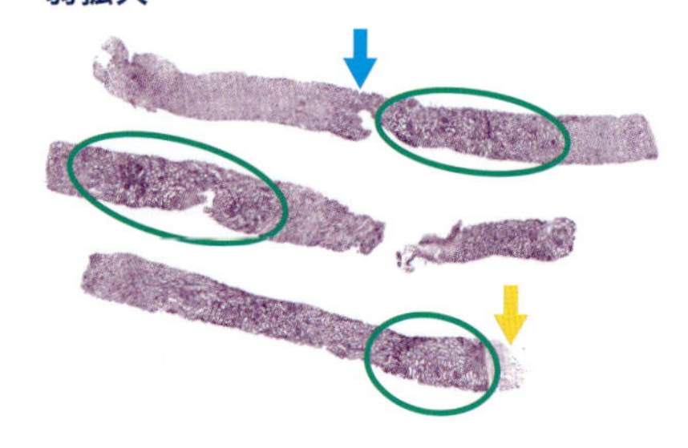

長田　では，まず，弱拡大でみていきましょう。標本の全体像について説明してください。

門川　皮質と髄質が含まれていますね。皮髄境界は青矢印（➡）です。被膜は黄色矢印（➡）の部分かな。尿細管間質には，線維化はあまりないみたいですね。

長田　他にありますか？

門川　糸球体は緑色の囲み（○）のあたりにありますから，皮質だと思います。

長田　被膜直下の所見はどうですか？

マッソントリクローム染色

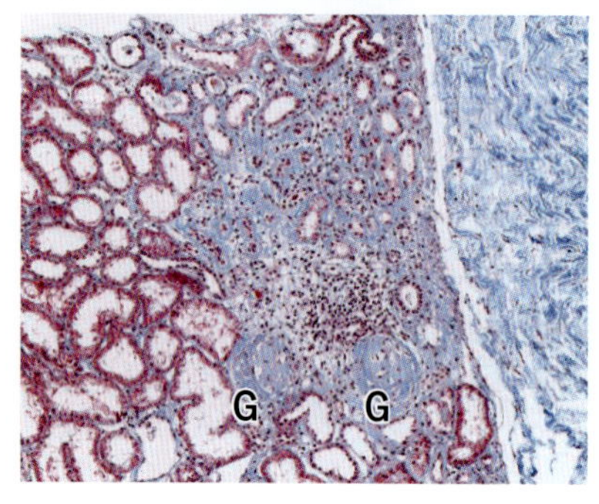

門川　マッソントリクローム染色でみると，青く染まっているので，少し線維化があるみたいです。

長田　この部分の線維化はどういう機序でおこったのでしょう。

門川　よくみると球状硬化が 2 個（G）ありますね。間質の線維化と球状硬化はどちらが原因でしょうか。

長田　これは solidified type のようですから，間質の線維化は糸球体腎炎のためだろうと思います。

G1

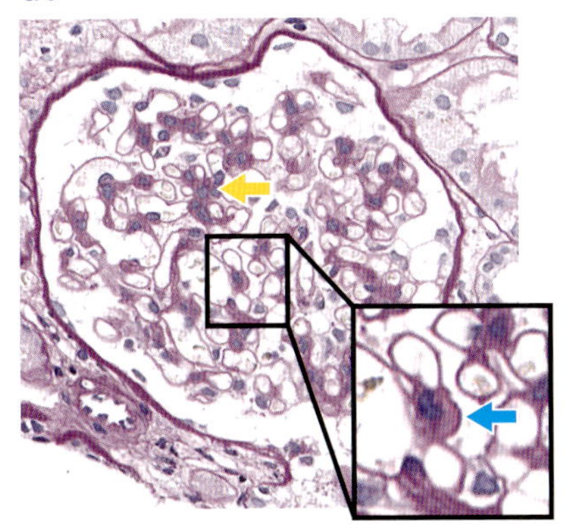

長田　では，糸球体を１つずつ，みていきましょう。左の糸球体（G1）はどうですか？

門川　メサンギウム増殖があるように思います。

長田　具体的にはどこですか？

門川　黄色矢印の部分（➡）に 3〜4 個メサンギウムがありますね。

長田　まあ，そうですね。その他には？

門川　癒着はないと思います。

長田　拡大図の青矢印（➡）の沈着は気がつきませんでしたか？

門川　いや，わかりませんでした。

長田　ここには明らかに沈着があります。半球状の PAS 陽性沈着だからわかります。IgA 腎症でよくみられます。

G2

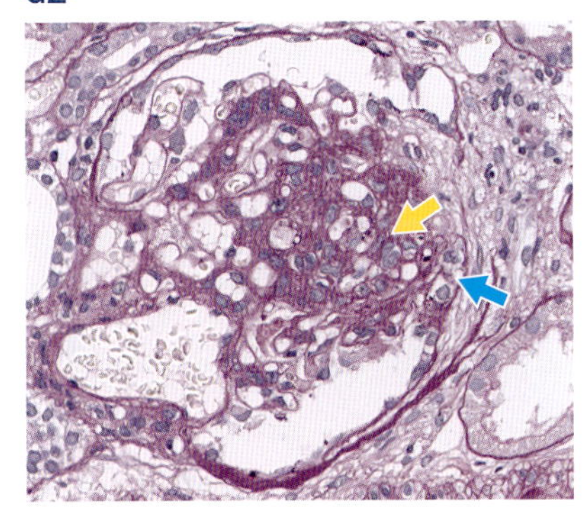

長田　次の糸球体（G2）はどうですか。

門川　このあたり（➡）は，増殖でしょうか。

長田　ちょっと難しいですね。

門川　こうなってしまうと細胞の数はどう数えればいいのかわかりません。

長田　これは数えなくていい病変です。メサンギウム増殖が分節性硬化につながっていると考えればいいです。

門川　これ（➡）は癒着と判断していいのでしょうか？

長田　これはボウマン嚢側の反応があって，メサンギウムに基質の増加があるので硬化です。オックスフォード分類では癒着とはカウントしません。

G3

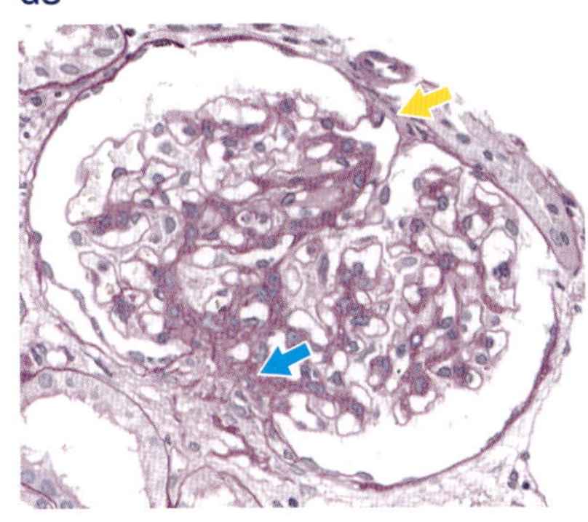

長田　次の糸球体（G3）にいきましょう。

門川　これ（➡）は癒着ですね。

長田　その可能性もありますが，その上に血管がありますから血管極の端っこで，たぶんつながっているんじゃないかな。

門川　この部分（➡）は硬化ですね。

長田　そうですね。どうやってできた硬化でしょうか。

門川　わかりません。

長田　メサンギウムの中に毛細血管がありますね。だから，小半月体からできた硬化だろうと判断します。

門川　morphogenesis ですか。

長田　線維細胞性半月体とします。

G4

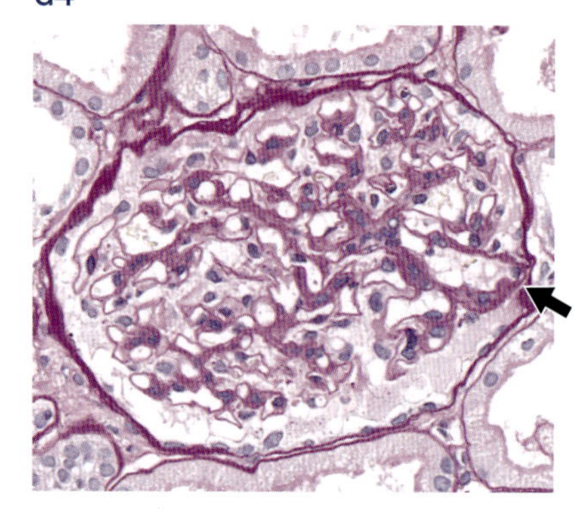

長田　次の糸球体（G4）はどうですか。

門川　増殖はどこかな……。ないみたいですね。

長田　まず増殖に目がいくんですね。数には明らかな増加はありませんが，メサンギウムがつながっていて，PASの範囲がはっきりしていますから，細胞数は足りなくてもメサンギウムに軽い変化があると考えます。

門川　これ（➡）は癒着ですか？

長田　拡張した血管に少しメサンギウムが取り巻いているので，輸出細動脈の起始部のように思います。実際には連続切片でないと判断できません。

G5

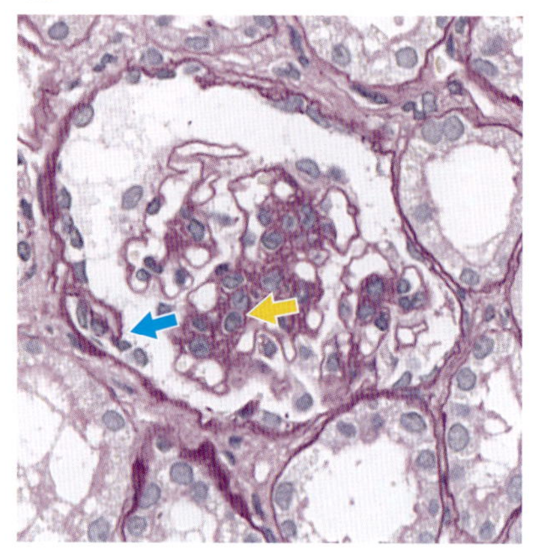

長田　次の糸球体（G5）はどうですか。

門川　これは増殖ですね。数えなくても大丈夫です。自信があります。

長田　糸球体の端っこですが，明らかに細胞数が多いですね。

門川　全部がメサンギウム細胞ですか？

長田　黄色矢印（➡）のように核の周囲が白く抜けているのは炎症細胞と考えられます。その他はどうですか？

門川　わかりません。

長田　ちょっとボウマン囊上皮細胞が目立ちますね（➡）。基底膜が肥厚しています。切片に表われていない糸球体病変の一部かもしれません。

G6

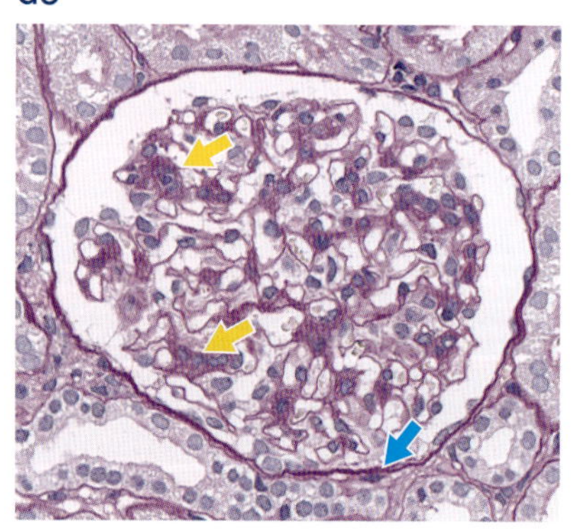

長田　次の糸球体（G6）はどうですか。

門川　増殖が2か所でみられます（➡）。

長田　そんな感じですね。

門川　これ（➡）は癒着ですか？

長田　いや，癒着にはとらなくていいでしょう。係蹄とボウマン囊の基底膜の連続性がある場合には癒着と判断できますが，これはそうではないですね。

門川　いろいろ細かくみていかなくてはいけませんね。

長田　癒着自体はあまり大きな意味がないと考えられているので，大丈夫です。

G7

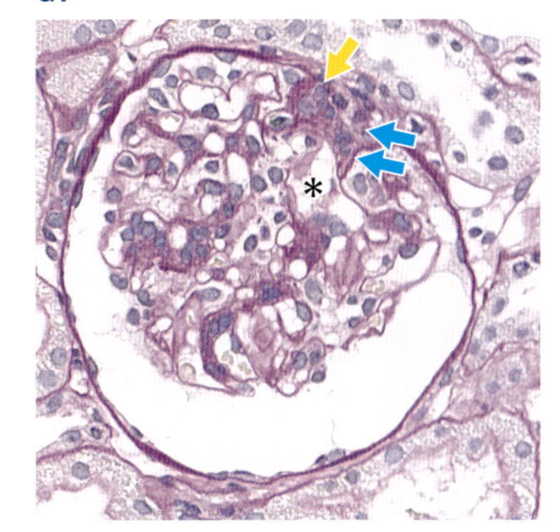

長田　次の糸球体（G7）はどうですか。

門川　増殖はここ（➡）ですか。あれ，硬化なのかな。

長田　これは血管極です。

門川　え，どうしてそうわかるんですか？

長田　血管があって，ボウマン嚢基底膜が内側に入り込んでいますし（➡），その基底膜が囲む血管が拡張（*）していますから，輸入細動脈が糸球体内部に入ってきたところの端をみているんだと思います。

門川　血管極と硬化病変はどうやって見分けるんですか？

長田　細胞数と基質の割合が普通のメサンギウム領域と一緒だというのも血管極かなと思う点です。でも本当のことはわかりませんから，連続切片での確認が必要です。

G8

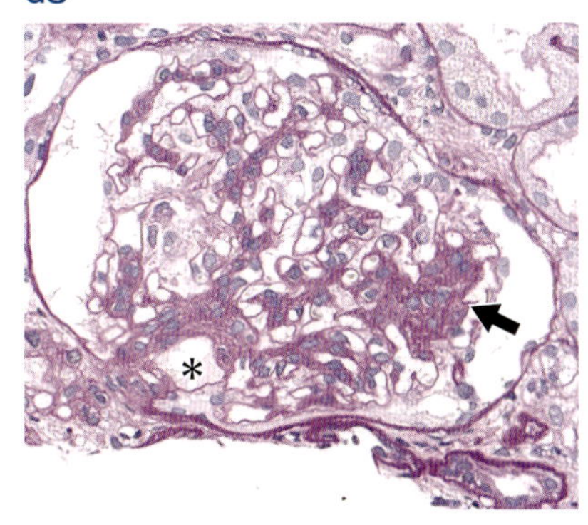

長田　次の糸球体（G8）はどうですか。

門川　増殖はここ（➡）ですね。あれ？　硬化かな。

長田　これはメサンギウム領域が拡大していて細胞数もある程度あるので増殖ととります。大事なことはこのメサンギウム領域の周囲にちゃんと毛細血管があることです。

門川　これ（*）は血管極ですよね？

長田　そうですね。こうみえたらよくわかりますね。輸入細動脈ですか？　輸出細動脈ですか？

門川　わかりません。

長田　周囲のメサンギウムが分厚いので，輸入細動脈です。輸出細動脈の糸球体部は出口ぎりぎりまで毛細血管です。

G9

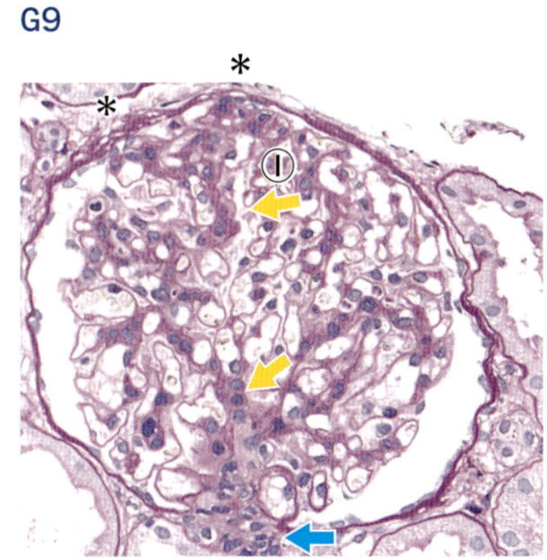

長田　次の糸球体（G9）はどうですか。

門川　増殖はあまりはっきりしません。

長田　よくみると軽い増殖がありますね（➡）。特に①の領域は，縦長でわかりにくいですが，これもメサンギウム増殖です。

門川　これ（*）は，癒着ですか？

長田　ボウマン嚢に少し反応がありますね。癒着としていいのではないかと思います。

門川　ポドサイト障害のためですか？

長田　係蹄側に病変がないので，そうだろうと考えますね。

門川　これ（➡）は血管極ですね。

長田　係蹄側の血管が細かいですね。管外病変だろうと思います。

G10

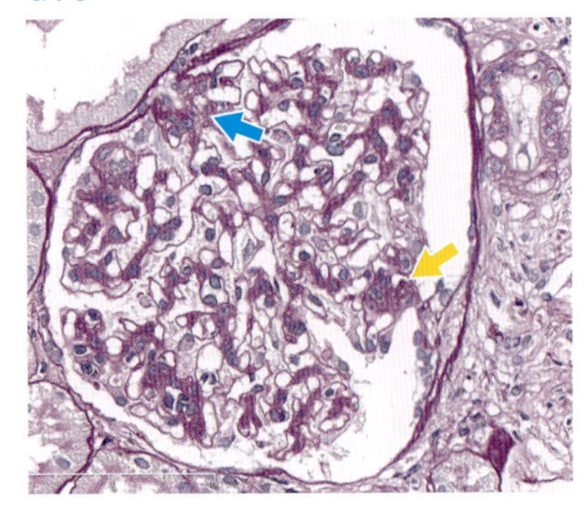

長田　これ（G10）はどうですか。

門川　増殖が1か所あります（➡）。癒着もありますね。

長田　軽い増殖とそれに接するようにボウマン嚢が出っ張ってきています。でも，基底膜は明瞭ですから癒着を基盤とした変化だと思います。この周囲に管外病変があるのではないかと思います。

門川　ここ（➡）はどうですか？

長田　ボウマン嚢の連続性がないですが，それにしては周囲の間質や係蹄側の変化が全くありませんね。やはり血管極の端だろうと思います。

G11

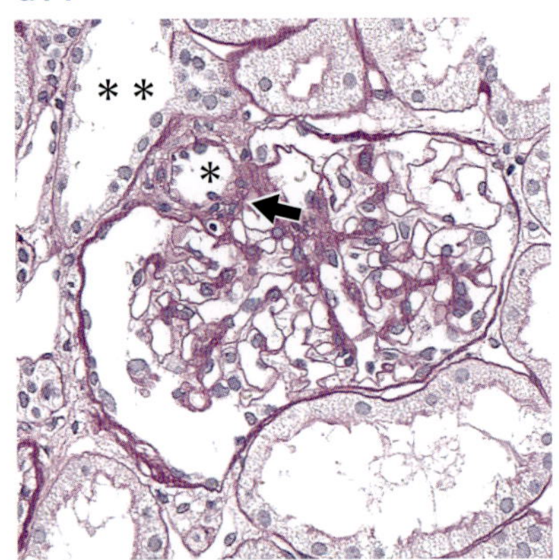

長田　次の糸球体（G11）です。

門川　増殖変化はありませんね。

長田　この写真で血管極に慣れてください。血管（＊）がありますね。外側の尿細管は遠位尿細管（＊＊）で，そこに傍糸球体支持装置（JGA）ですね。そして係蹄に連続するところでメサンギウムが，そこだけちょっと分厚いですね（➡）。ボウマン嚢基底膜はこの部分ではつながらない。この血管（＊）がなくても血管極であって，管外病変ではないと判断できます。

G12

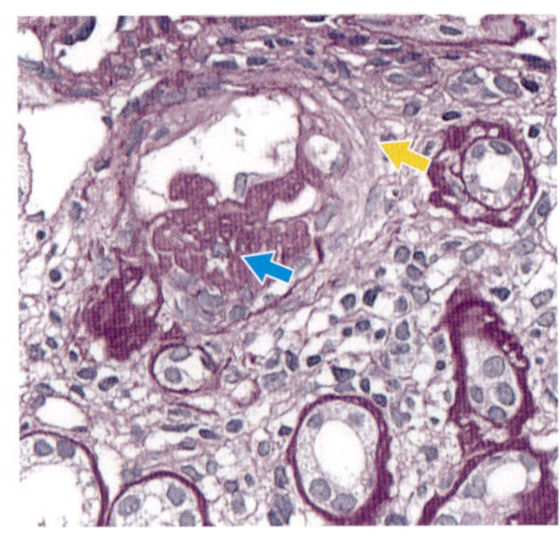

長田　次の糸球体（G12）はどうですか。

門川　これは球状硬化ですね。周囲に間質の線維化がみられます。

長田　わかりやすいですね。こういうのは。では，どうして球状硬化になったのか説明できますか？

門川　硬化のmorphogenesisですね。教えてください。

長田　ここ（➡）にPAS染色に染まらない部分が半月状にありますね。これは，ボウマン嚢側の反応です。それとボウマン嚢の基底膜がほとんどありませんから，分節硬化が背景だと思います。ここ（➡）では，PAS陽性の基質が塊をつくっていますから，メサンギウム病変があった可能性があって，solidified typeの硬化，つまり腎炎で潰れたのだろうと思います。

門川　1つの切片だけで判断するのは難しいこともあるんですね。

G13

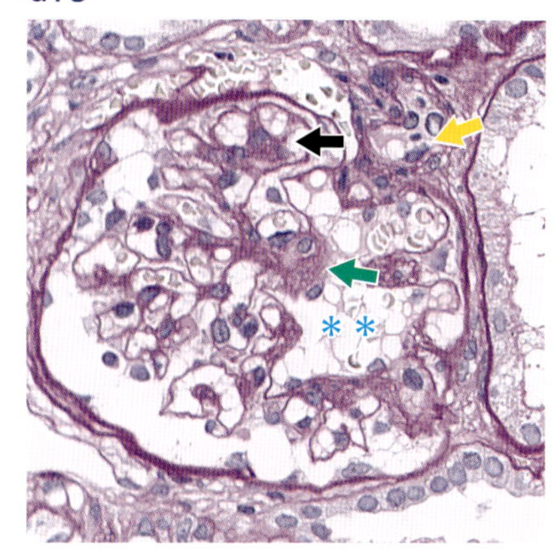

長田　次の糸球体（G13）はどうですか。

門川　これ（➡）は血管極ですね。

長田　わかりやすいですね。輸入細動脈から流入した部分はどこかわかりますか？

門川　これ（➡）ですか？

長田　いやこの拡張している部分（**）です。診断にはわからなくてもいいんですけどね。その他はどうですか？

門川　これ（➡）は増殖ですか？

長田　血管が流入してきた部分では，糸球体外のメサンギウムと血管平滑筋の壁から連続しているので，メサンギウム増殖に間違えます。なので，これは増殖ではないと判断します。

G14

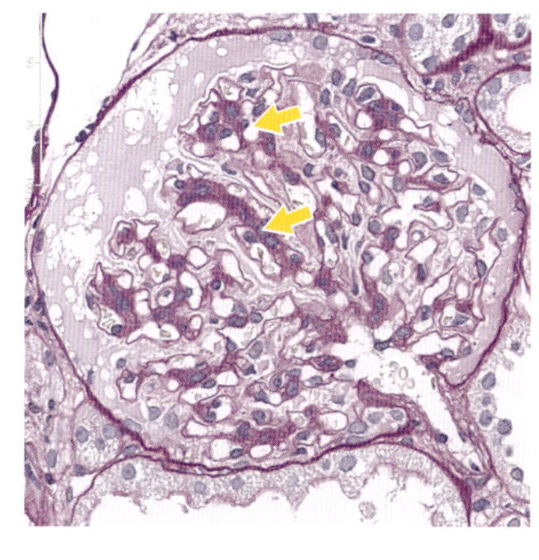

長田　次の糸球体（G14）はどうですか。

門川　これは何もないですね。

長田　このあたり（➡）は軽度のメサンギウム増殖としていいのではないかと思います。

門川　なんか尿腔の中にピンク色がみえますが，何ですか？

長田　PAS 染色陽性だから，蛋白尿だと思います。このネフロンには，尿のうっ滞があるのかもしれませんね。でも，腎炎の組織評価には関連しません。

G15

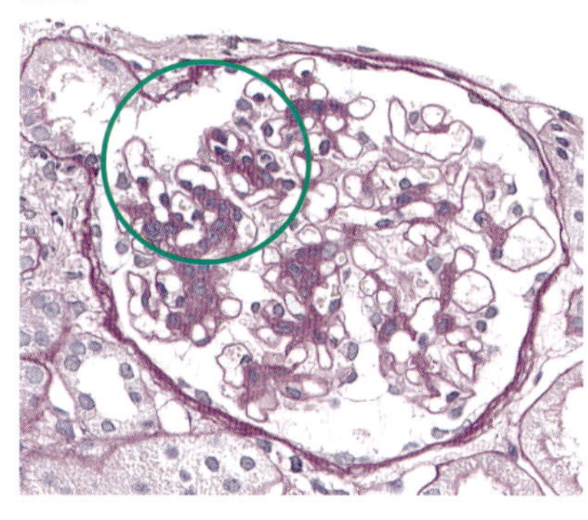

長田　次の糸球体（G15）はどうですか。

門川　明らかにメサンギウム増殖がみられますね。

長田　矢印は必要ありませんね。その他はどうですか？

門川　よくわかりません。

長田　少し内皮細胞の核が目立つ部分がありますね（○）。特にメサンギウム増殖の周辺です。

門川　管内増殖ととっていいのでしょうか？

長田　いや，メサンギウム増殖に対するちょっとした内皮細胞の反応でしょう。管腔を閉塞していませんし。

G16

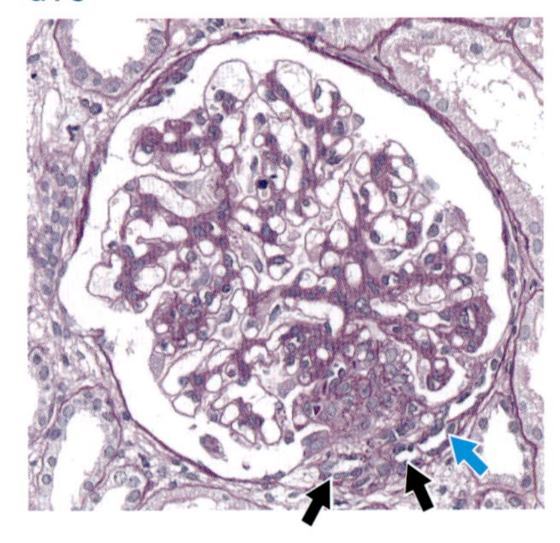

長田　次の糸球体（G16）はどうですか。

門川　ここ（➡）は半月体ですね。細胞性ですか？

長田　線維細胞性半月体にみえますが，つながっていてこれだけだとメサンギウム増殖との区別は難しいです。事実細胞密度が高くて，細胞間にPAS陽性の基質がありますから，一部はメサンギウムだと思います。

門川　この外側にあるのは尿細管ですか？（➡）

長田　いわゆる偽尿細管といって，半月体が尿細管を改築している像です。

門川　どういうことですか？

長田　これ自体は1つの病変で，線維細胞性半月体とそれに連続するメサンギウム，そしてボウマン嚢上皮細胞の増殖病変です。全体を線維細胞性半月体とメサンギウム増殖のある分節性病変と判断します。

G17-①

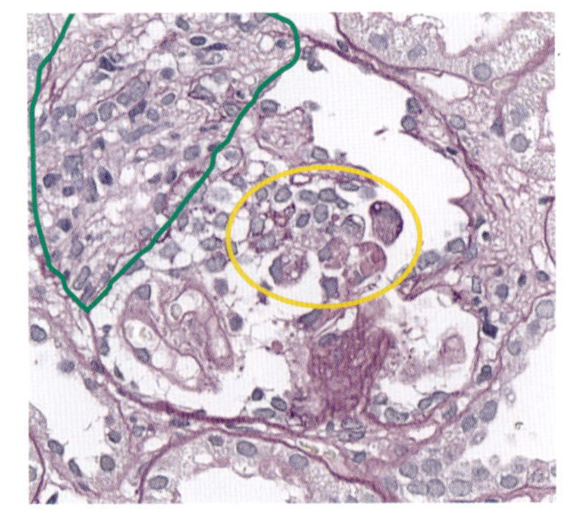

G17-②

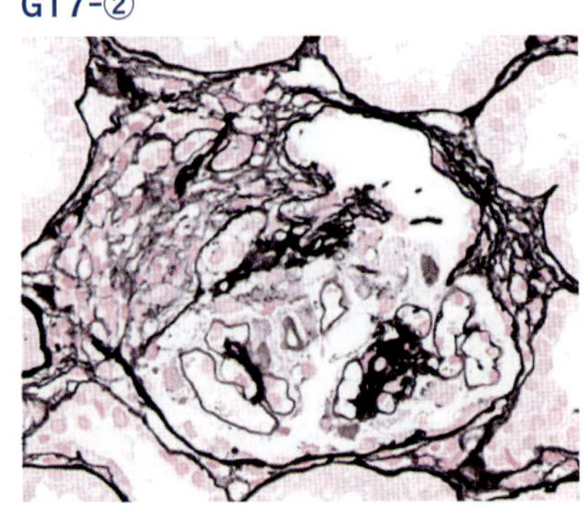

長田　次の糸球体（G17-①）はどうですか。

門川　こういう糸球体も数えるのですか？

長田　係蹄がある糸球体は基本的にはすべてカウントします。

門川　細胞性半月体があります（○）。

長田　ここ（○）には2種類の細胞があります。小さいのがリンパ球で，少し大きいのが上皮細胞です。その外側に半月様の炎症細胞浸潤巣がありますね（○）。

門川　糸球体側と糸球体の外の病変の時相は違いますか？

長田　わかりにくいですね。こういうときは別の染色でみましょう。

門川　G17-②はPAM染色ですね。

長田　黒いのが細網線維ですが，細胞の間に細網線維がたくさんあります。これで線維細胞性半月体だとわかりますね。

門川　いろんな染色で連続切片で確認すると，かえって判断が早くできますね。

長田　そのとおりです。

この症例の病型診断は？

長田 では，病型診断をしてください。

門川 大体どの糸球体にも，程度の差はあってもメサンギウム増殖があるので，主病診断はメサンギウム増殖性腎炎でいいですね。

長田 そうです。問題はここからですよ。

門川 Mesangial proliferative GN with のあとにくる副病変ですね。

長田 主病診断のメサンギウム増殖性腎炎の病変を修飾する，つまり癒着とか，半月体とかについて診断するわけです。

門川 まず，球状硬化は被膜下の２個と G12 の計３個ですね。それから線維細胞性半月体は G16，G17 で２個です。そして，メサンギウム硬化２個です。

長田 では，診断名を書いてください。

門川 これ全部書くんですか？　長くなりますね。

長田 メサンギウム硬化も線維細胞性半月体も分節性病変としてまとめて書いていいと思います。詳細は所見のところに記載すればいいということです。

門川 Mesangial proliferative GN with segmental lesions (4/19) and global sclerosis (3/19).

長田 尿細管間質の評価はいりませんか？

門川 糸球体腎炎に付随するものですから特に記載はいらないかなと思います。

長田 では病因はどう考えますか？

門川 蛍光抗体を確認したいです。

長田 そのとおりですね。では，蛍光抗体所見を示します。

蛍光抗体所見

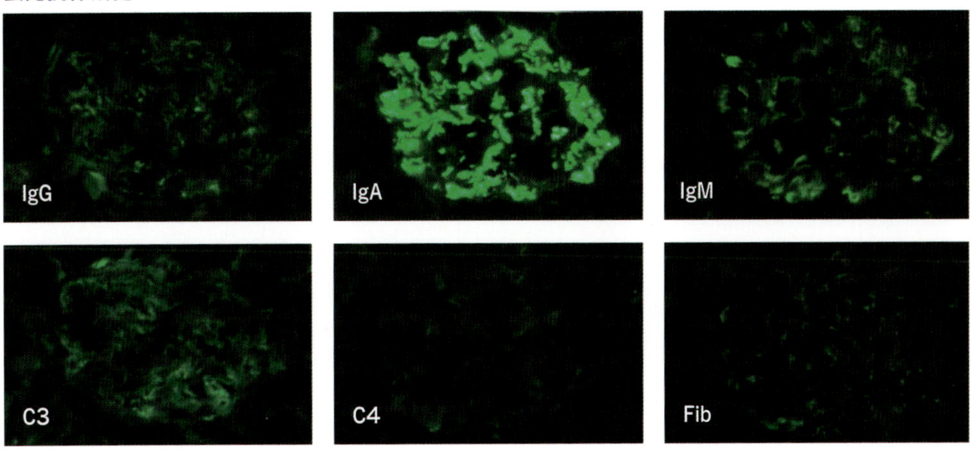

門川 IgA が沈着していますね。

長田 パターンはどうですか？

門川 メサンギウムです。でもたくさんついている感じです。

長田 そうですね。確かに少し範囲が広いですね。増殖性病変がある糸球体なのでしょう。でも係蹄にはあまり目立たない。IgM と IgG はどうですか？

門川　IgG も IgM も弱いですね。陰性かな。

長田　ここで注意すべきは，自分の都合に合わせないことです。IgA 腎症でも IgG が陽性のことも結構ありますし，IgM は糸球体疾患ではしばしば基底膜に沿ってしみ込み病変として陽性になるので，少なくともみえた所見は，素直に拾っておくべきです。

門川　わかりました。C3 は陽性とします。

長田　IgA よりは弱いですが，陽性でいいと思います。IgA 2+，C3 1+，IgM+ という感じで，IgA 腎症ですね。

門川　これはわかりやすいです。

長田　電顕を参考にしますか？

門川　いつも電顕は一緒ではないですし，この場合は IgA 腎症が明らかなので，今の診断にはなくてもいいです。

長田　では，病型診断と病因診断から，この患者さんの病態を説明してください。

門川　この患者さんは 28 歳女性の IgA 腎症例で，蛋白尿は 1 g/日以下で，血尿が結構あります。光顕所見から，組織障害としての活動性は分節性病変をいくつか認めるので，進行性だろうと思います。

長田　基本はそうなのですが，「進行性である」とするところに少し説明があってもいいかなと思います。

門川　たとえばどういうことがあげられますか？

長田　分節性病変の中に，線維細胞性半月体がありますから，おそらく血管炎のようなタイプで糸球体障害をおこす IgA 腎症だろうと思われます。蛋白尿がまあまあで血尿が少し目立つのは，血管炎タイプに矛盾しません。ですから，「小さな半月体をランダムにつくってくるパターンだから，進行性である」とコメントすると臨床医はわかりやすいように思います。

門川　治療については扁桃摘出とステロイドパルスですか？

長田　それは病理コメントには記載しません。でも，カンファレンスで臨床医と相談します。

症例①のまとめ

長田　いかがでしたか？

門川　「IgA 腎症だからメサンギウム増殖性でいいだろう」っていつも思っていたのですが，実際に標本から所見を抽出して，言葉にするのって難しいですね。増殖と硬化くらいしかみつけられません。

長田　そうなんですね。**今の説明を聞いていると，自分が知っている所見を探しにいっているという感じがします。**1 つの糸球体でも，いろんな障害の歴史があるので，それを読んでいくのが大事ですね。でも，今回はメサンギウム増殖性腎炎であるという主病診断ができましたし，副病変もまとめることができたので，診断としては合格です。

門川　IgA 腎症だから，まあ大丈夫でしたが，他の腎炎あるいは腎炎かそうでないか，なんていう判断はやはり症例を重ねてみていかなくてはならないと思いました。

長田　そうですね。この本で議論した病理診断のフレームが理解できたので，どういうふうに，組織所見を拾っていけばいいのかがわかってきたのではないでしょうか？

門川 ただ，二次元でみえるものに空間的広がりとか，時相なんかを入れていくのは簡単ではないなと思いました。やはり増殖とか硬化などのパターン認識だけではだめですね。

長田 本文でも触れましたが，診断書を実際に書いてみると，所見のとり方が上手になると思いますので，ぜひゆっくりでいいので実際に書いてみてください。

門川 そうですね。その前に，増殖と硬化以外のボキャブラリーを増やして，その病変の定義とか morphogenesis を，実際の標本をみながら考える習慣をつけたいです。

長田 腎生検病理診断って，診断に直結する所見とそうでない所見があって，その区別は最初はできませんね。IgA 腎症や糖尿病性腎症だったら，あるべき病変というのがアトラスに載っているので，関連する病変だけを拾ってもとりあえずの診断はできます。でも，それだと，臨床的に意味のある病態を説明できない。この IgA 腎症の症例も，実際には蛋白尿とか血尿の程度と，発症 2〜3 年で分節性病変，それも血管炎からできた病変であることを把握することが臨床へのフィードバックとして大事だと思います。

門川 病理から病態を説明するという interpretation の考え方がわかりました。

長田 電顕ができました。メサンギウムに沈着（○）がありますから，典型的な IgA 腎症ですね。一部に膜の障害がみえますね（➡）。田口尚先生が言っておられたように，ひょっとして血尿に関係あるのかもしれません。

電顕所見

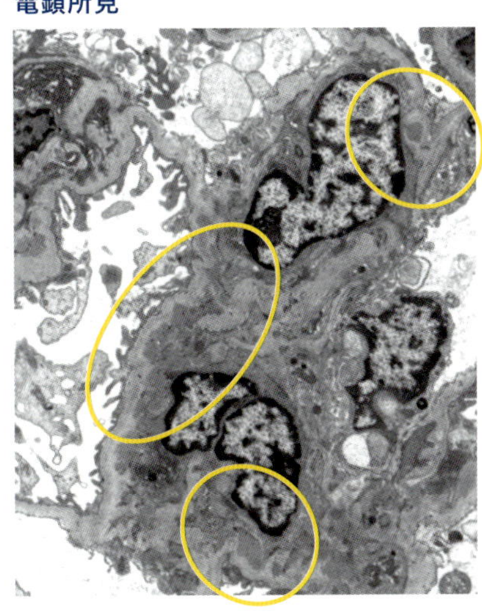

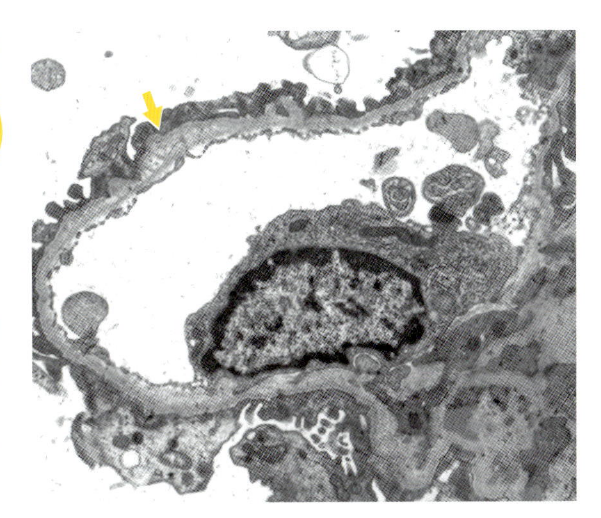

症例②

36 歳女性。29 歳発症の SLE。発症時に腎生検でループス腎炎と診断された Class Ⅵ-S（A）。ステロイド療法にて不完全寛解にて経過観察。半年前から蛋白尿が増加した。血中アルブミン 2.0 g/dL，蛋白尿 4 g/日，尿中赤血球 20/HPF，抗 ds-DNA 抗体高値，補体正常，抗リン脂質抗体陰性。

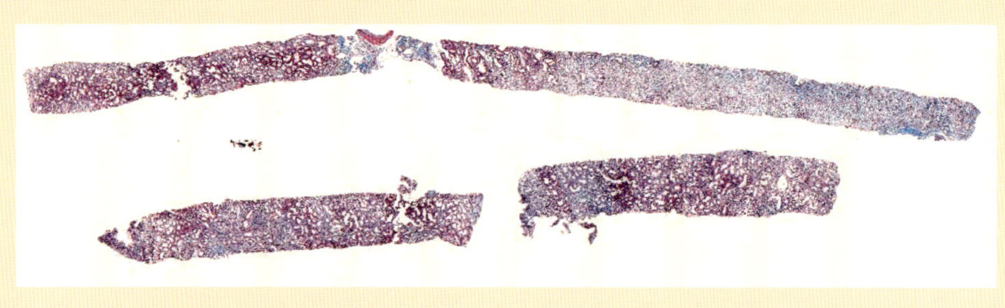

全体像-①

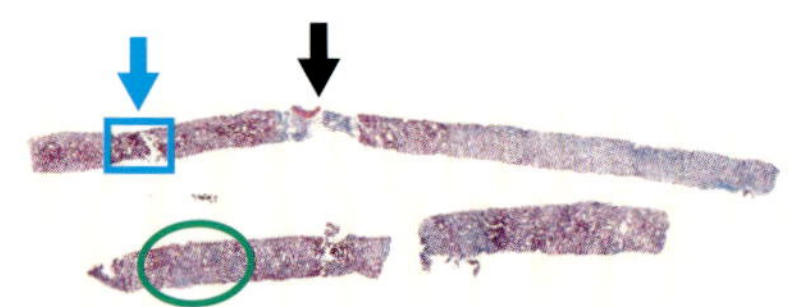

長田　この標本の全体像について説明してください。

門川　マッソントリクローム染色ですね。上の標本の皮髄境界はここ（➡）です。左側が皮質ですね。下の標本は全部が皮質です。線維化もありますね（○），あまり目立たないけど。ここ（➡）は浮腫ですか？

全体像-②

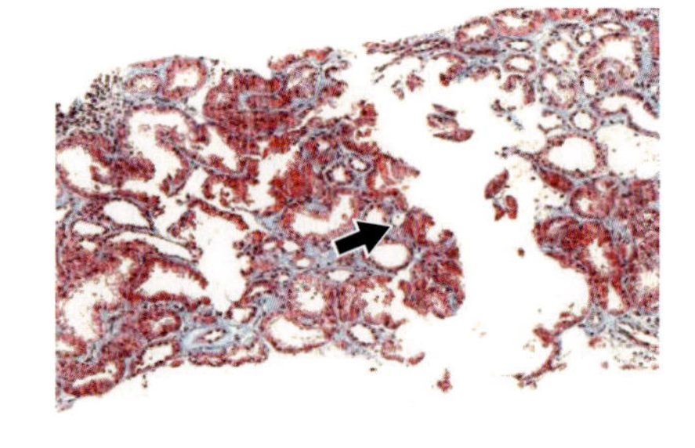

長田　四角く囲った部分を全体像-②に拡大しますね。これ（➡）は浮腫じゃなくて切片作製のときのアーチファクトです。

門川　そうですか。アーチファクトって，アトラスには載っていませんね。

全体像-③

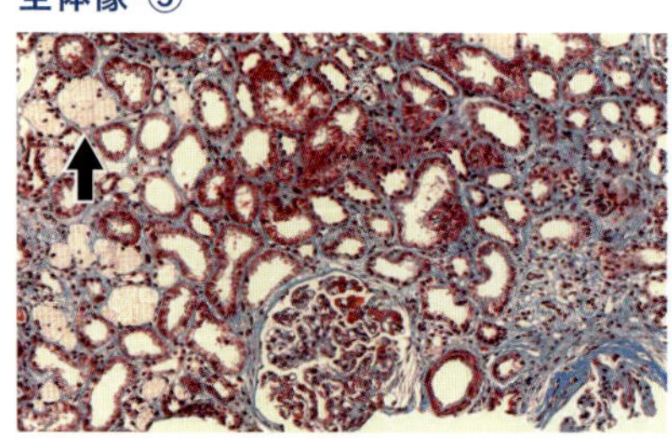

長田　尿細管間質の所見はどうですか？（全体像-③）

門川　あまり変化はないのかなと思います。

長田　間質には泡沫細胞がありますね（➡）。

門川　どういう意味があるんですか？

長田　おそらく蛋白尿が遷延していることを反映しているのではないかと思います。

門川　尿細管が泡沫化するんですか？

長田　マクロファージが酸化脂質を取り込んだ像だと思いますが，尿細管が泡沫化することもあり，その場合細胞内代謝障害を意味します。

G1

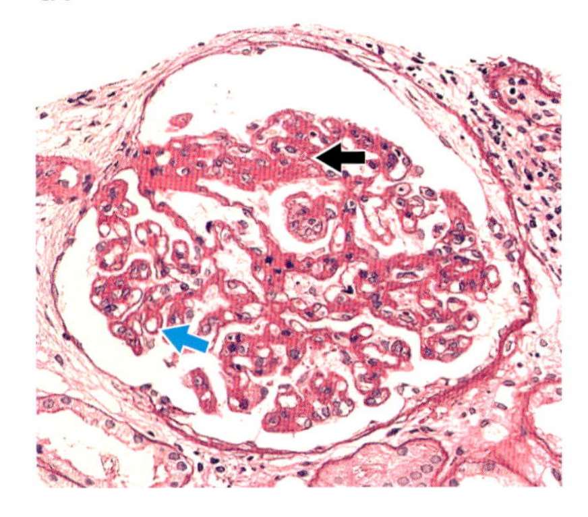

G1 PAM 染色

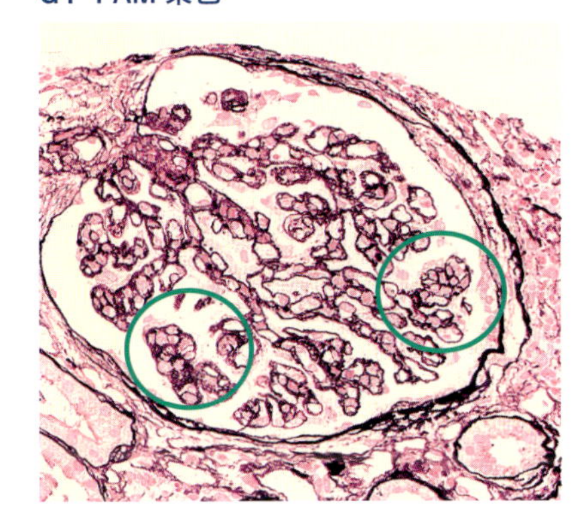

G1 拡大図（PAM 染色）

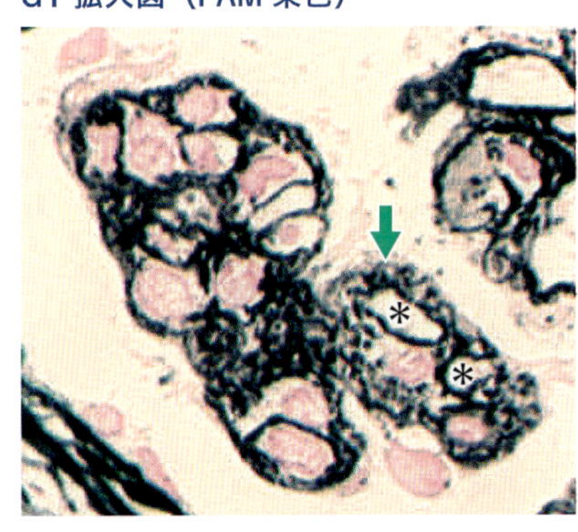

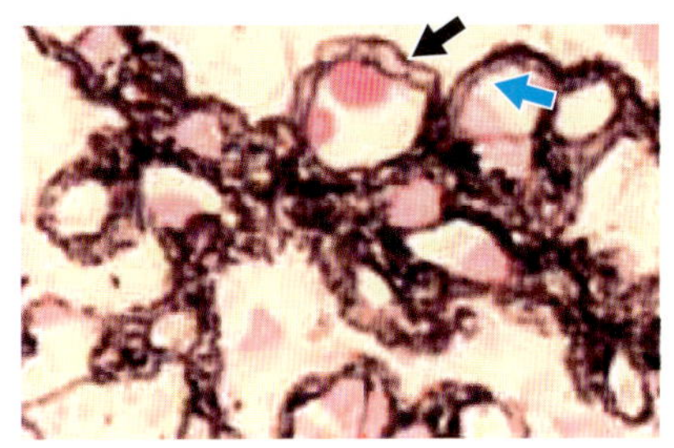

長田　この糸球体（G1）はどうですか？

門川　増殖ははっきりしませんが，基底膜肥厚があります。

長田　PAS 陽性部分は拡大はしていませんが厚ぼったいですね。

門川　ここ（➡）は増殖ですか？

長田　虚脱気味のところは気をつけたほうがいいです。沈着はどうですか？

門川　内皮下沈着があります。PAS 染色だとスパイクはわかりませんね。

長田　ここ（➡）をみてください。係蹄に沿った沈着だと思います。PAM 染色で確認しましょう（G1 PAM 染色）。

門川　PAM でも増殖はわかりにくいですね。

長田　この糸球体は少し虚脱しているのですが，明らかにメサンギウム増殖があります（○）。

門川　毛細血管がよくわかりませんが。

長田　そうですね。虚脱していることと基底膜が厚いことでわかりにくいですね，確かに。

門川　電顕ではどうみえるんでしょうか？

長田　電顕をみたくなるっていうのはいいですね。知りたいことが明確であるということですから。

門川　沈着と基底膜との関係とか，メサンギウムが本当に増えているのか確認したいです。

長田　PAM の倍率を上げるだけでみえてきます（拡大図）。

門川　確かに増殖していますね。PAM 染色の銀もみえるので，メサンギウム細胞が増殖しているということですね。

長田　膜をみてください。

門川　これ（➡）はスパイクですね。

長田　ピンク色が沈着物で，黒いのが基底膜です。

門川　あ，わかります。毛細血管ははっきりしないですね。

長田　これ（＊）は，たぶん毛細血管だと思います。下の写真は別の糸球体の一部分ですが，どうですか？

門川　二重化ですね（➡）。PAM 染色でピンク色です。

長田　ということは？

門川　メサンギウム間入ですか？

長田　内皮下沈着の内側に新生基底膜ができたのでしょう。こちら（➡）をみると内皮下沈着だけで基底膜は明確な二重ではないですね。

門川　なるほど。二重化のでき方のところを復習します。

長田　古い内皮下沈着とスパイクがあるのは，ループス腎炎らしいです。

G2〜G4

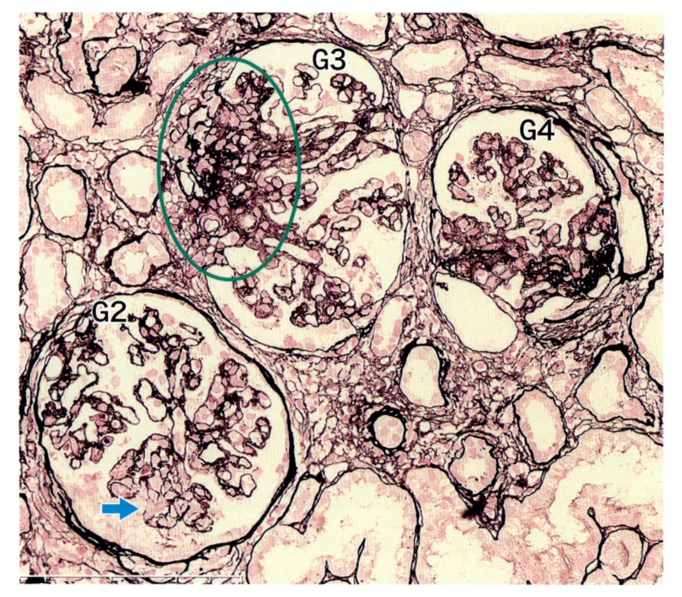

長田 では，そういう見方をもって，次の3つの糸球体（G2〜G4）の病変を説明してください。

門川 G2の6時のところに細胞性半月体があって，係蹄は増殖しています。

長田 増殖するのは細胞で，係蹄ではありません。この半月体はどうしてできたんでしょうか？

門川 メサンギウム増殖で細胞性半月体ができるんでしたっけ？

長田 よくみてください。基底膜の断裂がみえませんか？

門川 ここ（➡）ですね。

長田 PAS染色でみるとどうですか？

G2（PAS染色）

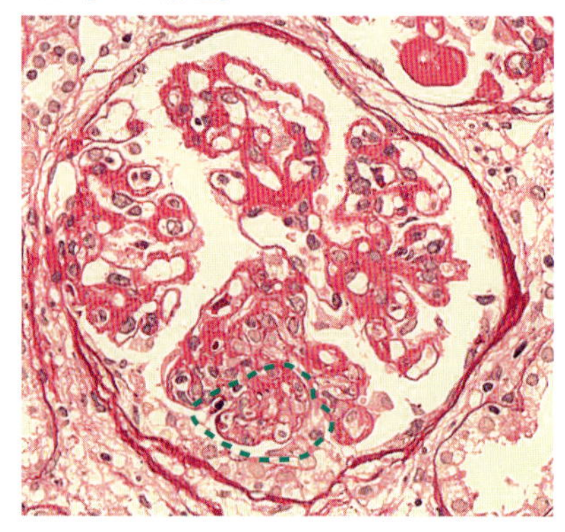

門川 PAS染色でははっきりしませんね。管内増殖のようにもみえます。

長田 PASで染まりが薄い部分（┈）は管内増殖です。わかりにくいときには染色を変えてみることは大切ですね。G4はどうでしょう？

門川 分節性硬化があります。

長田 硬化が50％以下だから分節性硬化ですね。硬化のない部分でも，他の糸球体にあるような二重化がありますね。観察して，すべての糸球体に均一な病変があることを確認してください。

門川 主病変の特定ですね。G3は，何と言っていいのか表現できません。

長田 血管極のところ（◯）に増殖と硬化病変があって，2時から5時に3つ癒着があり，5時ではメサンギウム増殖があります。G1とこの3つである程度の病態がわかります。これらから，内皮下沈着と膜性腎症，どちらも免疫複合体型腎炎で，病型はメサンギウム増殖が基本で，一部で活動性のある管内増殖および基底膜破綻による細胞性半月体が，それを修飾する副病変であるとまとめることができます。少し複雑ですが，morphogenesisと時相を考えるにはいい例です。確認のために他の糸球体をみていきましょう。

G5

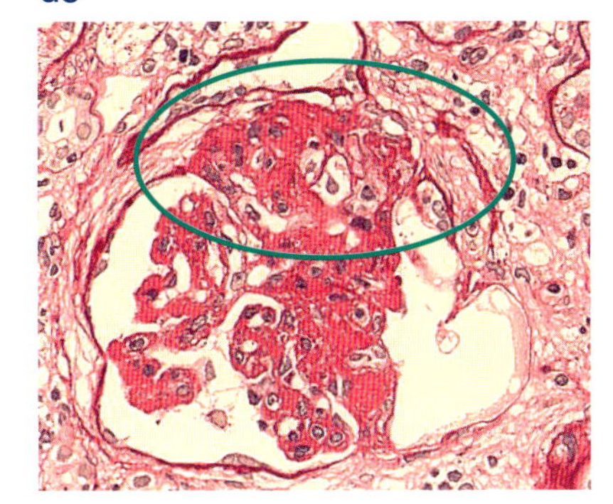

長田　この糸球体（G5）はどうですか。

門川　これは球状硬化とみるんですね。

長田　毛細血管がほとんどありませんね。基質も増加していますし，糸球体の 50% 以上なので，球状硬化です。どうして球状硬化になったんでしょうか？

門川　教えてください。

長田　これまでの４つの糸球体と合わせて考えましょう。免疫複合体が沈着して係蹄が虚脱する一方でメサンギウム増殖がありました。ボウマン嚢の広範な消失があるので，この部分（○）はおそらく半月体でできたのだろうと思います。半月体とメサンギウム基質の増加で球状硬化したと推測します。

G6

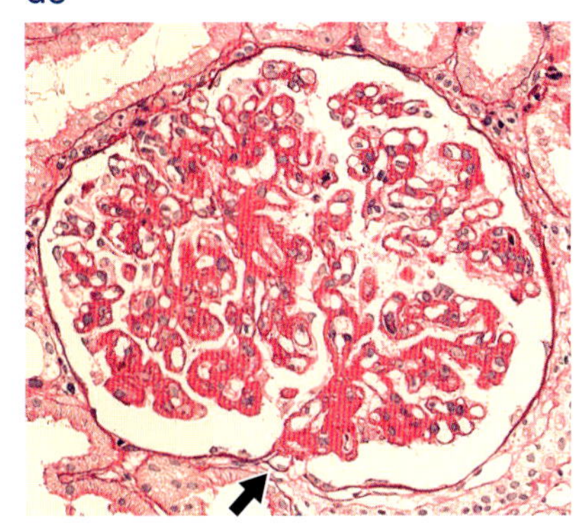

長田　次の糸球体（G6）はどうでしょう。

門川　これは G1 の糸球体と似ていますね。

長田　そうですね。1 か所に癒着があります（➡）。毛細血管が残っていますね。

門川　半月体ではないですね，確かに。

長田　おそらくポドサイト障害による癒着だと思います。係蹄とボウマン嚢に基底膜の連続性がありますね。

門川　明らかな内皮下沈着はないでしょうか？

長田　あると思いますが，少なくともワイヤーループというほどではありませんね。係蹄が虚脱しているので，膜やメサンギウムの沈着とは区別がつきにくいです。

G7

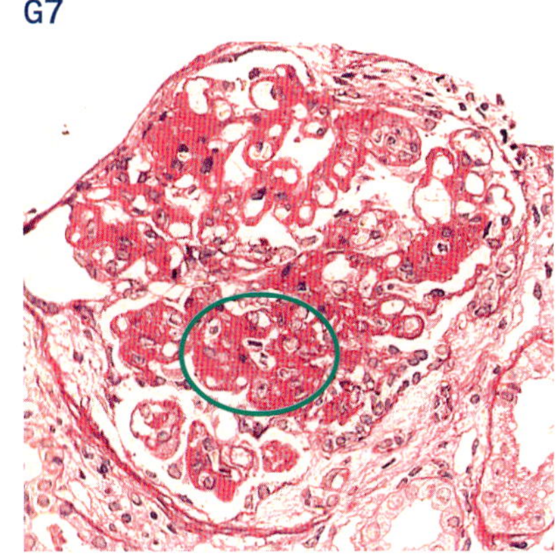

長田　この糸球体（G7）には，今までのとは違った所見がありますが，わかりますか？

門川　メサンギウム硬化ですか？

長田　メサンギウム硬化はみられますね。少し細胞の数が多いと思いませんか？

門川　G6 に比べると核の数が多いかなと思います。

長田　どこですか？

門川　この辺（○）でしょうか。

長田　そうですね。炎症細胞浸潤が硬化過程にあるメサンギウムにみられます。

門川　どうして炎症細胞とわかるんですか？

長田　核の形が分葉していることと，核の周りに淡明な周堤があるからです。つまり，硬化病変にも，炎症反応がおきる病態，慢性活動性腎炎を意味します。

G8

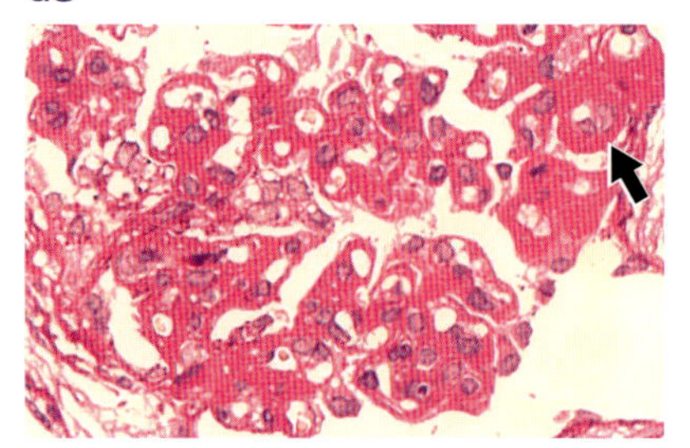

門川　G8では，ワイヤーループのような内皮下沈着（➡）もありますね。

長田　こういう，一見秩序のない糸球体所見はループス腎炎らしいです。ワイヤーループに見えますが，膜性腎症がある場合は要注意です。そういうときは，PAM染色で確認しましょう。

G9

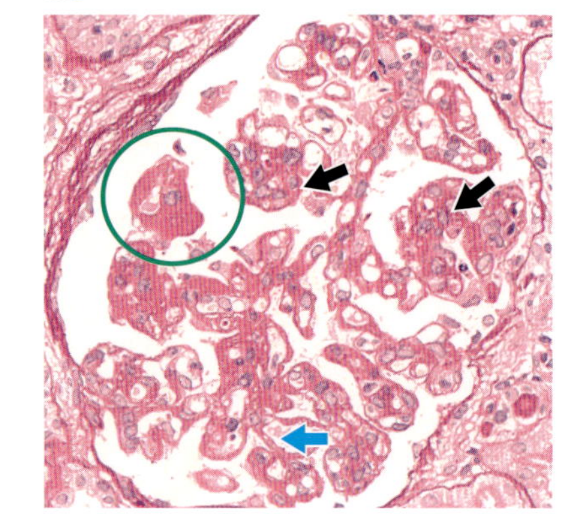

門川　G9は，確かに沈着が目立つ糸球体ですね（○）。

長田　これ（➡）をみると，増殖がメサンギウム細胞ということがわかりますね。基質がPASで目立ちますから。

門川　沈着ではないんですか？

長田　沈着があってももちろんいいです。実際，PAS染色では基質の増加と沈着物の区別が難しいです。

門川　この部分（➡）は二重化ですか？

長田　でき始めだろうと思いますが，沈着内側の膜がまだはっきりしないですね。内皮下浮腫かもしれません。二重化とは断定しにくいです。

G10

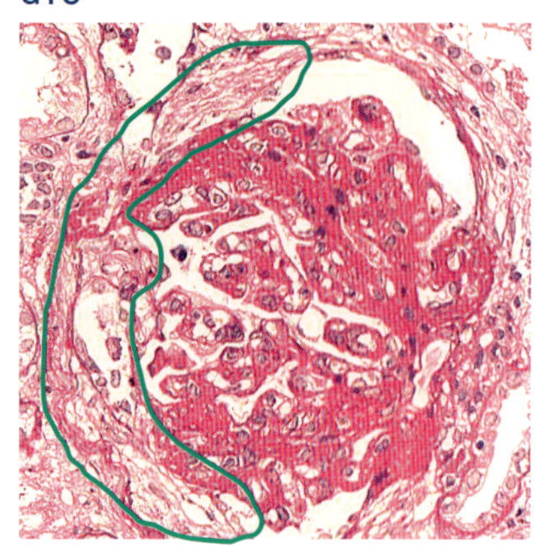

門川　G10も，球状硬化ですか？

長田　定義上はそうですね。でも，毛細血管が一部で残っています。尿腔もあるので，少しは濾過はしている可能性があります。

門川　緑色の囲みの部分（—）は半月体ですか？

長田　定義上は線維性半月体になりますが，細胞性半月体が古くなったものとは言い切れないと思います。

門川　どういうことですか？

長田　難しいところです。よくみると，左半分が同じ感じで線維性に肥厚しています。この均一性，つまり同時におきただろうということです。通常の線維性半月体のような密度の高い膠原線維ではないので半月体が古くなっているというより，上皮の剥離による病変かなと思います。こう古くなってしまうと本当のところはわかりません。

門川　少なくともmorphogenesisはわからなくても，線維性半月体という形態学的定義が満たされていれば，フラストレーションは少ないですね。

G11

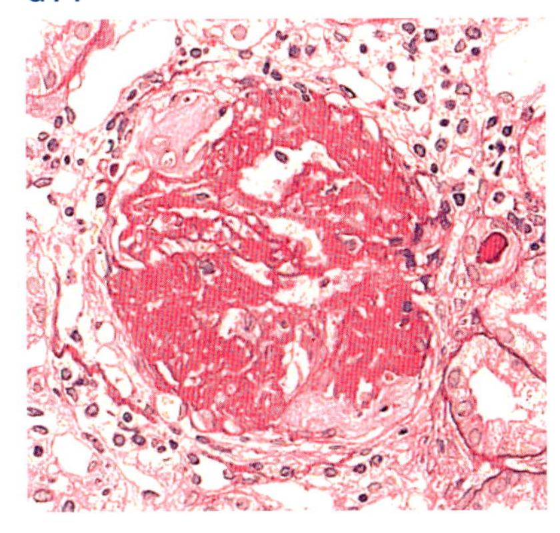

長田　そうともいえます。特に morphogenesis はループス腎炎では難しいと感じています。

門川　G11 の糸球体までくれば，あまり悩まないでいいですね。

長田　病変の質としては G9 と同じだと思います。でも，これをみて，G9，G10 の糸球体からできた病変だと認識することが，時相を読んでいく練習になりますから，ちゃんと観察してください。

門川　わかりました。

この症例の病型診断は？

長田 では，病型診断をしてください。

門川 大体どの糸球体にも，沈着があって，膜性腎症と内皮下沈着があります。

長田 膜性腎症は病型診断，内皮下沈着は病因診断にはいりますから，機序としては同一の免疫学的背景があると推定されますが，診断する場合は分けたほうがいいです。

門川 では，膜性腎症とメサンギウム増殖性腎炎が主病変です。

長田 基底膜の二重化がありますね。

門川 メサンギウム間入かどうかわかりませんが。

長田 二重化の morphogenesis 自体は，二重化か否かには影響はしないのが原則です。だから，二重化とメサンギウム増殖があるので，パターンは MPGN と考えていいと思います。

門川 では，膜性腎症と MPGN が，免疫複合体沈着を背景に組織表現型として出てきたと考えます。

長田 副病変はどれをとりますか？

門川 管内増殖が 1 か所ありましたし，係蹄断裂と細胞性半月体を伴っていますから，これは大事ですね。あとは，硬化病変です。

長田 そうですね，どちらも膜性腎症と MPGN に関連すると考えられるので，副病変として記載する必要があります。

門川 では，どう記載したらいいんですか？

長田 Membranoproliferative GN and membranous GN with cellular crescent（1/11）and global sclerosis（3/11）というところでしょうか。ただ，ループス腎炎の場合は，病変が複雑で病型診断がしにくいので，場合によっては Lupus GN として Class 分類と記載したほうがわかりやすいです。その場合は，蛍光抗体法で病因診断としてループス腎炎に矛盾しないことを確認しておく必要があります。

門川 この症例の Class 分類をしてみます。11 個の糸球体があります。どの糸球体にも膜性腎症の所見がありますから Class Ⅴ はいいですね。あとはどうするんでしたか。

長田 活動性病変を呈する糸球体の数と，1 つひとつの糸球体内での広がりを 12 個分数えていきます。活動性病変はなんですか？

門川 細胞性，線維細胞性半月体と係蹄壊死，内皮下沈着が活動性病変で，メサンギウム増殖は活動性病変ではありません。だから，G2，G3，G5～G10 では内皮下沈着がみられますし，G2 には壊死と細胞性半月体があるので，半分以上だから Class Ⅳ です。

長田 S と G はどうですか？

門川 活動性病変の S と G つまり，分節性におきているのが優位なのか，全節性なのかですね。細胞性半月体が 1 個だけなので，内皮下沈着をどこまで把握できるか，ということになりますね。

長田 明らかなワイヤーループは少ないですね。多くはメサンギウム沈着だと思いますから，私は S と判断します。ただ，係蹄が虚脱し基底膜に沈着がある場合は，内皮下沈着がわかりにくいです。ではAとCはどうですか？

門川 活動性病変も非活動性病変（線維性半月体と硬化）もみられるのでA/Cです。これは糸球体の数とか範囲は関係なくていいですね。

長田 はい。

門川 ということでLupus GN, Class Ⅳ-S（A/C）+Ⅴです。

長田 肝心なループス腎炎としての病因診断をしなければいけませんね。

門川 初回の腎生検でループス腎炎だから，いいんじゃないですか？

長田 おそらくそうだろうとは思いますが，きちんと確認しておく必要はあります。

蛍光抗体所見

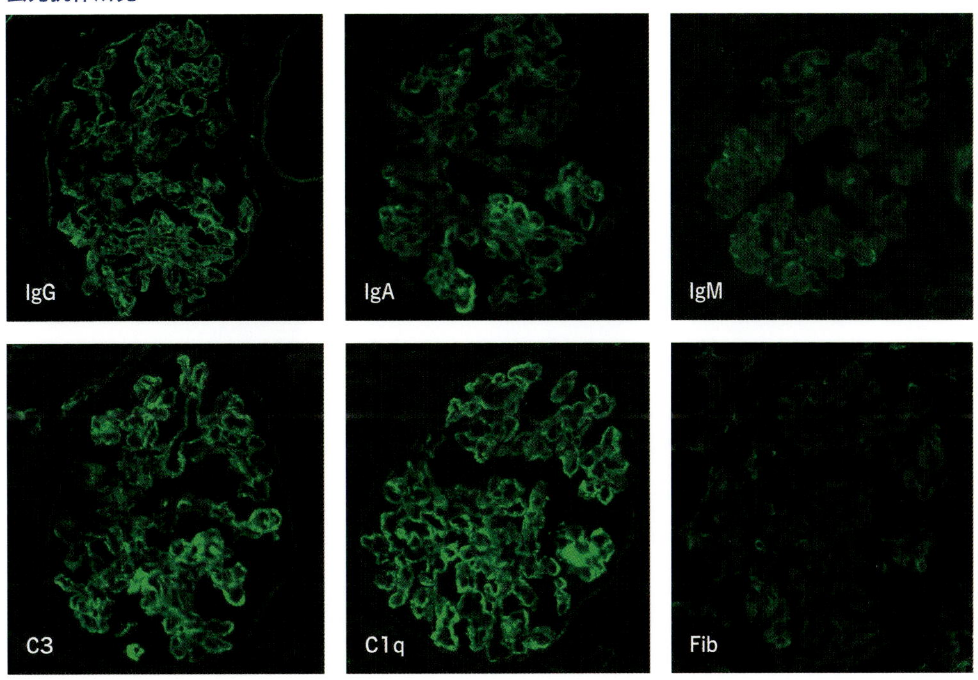

門川 IgG，IgA，C3，C1qが染まっています。IgMは弱陽性ですか。

長田 まあ，IgMを弱陽性とすると，免疫グロブリンは全部ついている。だからフルハウスです。ループス腎炎の特徴ですね。もちろんフルハウスではないこともありますが，光顕で沈着が目立ってみられる場合は，よくこのパターンです。

門川 膜性腎症と内皮下沈着はパターンが違うのに，両方みられると難しいですね。

長田 ループス腎炎のClass Ⅴでは，特発性膜性腎症とあまり変わりはないのですが，他の沈着があったり背景の糸球体の病変が強い場合は，いろいろなパターンで複雑です。

門川 沈着パターンは，あまり関係ないということですか？

長田 基本的にはループス腎炎として矛盾しない，ということを確認する意味が大きいので，細かいパターンというよりは，自己抗体が沈着していることを免疫グロブリン沈着として確認できたらいいと思います。でも，IgGやC3をよくみると基底膜に顆粒状ですね。ループス腎炎の場合には，確認する補体がありますね。

門川 C1qです。

長田 C1qは，ループス腎炎で特によく陽性になるので，確認が必要です。臨床的にSLEと言い切れないときにも，C1qの沈着があれば，ループス腎炎の可能性が高くなります。

門川　これはよく染まっていて，ループス腎炎らしいですね。フィブリノーゲン（Fib）はどうですか？　あまり重要ではないですか？

長田　フィブリノーゲンが沈着していてもしていなくても，ループス腎炎の診断自体には影響しません。フィブリノーゲンの沈着は，ループス腎炎の病態とは関連が薄いですし，糸球体によっても異なる場合があるので，必ずしもループス腎炎の病態を反映するものではありません。もちろん滲出性病変や壊死などがあればそこにフィブリンが沈着しますから，当然フィブリノーゲンも強陽性になります。

門川　電顕はみたほうがいいですか？

長田　もちろん沈着物の分布や模様，基底膜の病変，メサンギウム基質の障害など，光顕所見でわかりにくい部分を理解するためには必要ですし，電顕で，たとえばtubuloreticular inclusionなどがあれば，ループス腎炎らしいなと思います。

電顕所見

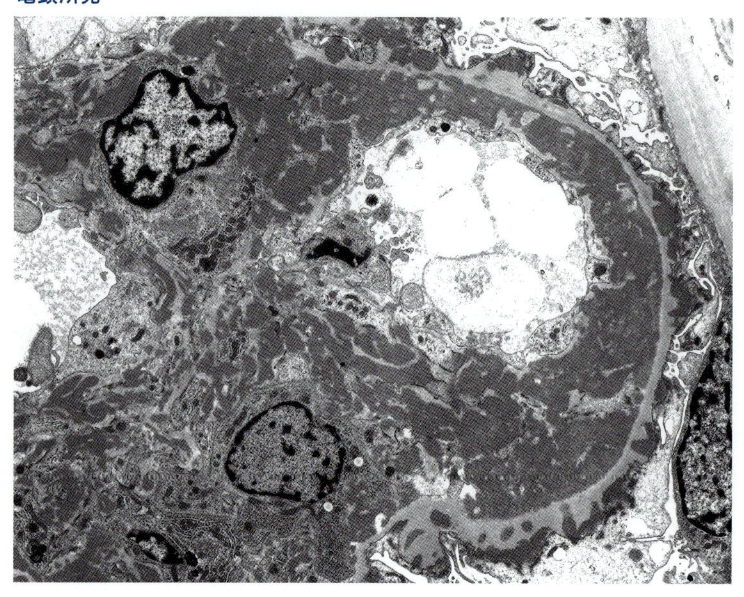

長田　電顕では，びまん性の上皮下沈着とともにワイヤーループといっていいほどの内皮下沈着とメサンギウム沈着がありますね。いかにもループス腎炎で，Class Ⅳ＋Ⅴに合致します。

症例②のまとめ

門川　僕はこれまで，臨床的にSLEが明らかで，尿所見があったらループス腎炎だと認識して，病理はあまり関係ないと思っていました。

長田　まあ，ループス腎炎はアトラスが使える病気だから，組織所見がアトラスに似ていたら，それでいいと考えるのは悪くはないです。それがアトラスのいいところですからね。

門川　こうして1つひとつの糸球体病変を詳しくみていって，その数や広がりを考えながら Class 分類をするということをしたことがなかったので，新鮮でした。でも，病型診断は難しいですね。

長田 ループス腎炎の診断は，病因診断としてまず，臨床所見が重要で，これに免疫グロブリンの沈着があれば，病因診断としてループス腎炎と診断できます。

門川 病型診断はしなくても，Class 分類はできそうに思いますが，それでもいいでしょうか？

長田 病型診断がある程度できるようになったら，そうしてもいいのですが，この本はそうしないことで，病理診断ができるようになる本ですから，ループス腎炎でも病型診断を考えることは大切です。それにまあまあできたじゃないですか。ループス腎炎にはもっと複雑な病型もあるので，頭の体操だと思って病型診断にチャレンジすることです。

門川 わかりました。途中で Class 分類に逃げてしまわないように注意します。

長田 ループス腎炎の多様で，秩序のない病変を分類するには Class 分類はよくできていると思いますし，とても便利です。実際予後に関連することもわかっていますから。

門川 治療に関してはどうですか？　分類で治療を決めるんでしょうか。

長田 必ずしもそうではないと思いますし，ループス腎炎の分類別に治療のレジメンが決まっているわけでもありません。また，ANCA 関連血管炎と同じように，リウマチアレルギー科や膠原病内科で治療される場合は，腎生検所見よりも，背景の SLE に対して治療が選択されるので，必ずしも病理によって治療法が決まるということもないようです。私は Class 分類だけでは大雑把で，活動性病変の程度を十分把握できないので，ループス腎炎でも病型診断は大事だと思います。A（活動性病変）といっても内皮下沈着と半月体では組織障害度や治療反応性，可逆性などが違いますし。ただ，病変に向かって治療をするわけではないので，免疫抑制薬の種類や組み合わせも，病変によって選択することはないように思いますが，このあたりは専門家にいろいろ聞いてみたいところです。

門川 まだまだ練習不足ですが，長田先生の話にある程度ついていけるようになりました。今後も，実際の標本を見て，トレーニングを積みたいと思います。

長田 そうですね。一定量のトレーニングをすると，次の段階がみえてくると思います。

あとがき

これまで，腎病理を勉強しようと思ったことは，何度もあった。東京医学社の『腎生検病理アトラス』も読んだし，いくつかの英語で書かれた腎病理の教科書も読んだ。だから，こんな病気が，こんな病理像を呈するというのはある程度理解している（つもりだ)。でも，実際の腎生検サンプルを顕微鏡でみて，診断書を書くことは僕にはできない。僕は，尿細管の研究者としてそれなりのキャリアを積んで，免疫組織だとかは，いっぱいやってきたから，読めたっておかしくないはずなのだけど，読めない。結局は，数年，腎病理の先生のもとで修行しないと腎病理の診断書は書けないものだと思っていた。

長田先生と仲良くなったのは，2年前くらいだった。腎病理の本を書きたいのだけれど，出版社はどこがいいかとか，そういうことを聞かれた。僕は，これまで何冊か単著の本を出していたし，医学系出版社にはたくさんの知り合いがいたので，いくつかアドバイスをした。でも，長田先生が腎病理の本を出すところまでには至らなかったようである。

僕は，自分が勉強するときには，無理矢理，人に教えるということをしている。「自分の知っていることを教える」より，「自分が知らないことを教える」をモットーにしている。嫌がる学生をつかまえて教えることもあれば，本を書くこともある。でも，さすがに腎病理に関しては，自分で本を書くというのは難しいので，どうしたものかと思っていた。そんなとき，長田先生から再度相談があった。

そうだ，長田先生との対談という形の本を書いてしまおう。

僕が長田先生に教えを乞うという形で，しかも，対談という形をとることで，新しい形のアイデアが実現できることになった。

この本は，2人の共著という形になっているけれど，基本的には，長田先生の本である。でも，腎病理学者である長田先生が無意識に行っている腎病理読影のプロセスを，ロジックとして言語化することに，僕はそれなりの役目を果たせたのではないかと思う。

もちろん対談本を書いたのは初めての経験だったが，2つの意味で刺激的だった。1つは，この本をつくり上げる過程で，腎病理を学ぶことができたこと。実際に腎病理の診断書を書くには，それなりにトレーニングしなければならないだろうが，診断書を読み解く力は，ずいぶんついたんじゃないかと思っている。もう1つは，本を書くことが好きな人間にとって，こういうちょっと変わったプロセスで本を書き上げられたことだ。

この本が出版される前に，何人かに原稿を読んでもらったのだが，みんなから，「どうやって，この本を書いたんですか？」と聞かれた。この対談本がどのようにつくられたか，少しだけタネ明かしをしておこう。当初は，2人で本当に対談をし，それをライターさんに書き起こしてもらうという案もあったけれど，それはボツになった。数時間の対談でまとめられるほど，2人の考えも構造化はできていなかったから。やはり，数か月かけて，お互いがキャッチボールをしながら，書くことになった。しかし，長田先生はつくば，僕は東京で，そんなに頻繁に会えるわけではない。そこで，Dropboxを使って，リモートで原稿をつくり上げていくというプロセスをとることにした。ただ，実際に，ゼロの状態から，いきなり本を書くことは難しく，何回か僕のオフィスに長田先生に来てもらって，原稿の方向性というかストーリーを決め，そこから，ディテールを書き進めるような形で原稿を書いていった。なかなか合う時間が取れないので，シカゴのアメリカ腎臓学会に出張しているときに，長田先生が宿泊されているホテルの部屋で2人で話し合いながら書いたこともあった。

対談形式は取っているけど，実際には，相手のセリフを勝手につくり上げて互いに書き進めていったので，あとになって「僕は，こんなこと言いませんよ」といって書き直すみたいな，擬似的な対談でつくり上げた。

本を書き始めるときに2つのことを決めた。1つは，多少，学問的に断定することが難しいことであっても，私たちの意見として，はっきりとしたメッセージを伝えるということ。もう1つは，この本をはじめから最後まで読んでもらうことで，実際に腎病理が読めるようになることにこだわるということだった。

いままでになかったような腎病理の本ができあがったと思う。ただ，本当に腎病理が読めるようになるには，この本を読んだ後，一定期間，トレーニングをしなければならないだろう。でも，この本が，そのトレーニング期間をずいぶん短くしてくれるのではないかと思っている。

2017年4月桜の頃

門川俊明

索 引

ギリシャ文字・欧文

和文